내
성
육아백과

내아이
성장발달
육아백과

손근형 지음

0~2세

55˚

Contents

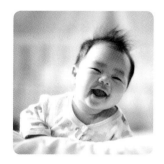

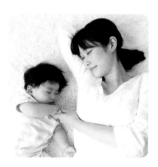

Chapter #1

이 세상 오직 너뿐인
내 아이 월령별
성장발달 '꼼꼼' 가이드
0~7개월

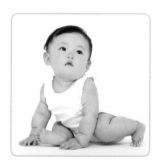

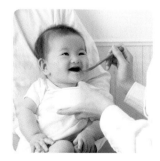

Contents

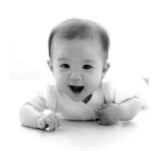

Chapter #2

가장 소중한 사람인
내 아이 월령별
성장발달 '꼼꼼' 가이드
7~13개월

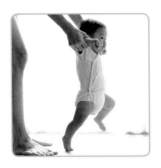

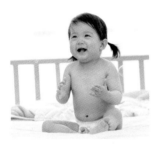

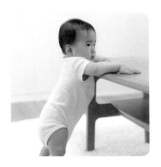

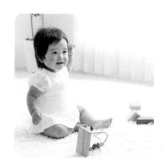

Chapter #3

평생 아끼고 사랑할게

내 아이 월령별

성장발달 '꼼꼼' 가이드

13~24개월

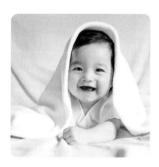

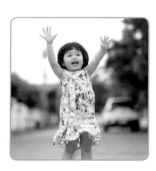

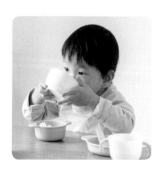

엄마아빠가 꼭 알아야 할
소아청소년과 전문의의 육아 코칭

이른 아침 병원 접수대. 진료가 시작되기 전인 아침부터 우는 신생아를 포대기에 안고 젊은 엄마아빠가 발을 동동 구르고 있었다. 딱 봐도 밤새 뜬눈으로 지새운 모양이다. 이불에 쌓여 있는 신생아를 지켜보는 엄마아빠의 걱정스러운 눈빛과 충혈된 눈엔 간밤의 피곤함이 그대로 담겨져 있었다.

진료 시작 전이지만 상황이 다급해 미리 진료를 해주었다. 엄마아빠의 설명에 의하면 생후 1개월도 안 된 신생아가 밤새 보채서 이른 새벽부터 병원으로 달려왔다는 것이다. 달래보려고 해도 울음소리는 더 커져만 가니 혹시라도 아이가 잘못되는 건 아닌지 걱정이 많이 되었던 모양이다.

진찰을 해보니 특별한 이상은 없었다. 생후 0~4개월까지 흔하게 발생할 수 있는 영아산통이었다. 소아청소년과 전문의로서는 너무나 당연하고 일상적인 일이겠지만 당사자인 엄마아빠는 밤새 한숨도 못 자고 아침이 되자마자 병원을 찾아야 할 다급한 일이었을 것이다.

육아라는 과정을 처음 시작하는 사람들에겐 모든 것이 생소하고 두렵기 마련이다. 그런데 진료를 보는 전문의로서 신기하게 생각하는 것은 엄마아빠의 질문과 걱정에서 비슷한 부분이 많다는 것이다. 신생아뿐만 아니라 월령별 질문들도 동일한 편이다. 그렇다면 엄마아빠를 위해 월령별로 체크해야 하는 사항을 모아서 도움을 주면 어떨까, 하는 생각이 들어서 이 책을 집필하게 되었다. 물론 처음에는 전문의가 설명해주고 엄마아빠가 아이를 관찰하는 능동적인 포토북으로 기획했지만 그것 또한 전문의의 육아 지식이 없으면 가능하지 않기에 과감하게 육아 백과로 콘셉트를 바꿨다.

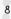

그리고 이 책을 집필하면서 몇 가지 지킨 소신이 있다. 첫 번째는 쉽고 편하게 읽었으면 좋겠다는 것이다. 육아라는 것 자체도 힘든데 육아 지식을 배워야 할 책까지 어렵게 쓰이면 안 되겠다는 생각이 들어 사진을 최대한 많이 넣어 설명했다.

요즘 친구나 지인들의 사회관계망서비스를 보면 아이의 일거수일투족을 사진으로 찍어서 올리는데 무심코 찍은 사진들이지만 그 안에는 주옥같은 육아 정보가 들어 있다. 육아에 있어 아이의 사진 자료는 성장 발달을 평가하는 소중한 기록물이다.

두 번째, 진료를 하다 보면 3분 이내에 진료 및 상담 그리고 한 아이의 성장과 발달까지 체크하는 것은 매우 어렵다. 거의 불가능하다고 해도 과언이 아니다. 하지만 엄마아빠는 진료를 통해 질병의 유무와 함께 아이의 성장 발달이 잘 이뤄지고 있는지를 알고 싶을 것이다. 물론 영유아검진이 있지만 그것 또한 평가의 한계가 존재한다. 그래서 이 책에는 월령별 성장 발달 지식을 최대한 많이 담아서 평균 성장 발달 과정을 아이에게 적용할 수 있도록 기본을 제시했다. 한 마디로, 한 아이의 성장 발달 가이드북인 것이다.

세 번째, 엄마아빠가 직접 아이의 성장 발달을 관찰하고 기록함으로써 아이의 히스토리를 만들어주는 계기가 되는 셀프 육아 포토북을 마련했다. 또한 아이의 성장 과정을 기록하면 진료를 받을 때 도움이 될 뿐 아니라 훗날 아이가 성인이 됐을 때 소중한 추억이 될 수 있다. 이것 또한 월령별로 나누었으니, 이것이 모아지면 아이의 성장 기록물이 될 수 있다. 이 책은 한 아이의 역사물이기도 하다.

이러한 생각들이 모아져 한 글자, 한 글자 써 내려갔고, 드디어 한 권의 책이 되었다. 최대한 엄마아빠에게 도움이 될 수 있도록 최신 지식으로만 담았으니 잘 활용했으면 한다. 특히 초보 엄마아빠의 경우 이 책이 아이를 육아하는 데 큰 도움이 될 수 있을 것이며, 꼭 그랬으면 하는 바람을 가져본다. 이 책을 읽는 엄마아빠들이 '이 부분이 궁금했는데 여기 답이 있구나'라고 느껴주신다면 소아청소년과 의사로서 커다란 기쁨을 느낄 것이다.

내 소중한 아이를 만나기 전 꼭 준비해야 할 것들

예비 엄마아빠들은 산달이 되면 드디어 출산이라는 현실에 부닥친다. 여유롭게 태교에만 전념하던 시기에 소소하게 준비한 물품도 많겠지만 산달이 되면 드디어 내 소중한 아이를 만날 준비를 서둘러야 한다. 그러면 어떤 것을 준비해야 하는지 알아보자.

좋은 엄마아빠가 되기 위한 약속

아이의 탄생은 한 여자와 한 남자였던 사람들을 엄마와 아빠로 만드는 생애 최고의 변화다. 그만큼 모든 것이 바뀐다. 그것을 잘 받아들이기 위해선 가장 먼저 마음의 준비를 해야 할 것이다. 사실 내 소중한 아이를 만나기 전 꼭 준비해야 할 것은 엄마아빠가 되기 위한 마음가짐이다. 내 아이가 건강하고 정서적으로 안정적인 사람이 되기 위

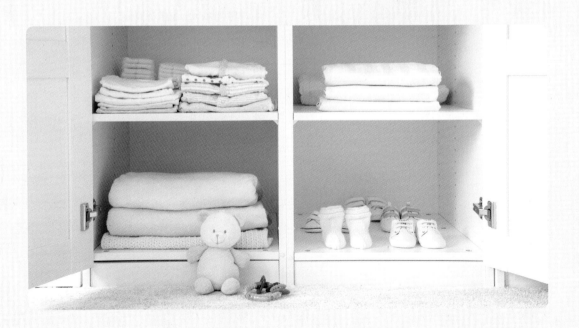

해서, 사랑을 많이 받고 사랑을 많이 주는 사람이 되기 위해서, 다른 사람에게 좋은 영향을 미치는 사람이 되기 위해서, 엄마아빠의 역할이 매우 중요하다. 좋은 엄마아빠는 아이를 낳았다고 해서 그저 얻는 칭호가 아니다. 좋은 엄마아빠가 되기 위해선 아이를 어떻게 양육하는 것이 좋은지, 아이와 어떤 식으로 사랑을 주고받아야 하는지, 아이에게 정서적 안정을 주기 위해 가족이나 친지, 친구 등 다른 사람들과 어떻게 화합해야 하는지를 올바르게 알아야 한다. 그래야 긍정적이고, 올바르고, 정서적으로 안정적인 아이로 성장할 수 있다. 좋은 아이 뒤에는 항상 좋은 엄마아빠가 뒤에서 든든하게 서 있다. 이 책을 읽는 여러분도 좋은 아이 뒤에 당당히 서 있는 좋은 엄마아빠가 될 것이다.

★ 젖병

사람에게 가장 중요한 것은 '밥'이다. 젖병은 아이의 작은 입을 통해 밥을 주는 가장 중요한 도구다. 젖병은 소재에 따라 종류가 다양해진다.

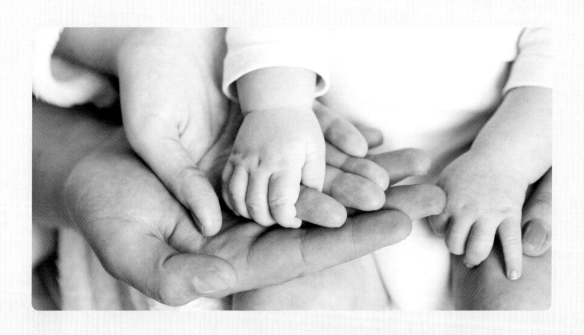

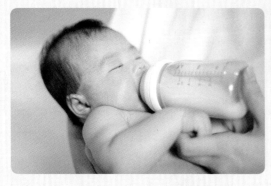
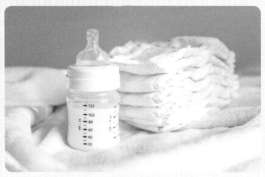

• PP(폴리프로필렌) 젖병

　탄소와 수소로만 이루어진 지방족탄화수소로 녹는점이 170도에 달하기 때문에 열에 강한 소재다. 가볍고 충격에도 강하고 환경호르몬이 유출되지 않는다. 다만 단점은 흠집이 잘 나기 때문에 교체 주기가 짧다. 대략 2개월에 한 번씩 교체한다.

• PESU(폴리에테르술폰) 젖병

　FDA에서 안전한 소재로 승인해서 가볍고 충격과 열에 강하다. 열탕과 자외선 소독이 가능하고 교체 주기도 6개월로 길다. 다만 연한 갈색을 띠고 있어 투명도가 떨어져 젖병 안 분유의 색을 확인하기 어렵다.

• 유리 젖병

　환경호르몬이 유출되지 않고 열탕소독이 가능하다. 흠집에 강해 교체 주기도 12개월로 길다. 다만 무게가 무겁고 충격을 주면 깨질 수 있다.

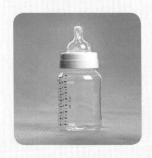

• 실리콘

　환경호르몬이 유출되지 않고 열에 강하다. 열탕소독이 가능하고 소재의 느낌이 엄마의 살처럼 부드럽다. 가격이 비싼 단점이 있지만 튼튼해서 오래오래 쓸 수 있다.

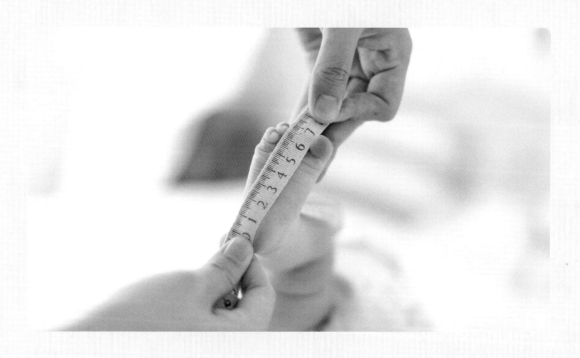

★ 체중계와 줄자

수유가 잘 되고 있는지, 아이가 잘 크는지 평가하는 지표는 아이의 몸무게와 키, 두위(머리 둘레) 평가다. 체중계와 두위 측정 줄자를 미리 준비해두고 아이가 태어나면 매일매일 체중을 측정하고 한 달에 한 번씩 두위를 측정한다. 정상 신생아는 특별한 이상이 없다면 하루 20~30g의 체중증가를 보인다.

★ 수첩과 볼펜

엄마아빠는 매일매일 아이의 수유 시간과 수유량 등을 기록하는 것이 좋다. 하루마다 달라지는 체중과 대소변 횟수를 기록해두면 아이의 건강 상태를 파악하는 데 도움이 된다. 자주 메모할 수 있도록 머리맡에 수첩과 볼펜을 준비해둔다. 메모해둔 것을 엑셀 등을 이용해 수치로 만드는 것도 좋은 방법이다.

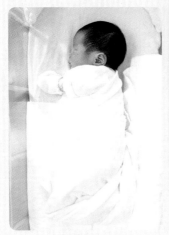
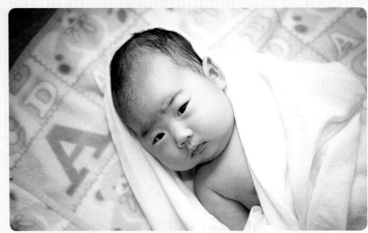

★ 이불

먹고 자는 게 하루 일과인 신생아에게 이불은 매우 중요한 안식처다.

• 속싸개

신생아는 모로 반사라고 하는 원시 반사가 남아 있다. 모로 반사는 아이가 몸이나 머리를 움직일 때 또는 큰 소리가 나는 등 외부자극이 있을 때 갑자기 깜짝 놀라며 양팔과 양손을 벌렸다가 움츠리는 행동을 말한다. 모로 반사가 잦으면 자주 울게 되고 가스를 많이 삼키게 되므로 최대한 몸과 팔을 속싸개로 싸주는 것이 좋다. 속싸개는 피부에 닿기 때문에 부드럽고 체온 유지에 좋은 면 소재가 좋다. 속싸개의 사용은 모로 반사가 없어지는 생후 4~6개월까지 유지하는 것이 좋다.

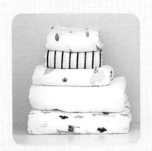

• 패드류

아이를 눕힐 바닥에 깔아주는 용도로 사용한다. 약간의 두께감이 있어야 아이에게 푹신함을 줄 수 있다. 여름에는 땀이 덜 나도록 통기성이 있는 소재를 이용하면 좋다.

• 담요류

신생아는 스스로 체온유지를 하기 어렵기 때문에 담요를 이용해 체온이 떨어지는 상황을 막아야 한다. 담요는 가볍고 부드러운 소재가 좋다. 담요의 촉감이나 향에 익숙해지면 애착을 느껴 수면이나 정서 안정에 도움이 된다. 보통 아이들의 '애착이불'은 바로 자신이 태어날 때부터 덮고 자란 담요를 말하는 것이다.

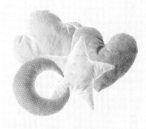

★ 베개

신생아 진료를 하면서 초보 엄마아빠들의 고민들을 자주 듣는데 의외로 베개에 대한 것이 많았다. 베개를 사용해야 할지 아니면 그대로 눕혀야 할지, 사용한다면 어떤 종류의 베개를 사용할지에 대한 물음을 정말 많이 받는다. 베개는 성인에게도 매우 중요한 수면 도구기 때문에 그런 것 같다. 베개 종류에는 곡물이 들어간 베개, 오목한 베개, 편평한 베개, 동그란 베개 등등 다양하다.

특히 두상 진료를 하면 베개 모양대로 머리 형태가 변하는 모습을 자주 접한다. 격자 모양 베개를 오래 베고 있으면 두상에 격자 자국이 나기도 하고, 베개에 뒤통수가 오랫동안 닿아 있으면 납작

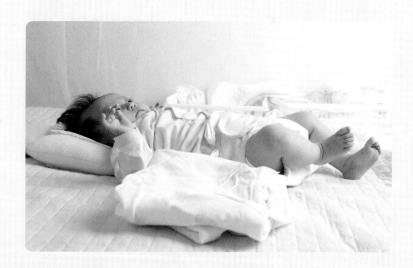

해지는 경우도 많다. 그래서 베개에 대한 질문을 받으면 어떤 베개를 사용하든지 간에 오랜 시간 같은 자세로 두진 말라고 조언한다. 볼록한 뒤통수를 만들어주기 위한 오목한 베개도 마찬가지다. 오랫동안 한 자세로 눕혀두면 뒤통수가 편평해진다. 아이의 뒤통수를 예쁘게 만들어주기 위해서 가장 좋은 방법은 어떤 특정한 베개를 사용하는 것보단 아이의 자세를 주기적으로 이리저리 바꿔주는 것이 더 중요하다.

★ 모빌 빛 초점책

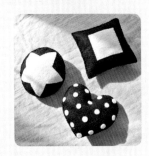

신생아는 대략 20~30cm 앞에 있는 물체를 볼 수 있다. 그래서 엄마아빠도 얼굴을 가까이 대야 아이가 알아볼 수 있다. 생후 2개월 정도에는 고개를 우측 끝에서 좌측 끝까지, 180도의 각도로 고개를 움직일 수 있다. 아이에게 시각적 자극을 주기 위해서는 모빌이나 초점책을 활용하는 것이 좋다. 생후 6개월까진 흑백만 구분할 수 있기 때문에 흑백으로 된 모빌이나 초점책을 준비해도 무방하다.

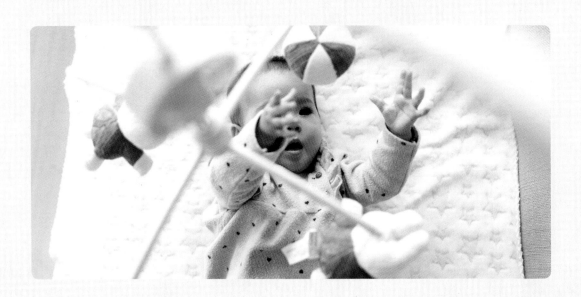

★ 신생아 면봉

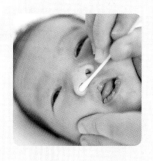

신생아의 경우 코딱지가 계속 생겨서 코에서 그렁거리는 소리가 많이 나게 된다. 이럴 때는 코딱지를 제거해줘야 하는데 신생아 면봉을 활용하면 좋다. 그렇다고 신생아 면봉으로 코 안쪽 깊은 곳까지 후벼파선 안 된다. 겉에서 보이는 빼기 좋은 코딱지 정도만 신생아 면봉을 이용해 제거해준다면 그렁거리는 콧소리가 확연히 줄어들어 숨쉬기 편해진다.

★ 세정제

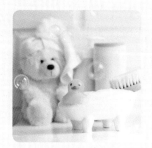

신생아를 씻길 때 물로만 씻기는 분들이 아직도 많다. 신생아의 피부는 세포의 탈락과 재생이 빠르다. 그 과정을 통해 피부의 노폐물이 많이 쌓여서 모공을 막아 피부 트러블이 잘 생긴다. 목욕을 시킬 때는 물로만 씻기지 말고 중성 혹은 약산성의 세정제를 이용해 씻기도록 한다.

★ 보습제

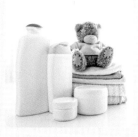

목욕 후에는 보습제를 발라서 피부가 건조해지는 것을 예방한다. 피부가 건조해지면 가려움이 생겨 얼굴을 베개에 비비거나 손으로 가려운 부위를 계속 만지려고 한다. 그러다 얼굴에 상처가 생길 수 있다. 보습제는 목욕을 한 후 10분 이내에 발라줘야 피부가 건조해지는 것을 막으면서 피부의 재생까지 도움을 받을 수 있다.

★ 카시트

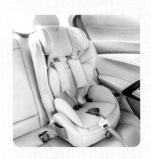

　요즘은 산부인과에서 아이를 출산하면 바로 조리원으로 넘어가는 경우가 많다. 조리원에서 산후조리가 끝나면 집으로 돌아오는데 개인마다 몇 주의 차이가 날 수 있지만 대개 2주에서 한 달 사이다. 더불어 검진 및 예방접종을 위해 병원을 방문할 일이 많다. 그때마다 차를 이용해야 하는데 신생아를 보호해줄 카시트를 미리 준비해 두는 것도 좋다. 선진국에선 신생아가 병원에서 퇴원할 때 차에 카시트가 장착되어 있어야지만 아이를 데리고 퇴원할 수 있도록 법규를 만들어놓았다. 한국도 2018년부터 유아 카시트 착용이 의무화가 됐기 때문에 아이를 데리고 차로 이동하기 위해선 유아 카시트는 매우 필요한 도구다. 한국은 현재 만 6세 미만의 영유아는 무조건 카시트를 착용하도록 되어 있다.

　기본적으로 카시트는 생후 12개월까진 뒤를 보게 앉히는 '뒤보기'를 사용한다. 이때 등받이가 너무 세워져 있으면 아이의 기도가 막힐 수 있고, 너무 눕혀 있으면 사고시 아이가 튕겨져 나올 수 있기 때문에 135도가 이상적이다.

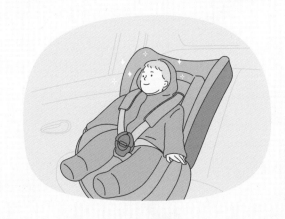

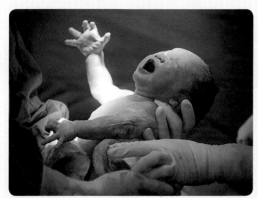

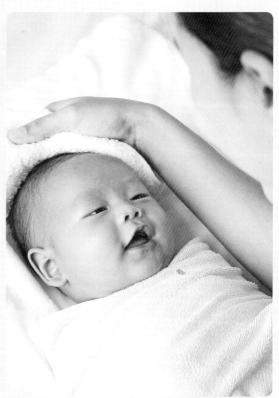

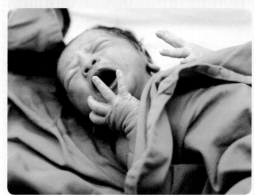

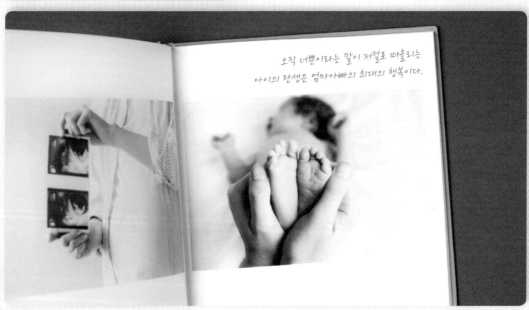

오직 너뿐이라는 말이 저절로 떠올리는
아이의 탄생은 엄마아빠의 최대의 행복이다.

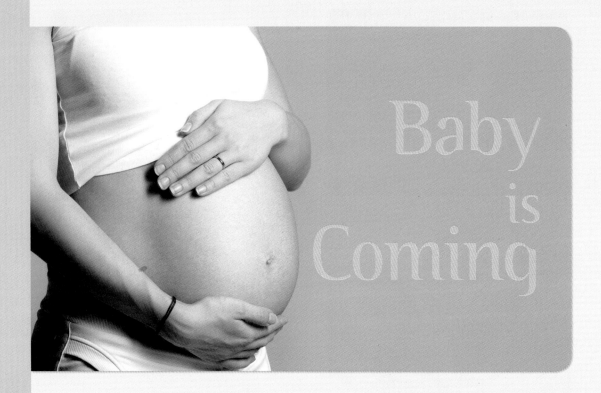

Baby is Coming

미리미리

정부 육아 지원 서비스

혜택을 알아보아요!

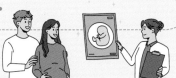

건강한 출산 및 산모의 건강관리를 위해 지역 보건소를 활용하면 도움이 된다. 산전검사와 막달 검사 무료 제공과 엽산제와 철분제 제공이 대표적이며, 지역에 따라 복부 초음파검사나 태아 기형아 검사, 임신성 당뇨 검사를 무료 혹은 저렴한 비용으로 제공받을 수 있다.

임신육아종합포털 아이사랑

한때 출산률 증가로 '두 아이만 낳아서 잘 살자'라는 캠페인이 무색할 만큼 현재 출산률이 점점 낮아지고 있다. 그래서 정부는 출산 장려 목적으로 다양한 육아 복지 제도를 마련하고 있다. 정부가 운영하는 「**임신육아종합포털 아이사랑**(https://www.childcare.go.kr/)」을 살펴보면 무상 지원 제도가 많기 때문에 이 사이트를 제대로 활용하면 무상으로 다양한 혜택을 받을 수 있다. 예비 엄마아빠는 2세를 준비하기 전부터 이 사이트를 꼼꼼하게 체크하면 임신과 출산, 육아에 대한 전문가 상담과 양육 수당과 보육비 지원 등의 정보를 확인할 수 있다. 특히 양육 수당과 보육비 지원은 엄마아빠의 소득 수준과 상관없이 지원되기 때문에 온라인 신청이나 읍면동 주민센터에서 신청할 수 있다. 이 사이트 말고도 지자체에서 별도로 지원하는 제도가 있을 수 있으니, 각각의 읍면동 주민센터를 방문해 문의하기를 권한다.

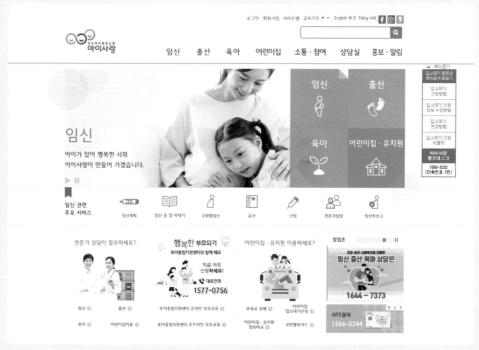

정부가 운영하는 육아 포털 「아이사랑」 사이트

영유아 건강검진

출산 후 엄마아빠가 꼭 해야 할 것이 예방접종과 영유아 건강검진이다. 영유아 건강검진은 아이의 발육 상태가 어떤지 확인할 수 있는 가장 중요한 지표다. 매일매일 쑥쑥 자라는 아이의 건강관리는 정부가 무료로 시행하는 '영유아 건강검진 제도'를 활용해야 한다. 영유아 건강검진은 일정 월령이 되면 건강보험공단에서 안내장을 우편으로 발송한다. 만 6세 미만의 영유아를 대상으로 시행하고 있으며, **8회**의 건강검진과 **3회**의 구강검진으로 이뤄져 있고 총 **11회**다.

건강검진 항목별 검진방법

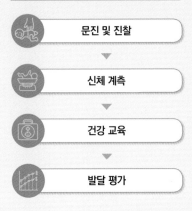

문진 및 진찰
▼
신체 계측
▼
건강 교육
▼
발달 평가

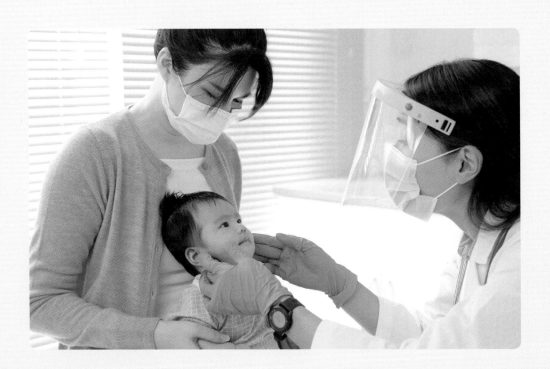

영유아 건강검진

회차		검진 시기	검진 내용
1차	건강검진	생후 14~35일	문진 및 진찰, 신체 계측, 건강 교육
2차	건강검진	생후 4~6개월	문진 및 진찰, 신체 계측, 발달 선별 검사 및 상담, 건강 교육
3차	건강검진	생후 9~12개월	문진 및 진찰, 신체 계측, 발달 선별 검사 및 상담, 건강 교육
4차	건강검진	생후 18~24개월	문진 및 진찰, 신체 계측, 발달 선별 검사 및 상담, 건강 교육
	구강검진	생후 18~29개월	구강 문진 및 진찰, 구강 보건 교육
5차	건강검진	생후 30~36개월	문진 및 진찰, 신체 계측, 발달 선별 검사 및 상담, 건강 교육
6차	건강검진	생후 42~48개월	문진 및 진찰, 신체 계측, 발달 선별 검사 및 상담, 건강 교육
	구강검진	생후 42~48개월	구강 문진 및 진찰, 구강 보건 교육
7차	건강검진	생후 54~60개월	문진 및 진찰, 신체 계측, 발달 선별 검사 및 상담, 건강 교육
	구강검진	생후 54~60개월	구강 문진 및 진찰, 구강 보건 교육
8차	건강검진	생후 66~71개월	문진 및 진찰, 신체 계측, 발달 선별 검사 및 상담, 건강 교육

영유아 건강검진 때 꼭 체크해야 할 사항

🖤 영유아 건강검진 꼭 챙기기

간혹 불가피한 사정으로 영유아 건강검진 시기를 놓치는 경우가 있다. 영유아 건강검진에는 '영유아 발달 선별 검사'를 받아야 하기 때문에 시기가 매우 중요하다. 정해진 기간 안에 검사를 받지 않으면 검사의 정확도가 떨어지기 때문에 며칠을 놓치는 것은 괜찮으나 시기를 놓쳐선 안 된다. 소중한 내 아이의 건강검진을 꼼꼼하게 챙기는 것이 좋다.

다만 시기를 놓쳐 무료로 받을 수 없다면 비용을 지불하고 받을 수 있으니 영유아 건강검진을 시행하는 **소아청소년과** 병원을 찾아 받아도 된다.

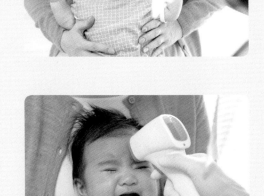

🖤 단골 병원 이용하기

영유아 건강검진은 평소 자주 다녔던 병원에서 받는 것이 좋다. 건강검진은 짧은 시간 안에 끝나고 아이의 보챔도 심해서 정신없이 지나갈 수 있기 때문에 아이의 이상 징후를 놓칠 수 있다. 그렇기에 평상시 아이를 잘 관찰해주는 소아청소년과 의사가 검진을 하면서 상담을 하는 것이 더 좋다. 특히 아이는 생후 6개월부터 낯가림이 심하기 때문에 낯이 익숙한 의사에게 검진을 받는 것이 엄마아빠나 아이에게 편안하다.

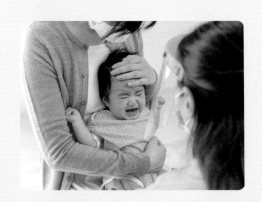

💜 문진표를 미리 작성하기

영유아 건강검진이 있는 날 바로 병원에 가서 문진표를 작성하는 엄마아빠들이 많은데 문진표와 유아 발달 선별 검사 평가지는 미리 꼼꼼하게 작성하는 것이 좋다. 특히 문진표와 유아 발달 선별 검사 평가지는 항목이 많아 검진 당일 작성하려면 시간이 꽤 걸리고, 질문 항목을 제대로 이해하지 못해 놓칠 수도 있고, 아이가 병원에 있는 것을 싫어해 보챌 수 있다. 문진표와 평가지는 병원에 비치되어 있으면 그것을 활용하거나 「건강IN」 사이트를 통해 내려받을 수 있다.

❶「건강IN」 접속 → ❷ '영유아 건강검진' → ❸ '영유아 검진일자 조회/문진표 서식' 항목을 선택한 후 '출생년월일'을 기입하면 시기별 문진표를 내려받을 수 있다.

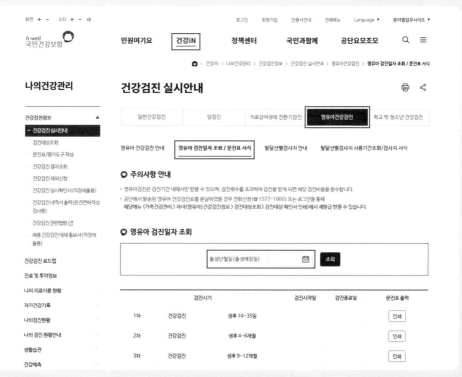

「건강IN」에서 시기별 문진표 내려받기

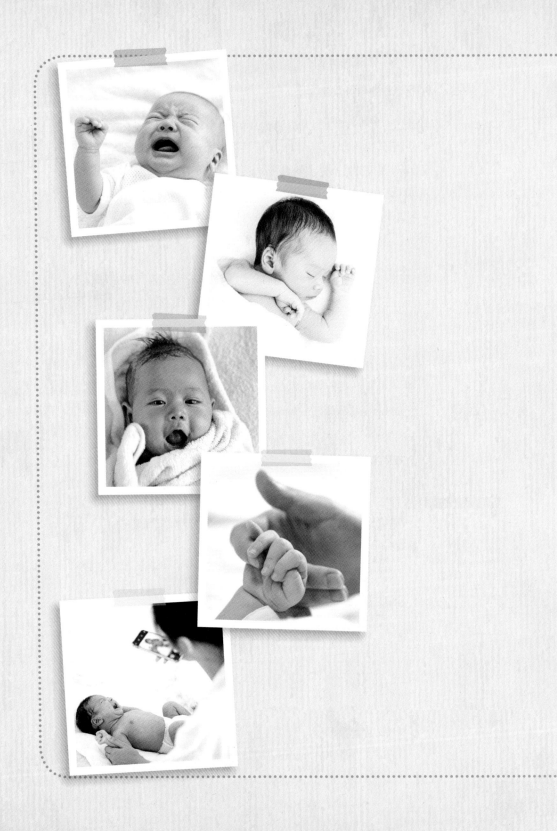

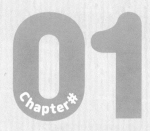

Chapter#01

이 세상 오직 너뿐인

내 아이 월령별 성장발달
'꼼꼼' 가이드

[0~7개월]

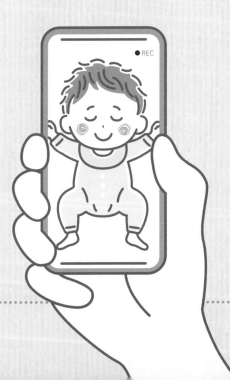

0~1개월

이제 막 태어났어요!

출생시 표준성장도표		
성별	몸무게	키
남	3.3kg	49.9cm
여	3.2kg	49.1cm

엄마아빠는 너무도 소중한 내 아이가 태어난 순간을 평생 잊지 못한다.

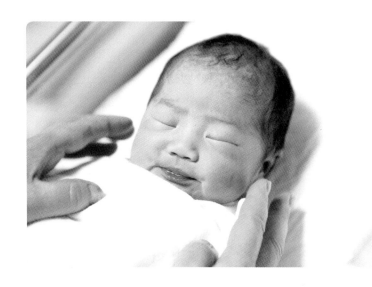

아이의 얼굴을 살펴보아요!

오랜 진통을 끝내고 아이가 울음을 터트리며 이 세상에 나온 순간, 엄마는 물론 아빠도 덩달아 눈물이 날 것이다. 너무나도 소중한 생명체를 보는 순간 말로 표현할 수 없는 격한 감정을 느낀다. 아이의 첫울음은 엄마아빠에게는 '축복', 의료진에게는 아이가 건강하다는 '안심', 아이에게는 폐 속의 양수를 밀어내고 공기를 들이마시는 '첫호흡'을 의미한다.

아이가 태어나면 얼굴이 통통 부어 있다. 물이 가득한 양수 속에서 오래 있다 보니 전반적으로 부어 있고, 출산 과정에서 산도에 눌려 머리모양이 뾰족할 수 있다.

1 아이가 태어나면 가장 먼저 잘 우는지 확인해야 한다.

2 얼굴 모양은 대칭적인지, 피부 상태는 어떤지 확인해야 한다.

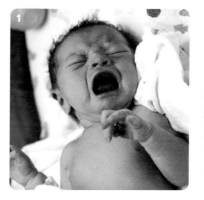
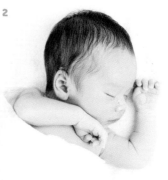

아이가 태어나면 우선 울음을 터트리는지 검사하고, 눈과 코, 입이 정상인지 확인해야 한다. 얼굴 모양이 대칭적인지, 큰 점은 없는지, 피부 상태는 어떤지도 살펴보면 좋다. 병원에서 의사와 간호사가 체크하겠지만 엄마아빠도 다시 확인해보는 것이 좋다.

★ 감은 눈

아이가 태어나면 눈을 꼬~옥 감고 있다. 출산의 과정은 아이에게도 굉장히 힘든 시간이기 때문에 휴식을 취하는 것이다. 처음 아이를 대한 엄마아빠는 아이가 눈을 크게 뜨고 웃어주길 바라겠지만 아이가 눈을 뜨기 위해서는 어느 정도 적응 시간이 필요하다.

산모가 몸조리하기 위해 묵는 조리원에서 아이의 감긴 눈을 보고 급하게 소아청소년과 병원에 오셔서 "한쪽 눈이 잘 안 떠져요" 또는 "눈을 뜨긴 하는데 한쪽 눈을 더 작게 떠요"라고 질문하는 신생아 엄마들이 있다. 이는 극히 정상적인 모습이기 때문에 크게 걱정할 일은 없다. 특히 한쪽 눈을 잘 안 뜨는 증상은 아이가 아직 휴식이 더 필요하다는 표현이다. 만약 14일이 지난 후에도 눈이 잘 안 떠진다면 그때 검사를 하는 것이 좋다.

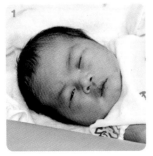 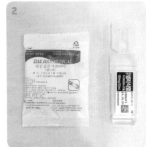 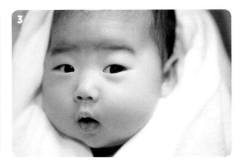

1 눈곱이 낀 신생아 눈

2 눈곱이 많이 끼면 생리식염수를 묻힌 거즈로 닦아준다.

3 신생아가 두 눈을 뜨기 위해선 어느 정도의 적응 시간이 필요하다.

소아진료실 Tip

아이가 한쪽 눈만 뜰 때 저는 며칠만 두고 보자고 말합니다. 그러면 십중팔구는 "이제 양쪽 눈을 다 잘 떠요"라고 합니다. 아이가 눈을 감고 있다고 종종 병원을 찾는 엄마아빠들이 있는데 이때는 조금만 시간을 갖고 지켜봐주세요!

★ 푸르스름한 눈곱

신생아의 눈엔 푸르스름한 눈곱이 낀다. 출생 직후부터 끼기 시작해 수개월까지 지속되기도 한다. 심할 경우는 아이가 눈을 뜨는 데 힘이 들 정도로 많이 끼기도 한다. 유독 아침에 많이 끼는데 신생아의 눈곱은 특별한 치료를 하지 않아도 된다. 눈곱이 많아 눈을 뜨기 힘들어한다면 멸균거즈에 생리식염수를 묻혀 살살 닦아준다.

★ 동공과 결막(검은자와 흰자)

아이가 눈을 뜨고 있을 때 눈의 동공(검은자)과 결막(흰자)을 관찰해보자. 결막에 충혈은 없는지 양쪽 동공의 크기는 동일한지 확인하고, 동공에 불빛을 비춰서 빛을 반사시켜본다. 한 뉴스 기사에 따르면 미국의 어느 어머니가 딸아이의 눈에서 작은 빛을 발견했는데 어느 날은 그 빛이 달처럼 커졌다고 한다. 어머니는 사진을 자신의 페이스북에 올리고 공유했는데 한 의사가 그 사진을 보고 눈의 종양을 의심하며 얼른 안과를 가보라고 충고했다. 그 어머니는 부라부랴 안과를 찾았고 안과의사의 진찰 결과 '망막 모세포종'이었다. 다행히 드문 안과질환인데 일찍 발견해 예후가 좋았다고 한다.

이처럼 엄마아빠의 관찰력과 관심이 병의 조기진단으로 이어질 수 있기 때문에 아이를 키우는 엄마아빠를 포함한 모든 양육자는 아이의 작은 부분에도 신경을 써야 한다.

아이가 우는 모습을 살펴보아요!

출생 직후부터 아이가 우는 모습을 유심히 살펴봐야 한다. 입 주변에는 입꼬리내림근depressor angularis oris이 있는데 이것은 아래턱뼈에서 일어나 입꼬리에서 다른 얼굴 근육과 합쳐지는 근육으로, 입꼬리를 아래쪽으로 내리는 작용을 한다.

★ 입꼬리

간간이 선천적으로 이 근육의 형성부전이 있어 울 때 입꼬리가 비대칭적으로 나타나는 경우가 있다. 드문 질환이긴 하지만 꼭 체크해야 할 부분이다.

특히 엄마아빠는 아이의 우는 모습을 보면서 입 모양이 대칭적인지 비대칭적인지 확인해야 한다. 살짝 입꼬리가 비뚤어지는 경우가

아이가 울 때 입꼬리가 대칭적인지 비대칭적인지 확인하는 것이 좋다.

1~2개월
2~3개월
3~4개월
4~5개월
5~6개월
6~7개월

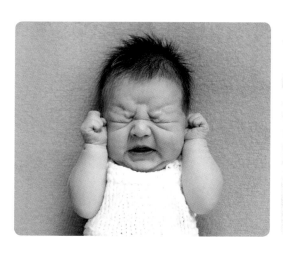
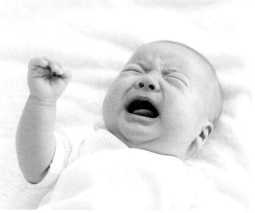

있는데 이럴 경우 예방접종 때 소아청소년과 전문의에게 문의하는 것이 좋다. 선천적으로 근육의 형성에 문제가 된 경우이므로 저절로 좋아지지 않으나 특별한 치료법이 있는 것은 아니다.

다만, 크면서 지속적인 표정 연습을 통해 다른 근육이 보상해줄 수 있도록 해줘야 한다. 중요한 것은 심장, 두경부 등에서 동반기형이 동반될 수 있으니, 전문의의 진료 후 평가가 이루어져야 한다.

입안을 살펴보아요!

★ 설소대

혀 밑에 설소대라는 조직이 있는데 아이가 입을 크게 벌리고 울 때 혀가 올라가면서 잘 보인다. 이 조직을 잘 살펴봐야 하는데 설소대가 두껍거나 짧아서 혀의 움직임을 방해한다면 수유시 젖을 잘 못 빨거나 놓친다. 훗날 발음에도 문제가 생길 수 있다.

만약 설소대가 두껍거나 짧으면 제거 시술을 받아야 하는데 이는 설소대의 위치, 혀의 움직임 등을 종합적으로 판단해야 한다. 설소대가 있다면 예방접종을 하러 내방했을 때 전문의의 진료를 받아야 한다. 물론 응급 상황은 아니니 설소대가 두껍다고 해서 급하게 병원을 찾지 않아도 된다.

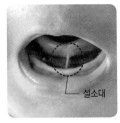

설소대의 굵기를 잘 살펴보고 두껍거나 짧으면 전문의의 진료를 받고 시술 여부를 결정해야 한다.

📷 설소대 시술 전후 사진

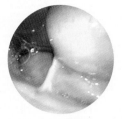

시술 전

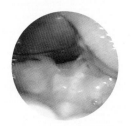

시술 후

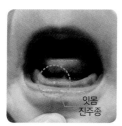

잇몸
진주종

잇몸 진주종은 신생아에게 매우 흔한 증상으로 자연스럽게 사라진다.

★ 잇몸 진주종

치아가 나는 부위 혹은 잇몸의 바깥쪽에 동그랗고 하얀 조직이 생길 수 있다. 유치가 벌써 난 건지, 혹시 아프지는 않은지, 초보 엄마아빠의 마음은 쿵쾅거리기 시작한다. 우선 안심해도 된다. 이는 '진주종'이라는 조직이고 다행히 통증은 없다. 치아는 크기도 크고 기다랗게 자라 나오지만 잇몸 진주종은 그에 비해 크기가 작고 동그란 모양이며, 시간이 지나도 크기의 변화가 없다. 제거하지 않고 경과 관찰만 해도 충분하다. 만약 이 시기에 진짜 치아가 나고 있다면 소아청소년과 전문의의 진료를 받아보는 것이 좋다. 치아 상태가 좋지 않아 빠지게 된다면 흡인이 될 수 있다.

소아진료실
Tip

✔ 설소대

설소대 시술 여부를 두고 고민하는 엄마아빠들이 있습니다. 그냥 두자니 신경이 쓰이고, 자르기엔 애매한 경우가 있기 때문이지요. 설소대로 고민 중인 엄마아빠들은 시간만 끌다가 1년이 지나서야 결정을 내리곤 합니다. 전문의인 저로선 좀더 이른 시기에 시술을 하는 게 낫다고 조언을 드립니다. 설소대 시술은 수술 가위로 조직을 잘라내는 것이기 때문에 피가 날 수밖에 없습니다. 출생 후 1개월 안에 시술하는 게 피가 적게 날까요? 12개월이 다 돼서 하는 게 피가 적게 날까요? 당연히 조직이 덜 생겼을 때 하는 것이 피가 적게 나서 금방 회복됩니다. 만약 설소대 시술을 고민 중이라면 저는 하루라도 어릴 때 하는 것이 좋다고 추천을 드립니다.

✔ 잇몸 진주종

아이의 잇몸 진주종으로 병원에 찾아오는 엄마아빠들은 걱정이 많습니다. 밤새 인터넷 검색을 하느라 한잠도 못 잤다고 하는 경우가 있을 정도입니다. 제가 진찰 후 "잇몸 진주종이니 괜찮습니다"라고 하면 그제야 마음을 놓으시니, 입안의 흰 조직은 그만큼 충격이 컸나 봅니다. 잇몸 진주종은 병원 진료나 치료가 필요 없으니, 걱정하지 않으셔도 됩니다.

0~1개월
1~2개월
2~3개월
3~4개월
4~5개월
5~6개월
6~7개월

귀를 예쁘게 만들기 위해선 출생 1주 이내에 귀 모양을 확인하는 것이 좋다.

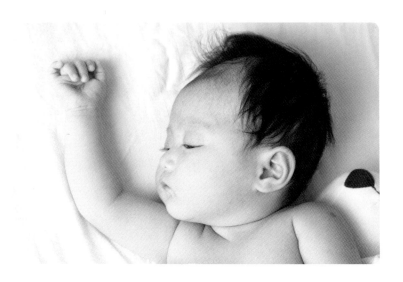

귀 모양을
살펴보아요!

예로부터 귀가 잘 생겨야 복이 들어온다고 했다. 귀를 예쁘게 만들기 위해선 출생 후 1주 이내로 귀 모양을 확인하고 만약 귀가 접혔거나 일그러져 있다면 교정해주는 것이 좋다. 귀 연골이상은 심하지 않은 경우라면 손으로 잘 만져줘도 모양이 잡히기 때문에 어느 정도 교정이 가능하다.

하지만 시기를 놓치거나 증상이 심할 경우 손으로 만져줘도 펴지지 않는다. 이때는 병원에서 귀 교정을 받아 귀 모양을 예쁘게 잡아줄 수 있다.

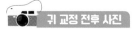
귀 교정 전후 사진

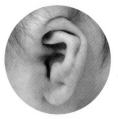 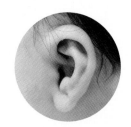

교정 전   교정 후

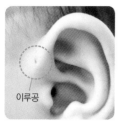

이루공 주변이 붓거나 발적이
생기면 진료를 받는 것이 좋다.

★ 이루공

　귀 주변에 점처럼 보이는 작은 구멍이 있다. 손으로 짜면 진물이
나온다고 말하는 분들도 있다. 이를 '이루공'이라고 한다. 피부 밑
공간이 피부와 연결되어 생기는데 의외로 흔하게 발생하는 증상이
다. 이루공 자체만으로는 병원의 진료를 받을 필요가 없고, 그냥 지
켜보는 것이 좋다.

　만약 이루공 주변이 부으면서 발적이 생긴다면 소아청소년과 의
사의 진료가 필요하다. 염증이 동반된 이루공은 경구 항생제 복용
이 필요하다. 이루공의 염증은 경구 항생제를 복용하면 효과가 좋
아 대부분 잘 치료된다. 다만 자주 반복되거나 염증의 정도가 심하
면 수술적 제거를 고려하기도 한다.

소아진료실 Tip

신생아 진료시 귀 모양에 대한 질문을 정말 많이
받습니다. 대부분 주변에서 만져주면 저절로 펴
진다고, 크면 펴진다고 그냥 두라는 조언을 많
이 받으시죠? 그러나 연골이 접힌 채로 그대
로 두면 귀 모양이 이상해질 수 있습니다. 그래
서 성인이 된 후 귀를 예쁘게 수술하는 경우가 많
지요. 주로 성형외과에서 수술하는데 저절로 펴진다
면 이런 성형수술이 왜 필요할까요?
귀연골이상의 유형에는 박쥐귀, 당나귀귀, 구겨진귀, 부분적으로 접힌귀,
매몰귀가 있습니다. 교정을 통해서 연골을 예쁘게 만들 수 있는데, 귀교
정은 골든타임이 중요합니다. 발견 즉시 교정한다면 최고의 효과를 볼 수
있으니 전문의와 상담해보는 것을 권합니다. 귀연골이상은 『우리아이 동
글동글 머리 만들기』를 참조하시기 바랍니다.

0~1개월
1~2개월
2~3개월
3~4개월
4~5개월
5~6개월
6~7개월

피부를 살펴보아요!

피부에 있는 점을 모반이라고 한다. 모반의 감별에는 형태와 크기, 색이 중요하다. 모반의 형태에 따라 비립종, 혈관종, 연어반, 밀크반점 등으로 나뉜다.

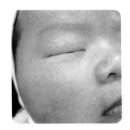

비립종이 나타난 아기 얼굴

★ 비립종

신생아의 얼굴에 다발성으로 있는 흰색의 작은 주머니를 '비립종'이라고 한다. 주로 눈과 입, 볼, 턱 주변에 나타나고 좁쌀 형태를 띤다. 비립종은 저절로 없어지기 때문에 치료가 필요치 않다.

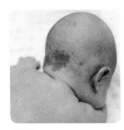

연어반

★ 연어반

눈 주변, 미간, 뒷목, 두피에 붉은 반점이 생길 수 있다. 크기는 작은 경우부터 큰 경우까지 다양하다. 경계는 비교적 명확하고 피부의 돌출 없이 평평하며 가려움이 없다. 반점이 있는 피부는 거칠거칠하지 않고 매끈하다. 연어반은 생각보다 흔하기 때문에 다들 한번씩은 들어보셨을 테지만 치료는 필요치 않고 2~3년 내에 소실되는 경향을 보인다.

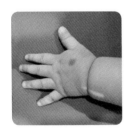

아이 손등에 생긴 몽골반점은 저절로 없어진다.

★ 몽골반점

신생아의 엉덩이나 팔다리에 시퍼런 멍 자국 같은 반점이 있을 수 있다. 진하진 않지만 크기가 크면 신경이 쓰인다. 이를 '몽골반점'이라고 하는데 한국인에게 흔한 증상이다. 몽골반점은 엉덩이, 등, 발목, 손등에 푸르스름하게 생길 수 있다. 어른 손바닥만 하게 나타나기도 하고, 손톱만 하게 작기도 하다. 일반적으로 우리가 말하는 점보다는 옅어 정상피부와의 경계가 모호하다. 저절로 없어지는 경과를 보이기 때문에 치료가 필요치 않다.

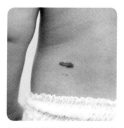
딸기혈관종은 갑자기 생기기도
한다.

★ 딸기 혈관종

진한 붉은색의 약간 볼록하게 솟은 모양의 반점을 '혈관종'이라고 한다. 딸기처럼 진한 붉은색을 띠기 때문에 딸기혈관종이라고도 하는데 태어날 때는 없다가 어느 순간 생기기도 하므로 중간중간 피부 곳곳을 확인해보는 것이 좋다.

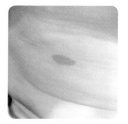
배에 연한 갈색의 점이 생기는
밀크커피반점

★ 밀크커피반점

간혹 아이 배에 연한 갈색의 점이 생길 수 있다. 바로 '밀크커피반점'으로 주변 조직과 비교해 경계가 명확하고 평평하다. 크기 변화도 없고 위치도 그대로 유지된다. 가려움이 없기 때문에 일반점과 비교해 색이 옅을 뿐이다. 일상생활을 하는데 큰 무리가 없지만 보기가 싫다면 레이저를 이용해 제거할 수 있다.

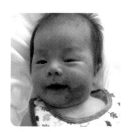
화염상모반

★ 화염상모반

얼굴이나 사지에 얼룩덜룩 생긴 붉은 반점을 '화염상모반'이라고 한다. 불규칙한 모양의 발진이 광범위하게 팔이나 얼굴에 생기는 질환으로 어렸을 때 레이저 치료를 받으면 효과를 볼 수 있다.

★ 오타모반

오타모반은 눈 주변이나 얼굴에 생기는 푸르스름하거나 회색을 띠는 반점을 말한다. 몽골반점보단 더 진한 청색을 띤다. 비정상적인 멜라닌 세포에 의해 생긴다고 하며, 미용적 문제가 있기 때문에 레이저 치료를 이용해 제거한다. 오타모반이 의심되면 피부과 의사의 진료를 받은 후 치료 여부를 결정하는 것이 좋다.

0~1개월
1~2개월
2~3개월
3~4개월
4~5개월
5~6개월
6~7개월

ⓥ 비립종

비립종을 짜면 안 되냐고 많이 물어보는데 신생아의 피부는 감염에 취약하기 때문에 함부로 짜면 안 됩니다. 그냥 두시면 어느 순간 없어지니 안심하고 지켜봐주세요.

ⓥ 모반

피부에 점으로 생각되는 뭔가가 있다면 사진으로 남겨두세요. 언제부터 생겼는지 알 수 있고, 시간이 지남에 따른 변화를 비교해 볼 수 있으니 좋은 자료가 됩니다. 그중 병원에 가봐야 하는 점은 얼굴에 생긴 혈관종, 몸통에 있지만 크기가 큰(아이 손바닥만 한) 혈관종, 화염상모반, 크기가 점점 커지는 점입니다. 비립종, 연어반, 몽골반점은 치료를 받지 않아도 저절로 나아지는 증상입니다.

ⓥ 혈관종

혈관종은 태어날 때부터 있기도 하지만 중간에 생기기도 합니다. 제가 진료실에서 "언제부터 이게 있었어요?" 라고 물으면, "태어날 때는 없었는데 언제 생겼지?" 라고 대답하시는 분들이 많습니다. 혈관종은 치료가 필요하지 않다는 것이 일반적입니다. 그런데 요즘엔 치료의 적응증이 좀 넓어졌고 적극적으로 치료하는 방향으로 바뀌고 있습니다. 치료가 필요한 혈관종은 얼굴에 있거나, 크기가 크거나, 궤양이 생기는 경우입니다. 위 3가지에 해당된다면 먹는 시럽 형태의 치료제가 있기 때문에 전문의와 상의한 후 치료를 고려해볼 수 있습니다.

ⓥ 밀크커피반점

밀크커피반점은 개수가 많을 때 문제가 됩니다. 개수가 6개 이상이 된다면 신경섬유종증과의 감별이 필요하기 때문에 소아청소년과 의사의 진료를 받아보는 것이 좋습니다.

머리와 두피를 살펴보아요!

아이가 태어난 순간부터 아이의 머리와 두피를 자세히 살펴보는 것은 매우 중요하다. 특히 머리의 경우, 성인이 된 후 전체 이미지를 좌우할 수 있기에 엄마아빠는 꼼꼼하게 관찰해야 한다.

★ 두혈종

아이 머리에 뭔가 튀어나와 있다면 두혈종을 의심할 수 있다. 분만 과정에서 아이의 머리가 좁은 산도를 통과하면서 압박을 받으면 그 과정에서 두개골의 골막 아래에 혈종이 생길 수 있다. 그것을 '두혈종'이라고 한다. 만지면 말랑말랑한데 엄마아빠는 두혈종에 대해 두려움이 커서 만지는 걸 무서워하고 아이가 아플까 봐 두혈종이 생긴 쪽으로 눕히려고 하지 않는다. 다행히 두혈종은 통증이 발생하지 않고, 발견이 된다 하더라도 경과를 관찰하는 질환이기 때문에 크게 걱정하지 않아도 된다.

★ 피지선모반

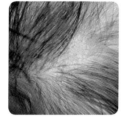

피지선모반은 피부암 발생의 가능성이 있어 치료가 필요하다.

피지선모반은 피지선이 과증식해서 발생하는 점의 일종이다. 두피와 얼굴에 잘 생기고 드물게 몸에도 생길 수 있다. 피부암 발생 가능성이 있어 제거하는 것이 일반적인 치료다.

소아진료실 Tip

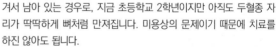

♥ 두혈종

두혈종은 없어지는 경우도 있지만 안타깝게도 남아 있는 경우도 있습니다. 저절로 피가 흡수되지 않으면 뼈처럼 딱딱해지는 골화의 과정을 거치면서 남게 되지요. 저의 둘째아들도 출생시에 두혈종이 생겨서 남아 있는 경우로, 지금 초등학교 2학년이지만 아직도 두혈종 자리가 딱딱하게 뼈처럼 만져집니다. 미용상의 문제이기 때문에 치료를 하진 않아도 됩니다.

아이가 자라면서 머리도 성장을 하는데 출생시 머리둘레가 33cm이라면 성인의 평균 머리둘레는 55~57cm입니다. 사람의 머리는 2배 가까이 성장하기 때문에 어른이 되면 두혈종 부위를 어느 정도 가릴 수 있습니다. 다만 엄마아빠가 나름 두혈종 부분을 보호해준다고 두혈종이 없는 쪽으로만 재운다면 십중팔구 사두증이 생깁니다. 사두증은 너무 한쪽 방향으로 재울 때 머리 모양이 비대칭적으로 변하는 질환입니다. 두혈종의 유무와 상관없이 머리 모양을 자꾸 이리저리 돌려줘서 어느 한쪽이 눌리지 않도록 해야 합니다.

0~1개월
1~2개월
2~3개월
3~4개월
4~5개월
5~6개월
6~7개월

몸통과 등을 살펴보아요!

엄마아빠가 가장 잘 관찰할 수 있는 몸의 부위가 몸통과 등이다. 특히 아이를 목욕시키면서 잘 관찰해야 불시에 생기는 증상에 대응할 수 있다.

★ 오목가슴과 볼록가슴

아이의 흉부를 관찰했을 때 명치 부근이 오목하게 들어가 있으면 '오목가슴', 볼록하게 돌출되어 있으면 '볼록가슴'이라고 한다. 볼록가슴은 다른 말로 '새가슴'이라고 하기도 한다. 오목가슴이나 볼록가슴은 특별한 치료가 필요치 않지만 심한 오목가슴은 심장이나 폐를 압박할 수 있다. 만약 오목기슴이 심하다면 수술적 치료를 고려해야 하는데 소아청소년과와 흉부외과에서 진료를 받은 후 치료 여부를 결정하는 것이 좋다.

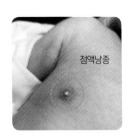

점액낭종은 저절로 없어질 가능성이 높다.

★ 점액낭종

젖꼭지에 동그랗고 작은 하얀 물주머니가 있을 수 있는데 이를 '점액낭종'이라고 한다. 이런 낭종은 입안에도 생길 수 있다. 당장 크기의 변화가 없고 증상도 없으므로 치료가 필요하지 않다. 간혹 손이나 기구로 짜는 분들이 있는데 감염의 가능성이 있을 수 있으니 그냥 두는 것을 추천한다. 저절로 없어질 가능성이 높다.

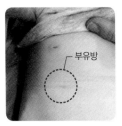

부유방은 없어야 정상이나 혹시 있다 해도 크게 치료할 필요는 없다.

★ 부유방

젖꼭지 아래 젖꼭지처럼 생긴 함몰된 흔적이 있다면 이를 '부유방'이라고 한다. 없어야 하는 것이 정상이나 갖고 태어났다고 하더라도 치료가 필요치는 않다. 다만 부유방이 진짜 가슴처럼 발달해 있는 경우가 있다. 그런 경우는 외과적으로 제거해야 한다.

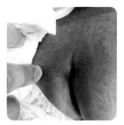

엉덩이딤플은 모양에 따라 치료 여부가 달라진다.

★ 엉덩이딤플

엉덩이에서 허리로 이어지는 부분에 피부 함몰이 있다면 이를 '엉덩이딤플'이라고 한다. 피부 함몰이 얕은지 깊은지는 아이마다 다양하다. 그리고 털이 나 있거나 직선이 아니고 곡선처럼 휘어 있는 경우도 있다. 소아청소년과 병원에서 검사를 받는 경우는 첫째 깊이가 깊을 때, 둘째 털이 나 있을 때, 셋째 딤플에 혈관종이 생겼을 때, 넷째 휘어져 있을 때, 다섯째 딤플이 엉덩이 쪽이 아닌 등 쪽에 가깝게 있을 때다. 위에 열거된 사항에 해당된다면 전문의에게 진료를 받아보는 것이 좋다.

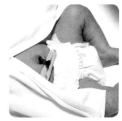

결찰된 배꼽은 서서히 말라가면서 떨어진다.

★ 결찰된 배꼽

출생 시 탯줄을 자르고 장치로 결찰해놓은 상태에서 배꼽은 서서히 말라가기 시작한다. 마른 배꼽이 떨어지는 과정에서 진물도 나고 피딱지도 생긴다. 염증 반응이 생겨야 배꼽이 떨어지니 어찌 보면 당연한 현상이다. 그런데 엄마아빠들은 이 과정에서 불안감을 느낀다. 아이가 울거나 보채면 배꼽이 아파서 그런 줄 알고 급하게 병원을 찾는다. 하지만 배꼽이 떨어지는 과정에서는 통증이 없으니 걱정하지 않아도 된다. 배꼽이 떨어진 자리는 매끈해야 하고 편평해야 한다.

0~1개월
1~2개월
2~3개월
3~4개월
4~5개월
5~6개월
6~7개월

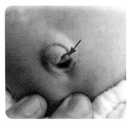 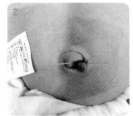 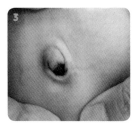 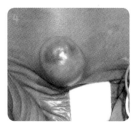

1 배꼽육아종
2 실로 묶은 육아종
3 제거된 육아종
4 배꼽탈장

★ 배꼽육아종

배꼽이 떨어진 후에도 진물이 계속 나오고 뭔가 톡 튀어나온 조직이 있다면 '육아종'을 의심해봐야 한다. 소아청소년과 전문의의 진료를 받은 후 약을 바르거나 실로 묶어 떨어뜨리기도 한다.

★ 배꼽탈장

배꼽이 잘 떨어지고 피부도 아물었는데 배꼽이 들어가지 않고 작은 밤처럼 튀어나와 있는 경우가 있다. 아이가 울거나 힘을 줄 때 더 튀어나온다. 손으로 누르면 뽀그락거리면서 들어갔다가 다시 원래 모양대로 튀어나온다. 이를 '배꼽탈장'이라고 한다. 병적인 상황이 아니므로 치료가 필요치 않고 생후 24개월이 될 즈음까지 복벽이 형성되면서 호전된다. 이 시기에 보채는 건 배꼽탈장 때문이 아니니 안심해도 된다.

생식기를 살펴보아요!

아이가 출생하면 바로 기저귀를 차기 때문에 사타구니 부근이나 생식기에 이상이 있어도 발견이 늦을 수 있으니 기저귀를 채울 때마다 꼭 살펴봐야 한다. 특히 남아의 경우 요도 끝 부분을 확인해봐야 한다. 요도의 끝이 너무 좁은 건 아닌지, 요도의 끝이 밑으로(요도하열) 혹은 위쪽으로(요도상열) 열려 있진 않은지 살펴야 한다. 여아의 경우 소음순 유착 여부를 확인해봐야 한다.

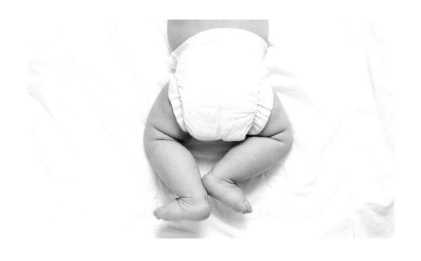

0~1개월
1~2개월
2~3개월
3~4개월
4~5개월
5~6개월
6~7개월

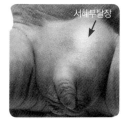

서혜부가 비대칭일 경우 서혜부탈장을 의심해볼 수 있다.

★ 서혜부탈장

사타구니 부근을 관찰할 때 양쪽 서혜부가 정비례로 대칭이 맞는지 어느 한쪽이 튀어나와 있는지 확인해봐야 한다. 어느 한쪽이 불쑥 튀어나와 있다면 이는 '서혜부탈장'을 의심해봐야 한다. 서혜부탈장은 수술이 필요한 질환이다. 다른 질환으로 내원한 환아인데 우연히 기저귀를 벗겨보니 한쪽 서혜부가 튀어나와 있어 탈장이 진단된 경우가 있었다. 주변에 지방이 많아 탈장과 구분이 쉽지 않기 때문에 만약 서혜부 크기가 다르다면 소아청소년과 전문의의 진료를 받아보는 것이 좋다.

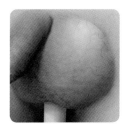

고환에 물이 차 있고, 부풀어 오르면서 불빛이 투과되면 음낭수종일 수 있다.

★ 음낭수종

남아의 경우 고환에 물이 차 있어 부풀어 오르는 것을 '음낭수종'이라고 한다. 고환을 싸고 있는 음낭은 기본적으로 쭈글쭈글하게 주름져 있으나 물로 차 있다면 주름이 없어지고 팽창되어 있다. 불빛을 비춰 보면 투과가 되는 걸 알 수 있다. 투과가 되지 않는다면 다른 질환을 의심해봐야 한다. 음낭수종은 저절로 호전이 되기 때문에 치료가 필요치 않다.

★ 잠복고환

음낭 안에 우측고환, 좌측고환이 모두 만져지는지 확인해봐야 한다. 양쪽 모두에서 고환이 만져지면 정상이고, 한쪽에서 만져지지 않는다면 잠복고환을 의심한다. 잠복고환은 정상적으로 내려와야 할 고환이 아직 몸속에 남아 있는 상태를 말한다. 고환이 몸속에 있다면 높은 체온으로 인해서 정자 생성이 힘들기 때문에 나중에 불임을 초래할 수 있다. 생후 4개월까지 고환이 만져지지 않는다면 수술로 내려줘야 한다. 이럴 경우 비뇨기과 전문의의 진료를 받는 것이 좋다.

고환과 관련된 에피소드를 한 가지 소개합니다. 신생아 남자아이가 이유 없이 보챈다고 내원했습니다. 저는 영아산통일 것이라고 생각해 루틴 진찰을 했습니다. 그런데 음낭이 금방이라도 터질 것처럼 땡땡하게 부푼 것이었습니다. 불빛을 비춰 보니 불빛이 투과되지가 않았습니다. 음낭수종이 아닌 것이지요. 바로 상급병원으로 전원을 했고 나중에 알고 보니 고환의 급성염증으로 진단되어, 응급처치를 받았다고 합니다. 이처럼 다양한 변수에 대응하려면 엄마아빠가 꼼꼼하게 살피는 수밖에는 방법이 없습니다.

손가락과 발가락을 살펴보아요!

아이가 태어나는 순간 손가락과 발가락 모양을 확인해야 한다. 출생시 의사와 간호사가 손가락과 발가락 개수를 확인하지만 엄마아빠도 아이의 손가락과 발가락을 세심하게 살펴야 한다.

★ 합지증과 다지증

손가락이 서로 붙어 있는 경우를 '합지증'이라고 하고, 정상 개수보다 많은 경우를 '다지증'이라고 한다. 만약 이런 증상이 나타났다면 재빨리 치료를 해야 한다. 또한 엄마아빠는 아이 손가락 중

1 합지증
2 다지증
3 만곡

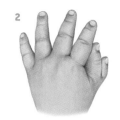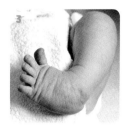

하나가 너무 짧거나 길지는 않은지, 발가락이 휘어 있지는 않은지를 살펴야 한다.

★ 만곡

종종 발목이 휘는 경우가 있으니 이것도 세심하게 살펴봐야 한다. 이를 만곡이라고 하는데 시간이 지남에 따라 좋아지는 경우가 대부분이기 때문에 치료를 하지 않아도 되지만 주기적으로 사진을 찍어놓고 시간 순서대로 경과를 비교해보는 것을 권한다. 사진과 동영상은 내 아이가 건강하고 바르게 성장하는지를 확인할 수 있는 자료가 될 수 있다. 이때 발목뿐만 아니라 손가락과 발가락이 휘어 있는 경우도 많기 때문에 같이 체크해야 한다.

아이의 원시 반사를 살펴보아요!

신생아는 뇌에서 보내는 명령과는 상관없이 무의식적으로 몸을 움직인다. 이를 '원시 반사'라고 한다. 원시 반사는 목을 가누게 되는 시기인 생후 3~4개월에 없어진다.

아이가 손을 꽉 잡거나 엄마아빠의 손가락을 꽉 물면 엄마아빠는 벅찬 감동을 느끼게 되는데 이것도 원시 반사다. 그렇다고 하더라도 엄마아빠는 평생 그 감촉과 감정을 잊지 못한다. 초보 엄마아빠도 꼭 그 감동을 느끼기 바란다. 아이가 너무 사랑스러워 보일 것이다.

1~2개월
2~3개월
3~4개월
4~5개월
5~6개월
6~7개월

아이가 엄마아빠 손을 지그시 잡을 때 벅찬 감동을 느낀다.

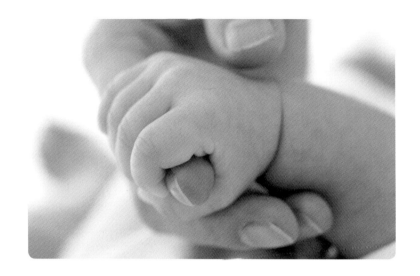

★ **흡철 반사**

엄마아빠가 아이의 입 언저리를 손가락으로 톡톡 건드리면 아이는 그 손가락을 무조건 빤다.

★ **모로 반사**

큰 소리가 나거나 몸이 갑자기 기울면 팔을 크게 벌린다.

★ **파악 반사**

엄마아빠의 손가락을 아이 손바닥에 갖다 대면 지그시 움켜쥐거나 손가락으로 아이 발바닥을 자극하면 발가락을 앞으로 오므린다.

★ **보행 반사**

아이를 양손으로 안아 일으켜 세우면 발바닥을 바닥에 대면서 걷는 듯 발을 움직인다. 이는 인간에게 주어진 걷는 능력으로 인해 본능적으로 하는 행위라고 한다.

✓ 꼭 체크하고 넘어가세요! 0~1개월

0~1개월
1~2개월
2~3개월
3~4개월
4~5개월
5~6개월
6~7개월

❶ 눈곱이 끼나요?   YES ☐   NO ☐

❷ 수유할 때마다 계속 자나요?   YES ☐   NO ☐

❸ 계속 보채나요?   YES ☐   NO ☐

❹ 밤에 잠을 안 자고 우나요?   YES ☐   NO ☐

❺ 수유한 걸 게워내나요?   YES ☐   NO ☐

❻ 피부에 발적이 생기나요?   YES ☐   NO ☐

❼ 잇몸에 진주종이 생겼나요?   YES ☐   NO ☐

❽ 먹는 분유량이 줄어들었나요(기본 60cc는 먹는데 20cc 밖에 안 먹는 경우)?   YES ☐   NO ☐

❾ 호흡이 일정하지가 않고 불규칙하나요?   YES ☐   NO ☐

❿ 가끔 팔과 다리를 파드닥거리며 떠나요?   YES ☐   NO ☐

⓫ 쌕쌕 콧소리를 내나요?   YES ☐   NO ☐

⓬ 코딱지가 계속 생기나요?   YES ☐   NO ☐

이런 증상을 보이는 경우 급하게 병원을 찾기보단 조금 더 지켜보는 것이 좋습니다. 일시적인 증상일 수 있고, 저절로 치료가 되는 경우가 많으니, 조금 여유있게 지켜봐주세요.

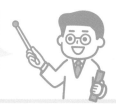

STEP 02

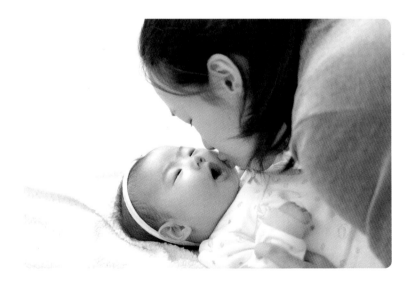

1~2개월

눈을 맞추고 웃어요!

생후 1~2개월 표준성장도표		
성별	몸무게	키
남	4.5kg	54.7cm
여	4.2kg	53.7cm

아이와 눈을 맞춰보아요!

아이가 생후 1개월 이후가 되면 키도 제법 자라고 몸무게도 증가한다. 그리고 스스로 손과 발을 움직이려고 한다.

★ 아이와의 눈맞춤

생후 1개월이 되면 아이의 시각과 청각, 촉각이 발달한다. 아직 엄마아빠를 구분할 순 없지만 누군가가 자신을 쳐다본다는 것을 인식하기 시작한다. 그래서 엄마아빠가 눈을 맞추면 그것에 맞춰 아이도 엄마아빠와 눈을 맞추려고 한다. 이 순간이야말로 천국에 살짝 발을 담군 것 같은 기분이 든다.

아이와의 눈맞춤은 천국에 살짝 발을 담군 것 같은 순간을 선사한다.

0~1개월

1~2개월

2~3개월

3~4개월

4~5개월

5~6개월

6~7개월

그리고 아이를 보고 엄마아빠가 행복한 웃음을 지으면 아이도 그것을 보고 따라 한다. 엄마아빠가 아이를 보고 자주 웃어주면 아이의 정서적 안정에도 영향을 미친다.

★ 아이의 시선 이동

아이 얼굴 위로 흑백의 모빌을 달아주면 아이 시선이 모빌 쪽으로 향한다. 자신이 원하는 것을 보기 위해 고개를 돌리는 행동이 나온다는 것은 성장 발달이 원활하게 이뤄지고 있다는 증거다. 그리고 흑백의 사물을 판단할 수 있을 정도까지 시각도 발달한다.

★ 엄마아빠 목소리에 관심을 보임

이 시기에는 아이의 청각이 발달하기 때문에 엄마아빠의 목소리를 들을 수 있다. 이때 사랑스럽게 아이의 이름을 불러주면 아이의 정서적 안정에 긍정적인 영향을 미친다.

1 모빌이 움직이는 대로 아이의 시선이 따라간다는 것은 좋은 변화다.
2 청각이 발달하기 시작하면서 엄마아빠의 목소리를 들을 수 있다.

1

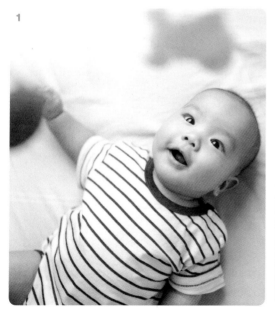

2

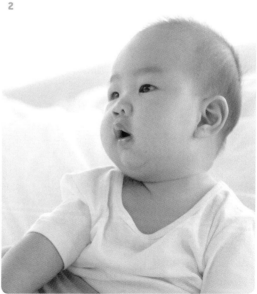

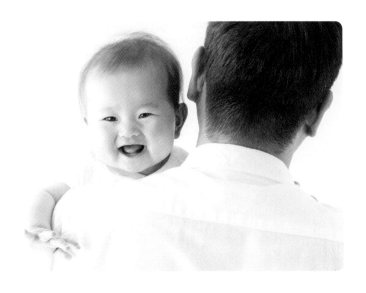

스킨십은 아이와 엄마아빠의
애착 형성에 도움이 된다

★ 엄마아빠의 손길을 느낌

촉각이 발달하면서 엄마아빠의 손길을 느낄 수 있다. 엄마아빠가
부드럽게 아이 등을 만져주는 등 스킨십을 많이 하면 아이와 엄마
아빠의 건전한 애착을 형성하는 데 도움이 된다.

소아진료실
Tip

엄마는 아이를 뱃속에 10달 동안 품고 출산이라는 힘든 고통을 거쳐 아
이와 만나기 때문에 모성애가 큽니다. 그러면 아빠는 어떨까요? 일련의
과정을 거치지 않았기 때문에 어쩔 수 없이 엄마보단 부성애가 덜할 수
밖에 없습니다. 더욱이 아이가 태어나면 비교적 엄마와 함께 있는 시간이
많기 때문에 정서적 교감이나 언어적 의사 소통에서 엄마보다 아빠의 역
할이 줄어들 수 있습니다.

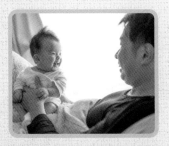

그러나 아이와 아빠와의 정서적 교감이나 의사 소통은 매우 중요합니다.
특히 아이의 생후 2년은 인지나 정서가 발달하는 시기이기 때문에 엄마
뿐만 아니라 아빠의 역할도 상당히 크다고 할 수 있지요. 의사 소통에는 언어적 의사 소통과 비언어적 의사 소통
이 있습니다. 아직 아이가 말을 할 수 없는 시기이기 때문에 비언어적 의사 소통을 나눠보세요.
매일매일 틈날 때마다 최대한 많이 아이 눈높이에서 눈을 맞추고 따뜻한 미소를 보내주세요. 그리고 아주 많이 아
이 손을 잡거나 안아주거나 등을 어루만져주세요. 아빠가 목욕을 시키는 것도 매우 좋습니다. 말을 통하지 않더
라도 눈빛과 스킨십으로 사랑을 전할 수 있습니다. 사랑을 많이 받은 아이는 정서적 안정뿐만 아니라 사랑을 베
풀 수 있는 아이로 자랄 겁니다.

아이의 몸 상태를 살펴보아요!

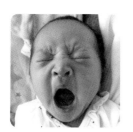

신생아 황달은 매우 흔한 증상이지만 지속적인 관찰이 필요한 질환이다.

생후 1개월이 되면 아이 얼굴이나 몸에 변화가 일어난다. 사소한 증상 같은 것은 시간이 지나가면 완화되지만 어떤 증상은 큰 질환을 예고할 수도 있기 때문에 세심하게 관찰해야 한다.

★ 신생아황달

황달은 빌리루빈이라는 혈액 성분이 쌓여 피부가 노랗게 변하는 질환이다. 황달은 출생 직후 나타나기 시작해 점점 심해지다가 보통 생후 1개월 즈음 나아지는 양상을 보인다. 황달의 발생 시기별 원인을 살펴보면 출생 직후부터 24시간 이전에는 패혈증 등의 감염이 원인인 경우가 많으나 엄마와 아이의 혈액형이 맞지 않아 생기는 용혈성 황달도 있다. 생후 2~3일 안에 황달이 생기면 생리적인 원인이 많고, 생후 3~7일 안에 황달이 생기면 패혈증, 기타 감염, 조기 모유황달 등이 원인인 경우가 많다. 조기 모유황달은 모유가 부족해서 생기는 황달이다. 생후 7일이 지나서 황달이 생기면 후기 모유황달이 원인인 경우가 많다. 후기 모유황달은 모유가 충분해도 모유에 의해 생길 수 있는 황달이다. 만약 일주일 이상 황달이 지속되면 간담도계의 문제가 있는 경우도 있다.

다만 생후 1개월 이후에도 황달이 지속된다고 해서 미리 걱정할 필요는 없다. 몸무게 증가가 원활하고 소아청소년과 의사의 진찰이 정상적이면 큰 걱정은 하지 않아도 된다.

그래서 황달이 발생할 시기부터 시간 경과에 따른 변화를 사진으로 기록해두면 전문의가 예후를 판단하는 데 도움이 된다. 이때 별책 부록 「내 아이 성장발달 육아 포토북」을 활용해보자.

신생아 황달 시기와 원인

생후 24시간 이전	생후 2~3일	생후 3~7일	생후 7일 이후	지속
패혈증 등 감염 원인 또는 용혈성 황달	생리적인 황달	패혈증, 기타 감염, 조기 모유황달	후기 모유황달	간담도계 문제

★ 핵황달

황달은 일시적인 증상일 수 있으나 증상이 심해지면 뇌손상을 일으키는 핵황달일 수 있으니, 주기적으로 병원을 방문해 황달 체크를 해야 한다. 핵황달은 간에서 대사되지 못한 빌리루빈이 혈중 농도가 높아져서 뇌혈관 장벽을 뚫고 지나가 뇌에 침착하게 되어 운동 기능 장애, 청력 저하 등의 증상을 일으킬 수 있으며 심하면 사망에 이를 수 있는 질환이다. 주로 건강한 아이보단 출생시 입원 치료를 받았던 아이에게서, 만삭아보단 이른둥이에서 생길 확률이 높다. 다만 이것은 확률일 뿐 아이가 약하다고, 이른둥이라고 해서 미리부터 걱정할 필요는 없다.

황달의 정도는 아이의 피부를 통해 확인할 수 있다. 황달 수치가 높으면 머리에서부터 몸 전체까지 황달 부위가 넓어진다. 다만 피부색으로 황달 수치를 판단하는 것은 위험하기에 황달 부위가 넓어지면 반드시 병원에서 검사를 통해 황달 수치를 확인해야 한다. 핵황달로 진단된 경우 광선 치료나 교환 수혈을 통해 치료할 수 있으니 전문의와 상담하는 것을 권한다.

황달의 분포도

	황달의 분포(부위)	혈청 빌리루빈(mg/dl)
❶	얼굴과 목까지만 노란빛을 띠는 경우	5 미만
❷	가슴과 배꼽까지 노란빛을 띠는 경우	5~12
❸	허리부터 종아리까지 노란빛을 띠는 경우	12~15
❹	팔과 다리, 팔목과 발목까지 노란빛을 띠는 경우	15~18
❺	손바닥과 발바닥까지 노란빛을 띠는 경우	20 이상

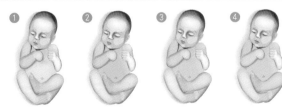

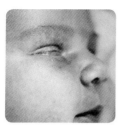

생후 5개월까진 눈물샘이 아직 완전하게 뚫리지 않아 눈곱이 자주 낄 수 있다.

★ 눈물길 폐쇄

아이가 생후 1개월이 지나면 눈곱이 자주 낄 수 있는데 눈물샘이 아직 완전히 뚫려 있지 않거나 눈물길에 손상을 입었기 때문이다. 경험상 생후 4개월까진 눈곱이 자주 끼지만 크게 걱정하지 않아도 된다. 일반적으로 눈물길의 폐쇄 증상을 가진 아이들은 최대 90%까지 생후 1년 사이에 막혔던 부분이 자연히 뚫려 증상이 소실되는 것으로 나타난다.

눈곱이 자주 많이 끼면 눈에서 코까지 나 있는 눈물길(누낭)을 마사지해주면 눈물의 순환이 원활해져서 눈곱이 덜 낄 수 있다. 이때 엄마아빠는 손을 깨끗하게 씻고 손을 비벼 따뜻하게 해준 뒤 가볍게 누낭을 마사지해야 한다. 눈물길 폐쇄 이외에도 임질성 결막염, 눈물낭종, 포도막염, 녹내장, 기타 결막염 등의 각막 질환이 생길 수 있으니 눈곱이 지속적으로 낀다면 안과에서 진찰을 받는 것이 좋다.

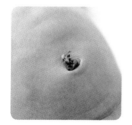

배꼽 육아종을 실로 묶어놓은 사진으로, 배꼽이 잘 말라 떨어지기 직전이다.

★ 배꼽

아이가 생후 1개월이 지나서도 배꼽이 아직 떨어지지 않고 남아 있는 경우가 있다. 일반적으로 평균 제대 탈락 시기는 대략 생후 10일에서 14일 사이다. 진료실에서는 생후 2개월까지 배꼽이 떨어지지 않고 붙어 있는 경우도 보았다. 배꼽이 늦게 떨어진다고 해서 걱정할 필요는 없다. 가급적 배꼽 안이 축축하지 않도록 잘 마르게 하면 조직들이 말라붙어 떨어지게 된다.

마르는 과정에서 진물이나 피딱지가 보일 수 있는데 그렇다고 연고를 바를 필요는 없다. 알코올 솜이나 생리식염수를 묻힌 거즈로 닦아주면 된다. 이때 배꼽에 로션을 바르는 것도 삼가야 한다.

영아산통은 갑자기 나타나는 증상이다.

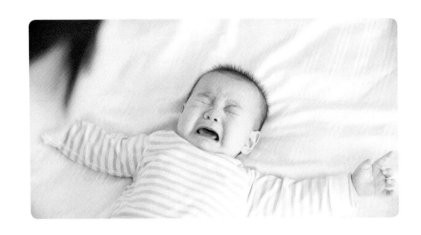

★ 영아산통

아이가 모유 수유를 잘하다가, 잘 자다가, 대소변을 잘 보다가, 갑자기 울 때가 있는데 이를 영아산통이라고 한다. 정확한 원인은 알 수 없지만 대략 몇 가지로 추정할 수 있다. 소화기관과 신경기관의 미성숙으로 가스가 차면서 복부가 팽만해질 때, 먹거나 울면서 공기를 흡입했을 때, 위식도 역류가 일어났을 때, 환경적 자극이나 알레르기 반응이 일어났을 때 등을 생각해볼 수 있다. 특히 주변이 시끄러우면 아이가 긴장감을 느껴 느닷없이 울음을 터트리곤 한다. 생후 1개월 즈음 나타나서 생후 3~4개월에 완화된다.

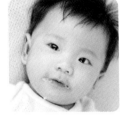

구토와 분수토의 빈도가 잦으면 전문의의 진료를 받아야 한다.

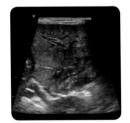

유문협착증 환아의 초음파 사진으로, 일반적으로 유문부 근육의 두께는 4mm를 넘지 않지만 이 환아의 유문부는 거의 6mm 정도 두꺼워져 있다.

★ 유문협착

생후 1개월 즈음부터 수유량이 많아지면서 유문협착이라는 질환이 발견될 수 있다. 비담즙성(초록색 담즙이 섞이지 않은)의 구토와 분수토가 특징이다. 만약 아기가 분수토를 자주 한다면 소아청소년과 의사의 진료를 받은 후 복부 초음파검사를 고려해보는 것도 좋다. 초음파검사는 통증이 없고 마취를 하지 않기 때문에 아기에게 부담이 전혀 없다.

소아진료실
Tip

✔ 용혈성 황달

엄마와 아이의 혈액형이 일치하지 않는 경우 황달이 생길 수 있습니다. 이를 용혈성 황달이라고 합니다. 예를 들어 엄마가 A형인데 아이가 B형일 경우 ABO 부적합증이 나타날 수 있습니다. 엄마의 혈액에 대한 항체가 아이의 적혈구를 공격하는 것이지요. 이때 황달이 나타날 수 있으니, 황달 수치 검사를 받는 것이 좋습니다.

✔ 모유 수유

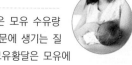

조기 모유황달은 모유 수유량이 부족하기 때문에 생기는 질환이고, 후기 모유황달은 모유에 의해 생기는 질환입니다. 모유 수유에 의해 황달이 생긴다고 할지라도 모유 수유를 중단해선 안 됩니다. 이 외에 다른 이점이 많기 때문에 황달 수치를 체크하면서 모유 수유를 하는 것이 좋습니다. 단, 황달이 있을 경우 전문의의 진료를 받는 것이 좋습니다.

✔ 영아산통 완화법

영아산통이 생기면 엄마아빠는 어쩔 줄을 몰라하며 허둥댑니다. 하지만 그러면 그럴수록 아이의 울음 소리는 더욱 커질 겁니다. 이럴 때는 엄마아빠가 차분하고 여유로운 자세로 아이를 안아 달래주는 것이 좋습니다. 특히 아이가 편안함을 느낄 수 있도록 잔잔한 목소리로 아이에게 말을 걸어보세요. 그러면 어느덧 아이는 엄마아빠의 목소리에 관심을 가질 겁니다. 영아산통을 줄이기 위해선 모유나 분유 수유를 한 뒤 트림을 잘 할 수 있도록 안정된 자세로 안아 등을 토닥여줘야 합니다. 특히 분유를 수유할 때 공기를 많이 삼킬 수 있기 때문에 아이가 분유를 편안하게 먹을 수 있도록 자세를 유지시켜주세요. 많이 먹이는 것과 자주 먹이는 것도 영아산통에 도움이 되지 않으니 아이가 보채더라도 적당하게 수유하는 것이 도움이 될 것입니다. 아이에 따라 영아산통이 일어나는 시간은 다르겠지만 대략 이른 오후에 많이 나타날 확률이 높습니다. 이럴 때는 개운하게 목욕을 시키면서 기분을 안정시킨 뒤에 잠을 재우는 것도 효과가 좋습니다.

아이의 피부를 살펴보아요!

생후 1개월 즈음 영아의 피부는 아토피 피부염, 신생아 여드름, 땀띠, 각질 등 다양한 증상이 나타날 수 있다. 생활 개선과 보습만으로 완화가 가능하지만 증상이 심하면 소아청소년과 의사의 진료를 받는 것이 좋다.

0~1개월
1~2개월
2~3개월
3~4개월
4~5개월
5~6개월
6~7개월

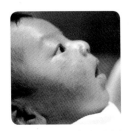

아이가 생후 1개월이 지나면 볼과 턱 밑 부위에 아토피 피부염이 생길 수 있다.

★ 아토피 피부염

생후 1개월 즈음 아이 양쪽 볼과 턱밑 부위에는 아토피 피부염이 잘 생긴다. 유독 피부가 거칠고 울긋불긋 발적이 일어나고 지속된다면 아토피 피부염 감별이 필요하니 소아청소년과 의사의 진료가 필요하다. 아토피 피부염은 주소견 2가지와 부소견 4가지 이상 충족할 때 진단된다.

아토피 피부염 진단 기준

주소견	부소견
✓ 가려움증 ✓ 연령에 따른 특징적 부위 　• 2세 미만 : 얼굴, 두피, 몸통, 팔다리 　• 2세 이상 : 얼굴, 목, 손과 발목, 사타구니 ✓ 비염이나 천식, 아토피의 가족력 혹은 과거력	✓ 피부건조증 ✓ 백색비강진 ✓ 안와습진 또는 눈주변 착색 ✓ 귀 주변 습진 ✓ 구순염 ✓ 손과 발의 비특이적 피부염 ✓ 두피인설 ✓ 모낭 주변 피부염 ✓ 유두습진 ✓ 땀에 의한 가려움 ✓ 피부묘기증 ✓ 피부단자시험에서 양성반응 ✓ 혈액 내 IgE 수치 증가 ✓ 세균, 바이러스, 곰팡이에 의한 피부감염

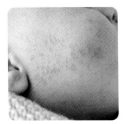

신생아 여드름은 수주 내에 저절로 호전된다.

★ 신생아 여드름

신생아 여드름은 아토피 피부염과는 다른 피부질환이다. 여드름 같은 농포 혹은 수포가 코와 눈 주변에 다발성으로 나타난다. 이는 아토피 피부염과는 다르게 만성적이지 않고 수주 내에 저절로 호전된다. 자극적이지 않은 세정제를 이용해 씻기고, 온도와 습도를 잘 맞춰주면 된다. 권장 온도는 24도, 권장 습도는 50~55%다.

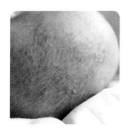

지루성 두피는 영아에게 흔한 증상으로 저절로 호전된다.

★ 지루성 두피

아이 두피에 뭔가 노랗고 거친 딱지가 생겼다면 지루성 두피를 의심해봐야 한다. 이 시기에 흔하며, 저절로 호전되니 크게 걱정할 일은 아니지만 경과를 세심히 관찰해야 한다. 아이 머리를 씻길 때 물로만 해야 할지 세정제를 써야 할지 궁금해하는 초보 엄마아빠들이 많은데 세정제를 이용해도 무방하다. 다만 세정제는 약산성이나 중성을 권한다.

소아진료실 Tip

아이가 생후 1개월 즈음이 되면 본격적으로 영아산통이 시작됩니다. 아이는 시도때도 없이 끙끙거리고 온몸을 오징어 굽듯이 비틀면서 인상을 씁니다. 자다가도 끙끙거리니 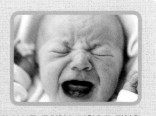 푹 자지 못하고 자주 깨서 엄마아빠를 괴롭힙니다. 아침부터 생후 1개월된 아이를 들쳐업고 병원으로 뛰어오시는 엄마아빠들이 종종 계십니다. "밤새 어디가 아픈지 보채느라 한숨도 못 잤어요"라고 말씀하시는 엄마아빠의 얼굴에 피곤함이 역력하지요.

진찰을 해봐도 특별한 문제는 없습니다. 영아산통은 시간이 약입니다. 생후 4개월은 지나야 좀 좋아지니 저는 100일의 기적을 기다려보자고 합니다. 정 안 되면 아이를 차에 태우고 드라이브를 하라고 합니다. 아이는 자동차의 진동을 좋아합니다. 그렇게 보채던 아이가 차를 타고 병원에 오면 그제야 곤히 잠드는 황당한 경험을 할 수도 있지요.

한창 영아산통이 이어지면 엄마아빠의 멘탈이 많이 흔들리겠지만 각오를 잘 다지시길 바랍니다. 아직 본격적인 육아는 시작도 하지 않았습니다!

아이의 대변을 살펴보아요!

아이가 묽기가 있는 변을 보거나 녹색 변이 나오면 엄청 놀라서 병원을 찾는 엄마아빠가 생각보다 많다. 아이가 놀라서 그런 것 같으니 얼른 병원에 가보라는 주변 분들의 말씀을 들었기 때문이다. 신생아의 대변은 녹색 변, 황금색 변, 알갱이가 있는 변, 무른 변이 나올 수 있다. 굳이 병원에 와서 진료를 받을 증상은 아니다.

0~1개월
1~2개월
2~3개월
3~4개월
4~5개월
5~6개월
6~7개월

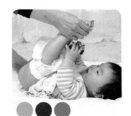

신생아 변은 노란색에서부터 진한 갈색, 녹색 모두 가능하며 점액질변부터 알갱이변까지 다양하다. 그렇다고 해서 병적인 상황을 의미하는 것은 아니다.

하지만 아이의 변이 흰색 혹은 아이보리 색이라면 반드시 소아청소년과 전문의의 진료를 받아야 한다. 특히 지속적으로 아이보리색 변을 본다면 담도폐쇄의 가능성이 있으므로 빠른 진단이 필요하다. 조기 진단은 예후를 결정하는 데 가장 중요하다. 평균적으로 정상 변을 보지만 가끔 아이보리 색의 변을 본다면 경과를 지켜보는 것이 좋다.

소아진료실 Tip

✅ 녹색 변

녹색 변은 변 속의 빌리루빈(노란색)이 장내에서 산화되어 녹색으로 변하면서 생기는 변화입니다. 그러므로 변이 장내에 오랜 시간 머물러 산화가 많이 일어날 때나 녹색 채소류를 섭취했을 때 나타나게 됩니다. 초보 엄마아빠들은 육아에 대한 정보를 거의 인터넷에서 얻는 경우가 많습니다. 인터넷에 '녹색 변'이라고 치면 아이가 놀랐거나 탈수 증상일 수 있으니 얼른 병원에 가봐야 한다는 등 다양한 댓글들이 많습니다. 이런 댓글을 읽으면 초보 엄마아빠는 매우 불안해지지요. 그러나 소아청소년과 전문의인 저는 인터넷 검색은 그냥 참고만 할 뿐 큰 의미를 두지 말라고 조언합니다. 아이의 변은 다양하게 나타날 수 있으니 집에서 경과만 관찰하는 것만으로도 충분합니다. 다만 혈변을 보거나 발열이 있거나 뚜렷한 감기 증상이 나타난다면 바로 전문의의 진료를 받아야 합니다.

✅ 신생아 예방접종

신생아의 경우 예방접종이 매우 중요합니다. 출생하면 바로 B형간염 1차 예방접종을 합니다. 생후 3주가 되면 소아결핵 예방접종(BCG 접종)을 해야 하지요. BCG 접종 방법은 피내용(주사용)과 경피용(도장용)이 있는데 둘 다 장단점이 있으니 엄마아빠가 잘 선택하면 됩니다. 생후 1개월에는 B형간염 2차 접종이 있습니다. 영아의 경우 예방접종을 하면서 소아청소년과 의사의 기본 진찰을 통해 아이의 성장 발달을 잘 체크해야 합니다.

✓ 출생시 　　　B형간염 1차 예방접종
✓ 생후 3주 　　소아결핵 예방접종(BCG 접종)
✓ 생후 1개월 　B형간염 2차 접종

✓ 꼭 체크하고 넘어가세요! 1~2개월

0~1개월
1~2개월
2~3개월
3~4개월
4~5개월
5~6개월
6~7개월

1. 아이가 엄마아빠와 눈을 맞추려고 하나요?   YES ☐   NO ☐

2. 모빌이 움직일 때마다 아이 시선이 이동하나요?   YES ☐   NO ☐

3. 엄마아빠의 목소리에 고개를 돌리나요?   YES ☐   NO ☐

4. 엄마아빠의 스킨십에 웃음을 짓나요?   YES ☐   NO ☐

5. 눈곱이 많이 끼나요?   YES ☐   NO ☐

6. 아이가 자다가 갑자기 울거나 몸을 비트나요?   YES ☐   NO ☐

7. 수유 후 게워내나요?   YES ☐   NO ☐

8. 아토피 피부염이 생겼나요?   YES ☐   NO ☐

9. 신생아 여드름이 돋았나요?   YES ☐   NO ☐

10. 두피에 노랗고 거친 딱지가 생겼나요?   YES ☐   NO ☐

11. 녹색 변이나 갈색 변, 무른 변을 보았나요?   YES ☐   NO ☐

아이가 잘 크고 있는지 확인해보는 체크리스트입니다. 해당 항목에 체크를 해주세요. 1번부터 4번까지 'Yes'에 체크하는 개수가 많으면 아이가 잘 크고 있고 아이를 잘 케어하고 있다는 의미이지만 5번부터 11번까지 'Yes'에 체크하는 개수가 많다면 급하게 병원을 찾기보단 조금 더 상황을 지켜보는 것이 좋습니다. 일시적인 증상이거나 저절로 치료가 되는 경우가 많습니다. 하지만 증상이 심하다면 전문의의 진료를 받아야 합니다.

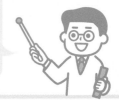

2~3개월

얼굴이 포동포동, 뽀얘져요!

생후 2~3개월 표준성장도표		
성별	몸무게	키
남	5.6kg	58.4cm
여	5.1kg	57.1cm

체중이 2배로, 성장도 2배로 자랐어요!

보통 소아는 생후 5개월 정도까지 하루 30g 정도의 체중증가를 보인다. 정상적으로 체중이 증가했다면 생후 2개월이 되면 출생시 체중에서 2kg 정도 증가하면서 볼살이 올라 얼굴이 포동포동해진다. 이 시기는 2가지 큰 변화가 있는데 하나는 목에도 힘이 생겨 스스로 고개를 우측과 좌측으로 돌릴 수 있게 되고, 다른 하나는 자신의 의사로 팔을 움직일 수 있게 된다.

★ 시력 발달

이 시기에는 아이 눈에 초점이 생기면서 시력이 발달한다. 엄마아빠와 눈을 맞출 수 있고, 움직이는 모빌을 또렷하게 쳐다볼 수 있다. 30cm 떨어진 물체도 조금씩 보인다.

생후 2개월이 되면 체중이 2kg 정도 증가한다.

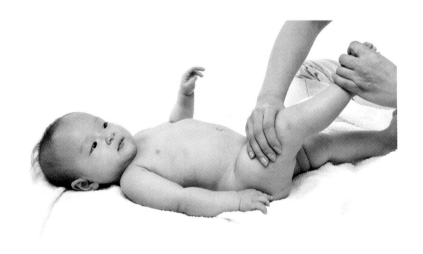

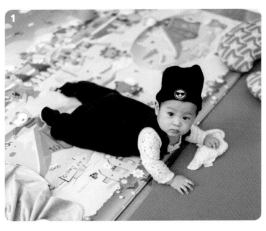
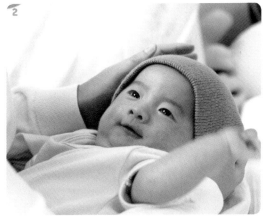

1 시력이 발달하기 시작해 30cm 떨어진 물체도 조금씩 보인다.

2 생후 2~3개월이 되면 목을 자유롭게 움직일 수 있다.

★ 고개를 들고 돌림

생후 2~3개월부터는 아이가 고개를 들 수 있다. 아이를 엎드려 놓으면 잠깐잠깐씩 고개를 드는데 이렇게 아이를 엎드려놓는 시간을 터미타임이라고 한다. 목근육 발달과 두상 관리를 위해선 터미타임을 주기적으로 갖는 것이 좋다. 수유 직후 엎드려놓으면 구토를 할 수 있으니 수유하기 전에 엎드려놓는 게 좋다.

그리고 움직이는 물체에 따라서 고개를 180도까지 돌릴 수 있다. 즉 오른쪽 끝에서 왼쪽 끝까지 고개를 돌릴 수 있다. 목을 자유롭게 움직일 수 있으므로 시야에 들어온 것에 흥미를 갖게 되어 가만히 눈으로 좇기도 한다.

생후 4~6개월 영유아검진을 하다 보면 목의 근력이 또래보다 떨어져 있는 아이들이 간혹 있다. 이럴 경우 엄마아빠에게 물어보면 아이를 눕혀두기만 하고 엎드려놓은 적이 없다고 한다. 이럴 때마다 터미타임 자세를 알려주고 주기적으로 시도하도록 권한다. 아이의 목근육을 키우고 싶다면 터미타임을 잘 활용하는 것이 좋다. 연령에 따른 성장 발달이 제대로 이뤄지기 위해선 미리미리 준비를 하는 것도 육아의 기술이다.

생후 2~3개월이 되면 자기 의
사대로 팔과 손을 움직일 수
있다.

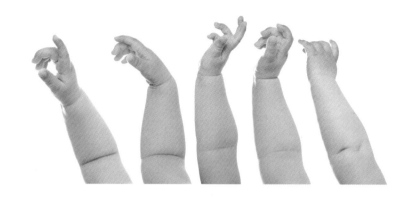

★ 자신의 의사대로 손을 움직임

생후 2~3개월이 되면 아이는 자신의 의사대로 팔과 손을 움직일
수 있다. 팔과 손을 움직일 수 있다는 것은 큰 변화다. 특히 손을
움직이게 되면서 가장 먼저 하는 행동은 '손 빨기'다. 누가 가르쳐
주지 않아도 아이는 본능적으로 손을 빠는 행동을 한다. 특히 주먹
이 다 들어갈 정도로 손을 열심히 빤다. 이 모습을 보고 있는 엄마
아빠는 손을 빠는 행위가 지속될까봐 살짝 불안을 느낄 수 있다.

하지만 걱정하지 않아도 된다. 이 시기는 구강기라고 해서 입으로
뭔가를 빨면서 모든 만족을 느낀다. 아이의 '손 빨기'는 매우 자연
스러운 행동이고, 이 시기에 충분한 만족감을 줘야 안정적으로 뇌
와 정서가 발달한다.

이때의 아이는 모빌을 보고 손으로 잡으려고 팔을 휘젓고 발차
기를 하면서 바둥거린다. 초보 엄마아빠는 아이가 너무 움직임이
많은 것은 아닌지 걱정하는 일도 종종 있지만 움직임이 많다는 것
은 아이가 잘 자라고 있다는 것이기 때문에 걱정하지 않아도 된다.
모빌이나 딸랑이 등을 활용해 아이를 움직이게 하면 운동능력을
높일 수 있다.

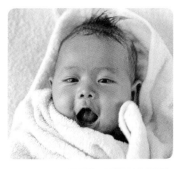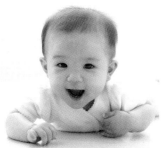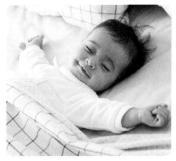
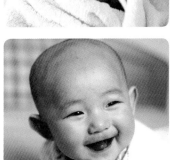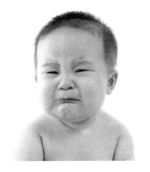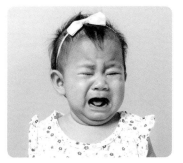

0~1개월

1~2개월

2~3개월

3~4개월

4~5개월

5~6개월

6~7개월

감정 표현이
다양해져요!

아이가 생후 2~3개월이 되면 표정으로 자신의 의사 표현을 하게 된다. 그리고 표정도 풍부해지고 대담해진다. 특히 이 시기에는 엄마아빠와 아이 사이에 건강한 애착 관계가 원활하게 이뤄져야 한다. 그래야 아이가 엄마아빠에 대한 믿음과 안정감을 형성할 수 있다. 엄마아빠와 아이의 건강한 애착 관계는 사회성 발달로 이어질 수 있으니, 이 시기에 아이를 잘 관찰하고 아이의 요구 사항에 바로 반응해서 해결해주는 것이 좋다.

★ 배냇웃음

생후 2~3개월이 되면 아이가 기쁠 때는 얼굴 가득 웃음을 띠고, 뭔가 자신의 마음에 들지 않으면 "으앙" 하고 울음을 터트린다. 또 어느 날은 자면서 생긋 미소를 짓기 시작하는데 이를 '배냇웃음'이라고 한다. 아이를 간질이면 웃는데 이는 간지럽기 때문에 웃는 것이 아니라 즐겁다는 표현이다.

★ 사회적 웃음

아이는 엄마아빠의 "까꿍~"이라는 소리나 웃음에 반응하는데 이는 엄마아빠에게 보내는 상호교환적인 반응으로, '사회적 웃음social smile'이라고 한다. 엄마아빠와 상호작용을 할 수 있다는 것은 인지 및 사회성이 한 단계 발달했다는 것을 의미한다. 엄마아빠 입장에서 보면 이런 것들이 육아의 재미를 느낄 수 있는 좋은 요소가 된다. 입을 오물오물하다가 웃음을 짓는 아이를 보고 있자면 엄마아빠의 세상 근심이 다 날아갈 것 같은 행복감이 든다.

★ 옹알이

이 시기에는 "아~ 에~" 같은 모음 소리를 내기 시작한다. 단순히 우는 소리가 아니라 뭔가 말하는 것 같은 옹알이를 시작하는 것이다. 이것은 발성에 필요한 근육이 발달했다는 것을 의미한다.

내 아이의 생활 습관을 만들어주세요!

생후 2~3개월부터는 아이에게 맞는 생활 습관을 만들어주는 것이 중요하다. 생후 3개월 이상이 되면 수유 리듬이 생긴다. 그래서 배가 고프면 젖을 빨고, 배가 부르면 젖을 빨지 않는다. 그리고 수면 교육을 통해 아이의 수면 시간을 규칙적으로 정해놓는 것이 좋다.

★ 수유 텀

생후 2개월 전까지는 아이가 원할 때마다 수유했다. 하지만 생후 3개월이 되면서는 수유 시간을 일정하게 정해놓고, 그 시간이 아니면 수유하지 않는 것이 좋다. 이를 '수유 텀'이라고 한다. 수유 텀을 하는 이유는 아이에게 일정하게 밥 먹는 시간을 인지하게 하고 배고픔이라는 느낌을 가지게 해주는 것이 중요하기 때문이다. 엄마

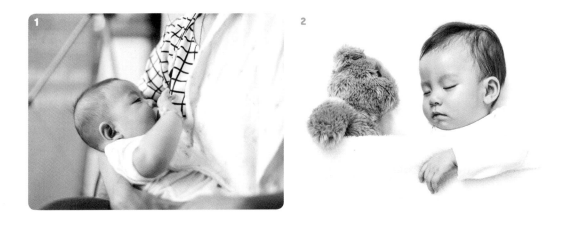

0~1개월

1~2개월

2~3개월

3~4개월

4~5개월

5~6개월

6~7개월

1 수유 텀은 아이에게 배고픔을 알게 해주는 데 도움이 된다.

2 생후 2~3개월이 되면 수면 교육을 통해 밤낮의 차이를 알게 해주는 것이 중요하다.

들이 흔히 하는 실수는 수유량이 얼마 되지 않아 아이가 배가 고플 것이라고 생각해 아이에게 자주 수유하는 행동이다. 평소보다 덜 먹었다고 하더라도 수유 시간이 되지 않았는데 수유하는 것은 좋지 않다.

이럴 때는 좀더 여유 있게 다음 수유 시간까지 기다렸다가 수유해야 한다. 특히 아이를 재우기 위한 수유는 아이 몸에 도움이 되지 않으니, 가급적 삼가는 것이 좋다. 수유할 때 아이가 살짝 잠이 들려고 하면 엉덩이를 토닥이면서 깨워 먹이도록 한다. 만약 아이가 수유하다 잠이 들면 젖병을 빼도록 한다. 이 시기부터는 수유 간격이 3~4시간 정도로 길어져서 엄마아빠의 생활도 조금은 안정을 찾을 수 있다.

★ 수면 교육

생후 2~3개월이 되면 아이에게 수면 교육을 시켜야 한다. 이 시기의 수면 교육은 낮엔 환하게, 밤엔 어둡게 해서 아이가 밤낮의 차이를 느끼게 하는 것이다. 이렇게 해야만 아이는 낮에 깨어 있는 시간이 길어지고 밤에 길게 잠을 잔다. 특히 아이가 잠이 들기 전에는 항상 익숙한 환경에서 안정감을 느끼게 해줘야 한다. 매일 동일한 시간에 동일한 수면 환경을 만들어주고, 자장가나 수면마사지 등을 통해 동일한 감각을 준다면 아이는 편안함을 느끼면서 잠을 자게 될 것이다.

★ 수면 교육법

• 하루 일과를 규칙적으로 정한다

엄마아빠는 아이의 수유 시간, 졸리는 시간 등을 파악해 아이의 하루 일과를 정해 규칙적으로 이뤄질 수 있도록 도와줘야 한다. 그리고 밤에 잠들기 전 목욕을 시키고 로션으로 마사지를 해주고 간단하게 책을 읽어주면서 자장가를 불러주는 등 일정한 규칙을 만들어주면 아이는 이제는 잠을 잘 시간이라는 것을 인지하게 된다.

• 밤낮이 구분되어야 한다

수면 교육을 하기 전 밤낮을 구분할 수 있게 낮에는 되도록 환하게, 밤에는 되도록 어둡게 환경을 조성하는 것이 좋다.

소아진료실 Tip

ⓥ 수면 교육

수면 교육에 대해서 여러 가지 가설과 방법들이 존재하는데 그것을 옳고 그름으로 평가하기에는 기준이 매우 애매합니다. 내 아이에게 가장 잘 맞는 수면법을 찾는 것이 가장 좋겠지요. 여기서 가장 중요한 것은 일정한 수면 습관을 만들어주는 것입니다. 수면 교육은 빠르면 생후 6주경부터 시작하는데 대략 생후 2~3개월에 만들어주는 것이 좋습니다. 하지만 아이마다 성장 발달이 다르기 때문에 시기는 엄마아빠가 조율하는 것이 좋습니다. 늦어도 6개월 전에 하는 것을 권합니다. 수면법은 매우 다양하지만 대표적인 퍼버법, 안눕법, 쉬닥법을 소개하겠습니다.

✓ **퍼버법** 엄마아빠가 아이를 재우기 위해 침대에 눕히면 아이가 바로 운다. 3분 뒤에 안아서 토닥여준 뒤 다시 눕히고, 다시 아이가 울면 5분 뒤 안아서 토닥여준 뒤 다시 눕히기를 반복한다. 이를 반복하고 시간을 천천히 늘리면 아이는 편안하게 수면을 취할 수 있다.

✓ **안눕법** 안눕법은 아이를 안거나 업혀서 재우는 것이 아니라 바닥에 누워 재우는 것이다.

✓ **쉬닥법** 아이를 재우면서 아이 몸을 천천히 토닥이면서 입으로 "쉬~~" 하는 소리를 내면 아이는 엄마 뱃속에 있을 때 들었던 소리와 비슷해 편안함을 느끼면서 스르르 잠이 든다.

• 익숙한 환경에서 안정감을 준다

잠들기 전 적어도 1시간 전에는 주변 환경이 조용해야 한다. 엄마 아빠가 동적인 놀이를 하거나 집 안이 너무 산만하거나 시끄러우면 아이의 뇌는 흥분 상태가 되기 때문에 편안하게 잠을 잘 수 없으니, 피하는 것이 좋다.

이 시기의 메디컬 이슈들

생후 2~3개월에 자주 나타나는 증상들이 있다. 그것에 대해 알아보자.

★ 접촉성피부염

아이가 생후 2~3개월이 되면 피부에도 많은 변화가 온다. 피부세포가 탈락되고 새로 생기는 턴오버가 빨라지기 때문에 피부질환이 잘 생길 수 있다. 이때 잘 생기는 피부질환으론 신생아 여드름, 신생아 땀띠, 지루성 두피와 피부(귀와 이마), 아토피 피부염, 접촉성 피부염 등이 있다.

생후 1개월 때 피부질환을 살펴보았지만 생후 3개월이 지나면 접촉성피부염이 발생할 수 있다. 특히 아이 얼굴이 건조하면 피부가 거칠어지면서 가려움이 동반된다. 이때 아이는 손으로 볼을 비비거나 이불이나 베개에 얼굴을 비비면서 가려움을 해소하려 한다. 그러다 보면 얼굴이 더 거칠어지고 발적이 올라오면서 상처가 생긴다. 이럴 때는 보습제를 충분히 발라준다. 피부질환의 감별은 엄마아빠의 감별보다 전문의의 진료를 받는 것을 추천한다. 피부질환이 심하면 처방된 보습제를 4시간에 한 번씩 발라준다.

특히 신생아 목욕시 얼굴 세안용품을 써야 하는지에 대한 문의가 많은데 누구는 써야 한다고 하고 누구는 쓰지 말아야 한다는 등 의견이 분분하다.

생후 2~3개월이 되면 접촉성 피부염이 나타날 수 있다.

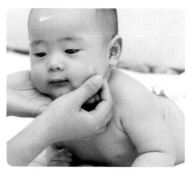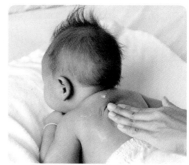

전문의로서의 입장으로 말씀드리자면 아이 피부 상태에 따라 결정하는 것을 추천한다. 아이가 특별한 피부 트러블이 없다면 물세안만 해도 된다. 하지만 아이에게 신생아 여드름이나 아토피 피부염 증상이 나타난다면 하루에 한 번은 약산성 혹은 중성의 세안제를 이용해 세안해주는 것이 좋다. 그리고 물기가 마르기 전 보습제를 바르는 것이 좋다.

★ 관절의 미숙함

아이의 기저귀를 갈아주다가 혹은 아이를 안을 때 아이의 무릎관절이나 어깨관절에서 뚝뚝 소리가 나는 경우가 있다. 그래서 혹시 큰 병에 걸린 것은 아닐까 싶어 병원을 찾아 문의하는데 고관절 탈구라던가 어깨뼈의 이상보다는 아직 관절의 미숙함 정도로 생각하면 좋다. 연골과 뼈가 다 발달한 상태가 아니기 때문에 움직일 때마다 진동이나 소리가 날 수 있다. 아이가 아파하지 않는다면 걱정할 필요는 없다.

★ 귀에서 냄새가 나는 경우

자주 엄마아빠에게서 아이 귀에서 꿉꿉한 냄새가 난다는 이야기를 듣곤 한다. 엄마아빠는 중이염이 아닌지 걱정이 돼 병원에 찾아

0~1개월

1~2개월

2~3개월

3~4개월

4~5개월

5~6개월

6~7개월

오지만 진찰을 해보면 중이염이거나 다른 질환이 있는 것은 아니다. 냄새가 나는 이유는 귀가 막혀 있는 공간이기 때문이다. 아이가 목욕을 하다 보면 당연히 물이 들어가고 습도가 높아져 귀지에 세균이 번식하면서 냄새가 날 수 있다. 그러나 이는 치료하지 않아도 된다. 자라면서 귀의 공간이 넓어지면 저절로 좋아지기 때문에 특별히 신경쓰진 않아도 되니 안심해도 된다.

★ 유아 사두증과 단두증

생후 2~3개월에 아이가 모빌을 보면서 혼자 잘 논다고 생각해 계속 바른 자세로 눕히면 안 된다. 이 시기에 머리가 납작해지는 단두증이 잘 생긴다. 동글동글한 두상을 만들기 위해선 엄마아빠가 아이 머리를 우측으로 한 번, 좌측으로 한 번 열심히 고개를 돌려줘야 한다. 아이에게 예쁜 두상을 선물해줄 수 있는 황금 같은 시기이기 때문에 이때 잘못 관리하면 사두증이나 단두증이 나타날 수 있다.

사두증plagiocephaly은 그리스어로 '비스듬하다'라는 뜻의 'plagios' 와 머리를 뜻하는 'kephale'의 합성어로 비대칭적인 형태의 머리를 뜻한다. 사두증의 원인은 한쪽을 보는 자세가 오랫동안 지속됐기 때문이다. 바닥에 닿은 머리 부분은 눌려 자라지 못하고, 상대적으로 눌리지 않은 부분은 점점 자라면서 비대칭의 머리모양이 되는 것이다. 사두증은 뒤통수뿐 아니라 귀의 위치, 앞이마에도 비대칭이 생기는 안면비대칭으로 발전할 수 있다.

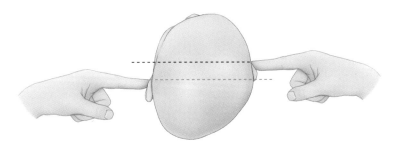

사두증은 귀와 앞이마 비대칭
등의 안면비대칭을 동반한다.

69

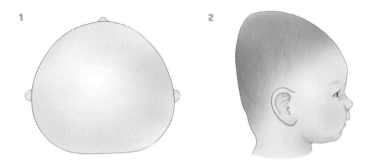

1   2

단두증은 오랜 시간 똑바로 누워만 있으면 뒤통수가 눌리면서 양쪽 옆이 자라고 뒤통수가 납작해지는 질환이다. 옆에서 보았을 때는 위쪽으로 머리가 솟아 콘헤드 형태를 띠는 경우도 많다.

머리모양은 한번 형성이 되면 변하기가 쉽지 않다. 특히 생후 4개월이 넘어가면 아이는 힘이 세지고 뒤집기도 혼자서 하게 되면서 자세교정을 하기가 쉽지 않다. 그러므로 머리모양을 유지하기 위해 아이를 이리저리 돌려가면서 재워야 하고, 만약 사두증이나 단두증이 생겼다면 생후 4개월 전까지 최대한 자세교정을 시행해야 한다.

4개월 이후까지 지속되는 심한 정도의 사두증과 단두증은 헬멧교정을 고려할 수 있다.

소아진료실 Tip

✅ 생후 2~3개월 예방접종

생후 2개월에 맞아야 할 예방접종으론 폐렴구균, 펜탁심(디프테리아, 파상풍, 백일해, 폴리오, b형헤모필루스인플루엔자), 로타 접종이 있습니다. 폐렴구균 접종에는 프리베나와 신플로릭스 이렇게 2가지가 있습니다. 임상적으로 뚜렷한 차이가 있진 않기에 자유롭게 선택해도 됩니다.

펜탁심 주사는 디프테리아, 파상풍, 백일해, 폴리오, b형헤모필루스인플루엔자 이렇게 5가지 성분이 혼합된 주사입니다.

폐렴구균과 펜탁심은 필수접종이라서 국가가 접종비를 지원해줍니다. 다만 로타 접종은 선택접종으로 접종비는 개인 부담입니다. 로타 접종의 종류에는 로타릭스, 로타텍 이렇게 2가지가 있습니다.

예방접종 후 48시간까지는 미열 혹은 38도 이상의 발열이 날 수 있고, 컨디션 저하나 보챔이 나타날 수 있습니다. 48시간 이상 열이 난다면 다른 원인이 있을 수 있으니 소아청소년과 의사의 진찰을 꼭 받으시기 바랍니다.

✓ 꼭 체크하고 넘어가세요! 〔2~3개월〕

❶ 정상적으로 체중이 증가하고 있나요? YES ☐ NO ☐

❷ 아이가 고개를 들고 돌릴 수 있나요? YES ☐ NO ☐

❸ 터미타임을 주기적으로 갖나요? YES ☐ NO ☐

❹ 팔과 손을 자신의 의사대로 움직일 수 있나요? YES ☐ NO ☐

❺ 배냇웃음을 짓나요? YES ☐ NO ☐

❻ 엄마아빠의 소리나 웃음에 반응하나요? YES ☐ NO ☐

❼ 옹알이를 시작했나요? YES ☐ NO ☐

❽ 수유 텀을 일정하게 유지하고 있나요? YES ☐ NO ☐

❾ 수면 교육을 진행하고 있나요? YES ☐ NO ☐

❿ 아이를 이리저리 돌려 재우고 있나요? YES ☐ NO ☐

아이가 잘 크고 있는지 확인해보는 체크리스트입니다. 해당 항목에 체크를 해주세요. 'Yes'에 체크하는 개수가 많을수록 아이가 잘 크고 있고, 아이를 잘 케어하고 있다는 뜻입니다.

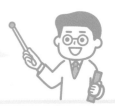

0~1개월
1~2개월
2~3개월
3~4개월
4~5개월
5~6개월
6~7개월

STEP 04 / 백만불짜리 배냇웃음

3~4개월

생후 3개월 표준성장도표		
성별	몸무게	키
남	6.4kg	61.4cm
여	5.8kg	59.8cm

**나는
헤라클래스~
힘이 세져요!**

아이가 생후 3~4개월이 되면 몸에 힘이 생기면서 조금씩 팔이나 가슴에 근육이 생기고, 엎드려 눕히면 상체를 들어 유지하려고 한다. 그래서 이 시기 대부분의 아이들은 목을 가눌 수 있게 되고, 어떤 자세에서도 자유롭게 고개를 돌릴 수 있다. 특히 다양한 사물에 대한 관심이 높아지면서 사물을 만지고 핥으면서 오감이 발달한다. 이때 엄마아빠는 아이의 시야를 넓혀주고 다양한 사물과 만나게 해주는 것이 좋다.

★ 손힘이 세짐

생후 3~4개월이 된 아이의 손에 딸랑이를 쥐어주면 야무지게 흔든다. 그리고 오랫동안 딸랑이를 놓치지 않는다. 이는 손으로 쥐는 힘이 세졌다는 증거다. 그리고 눈에 보이는 사물을 잡으려고 손을

생후 3~4개월이 되면 아이 손의 힘이 세지기 때문에 오랫동안 딸랑이를 놓지 않고 흔든다. 이때 손에 쥐기 쉬운 장난감을 통해 아이의 손힘을 높여주는 것이 좋다.

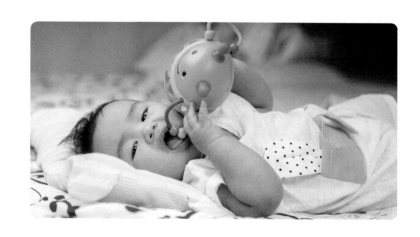

뻗는다. 팔과 손을 조절하는 능력이 발달해 움직임이 부드러워지기 때문이다. 이 시기에 아이 손에 쥘 수 있는 적당한 크기의 장난감을 활용해 아이의 호기심을 자극하는 것도 인지 발달에 도움이 될 수 있다.

★ 시력 발달

이 시기에는 아이의 시력이 급격히 발달하고 운동능력도 좋아진다. 손을 꼭 움켜쥐는 파악 반사가 사라지는 시기라서 손을 펴려고 한다. 또한 자신의 손을 유심히 쳐다보면서 손의 존재도 알아간다.

★ 자유롭게 머리를 움직임

이 시기의 아이들은 누워 있는 상태에서 우측 끝에서 좌측 끝까지 볼 수 있다. 즉, 고개를 돌릴 수 있는 회전 각도의 범위가 180도까지 나오는 것이다. 이는 자유롭게 머리를 움직일 수 있기 때문에 가능한 것이다. 이때 엄마아빠는 아이가 자유롭게 머리를 움직일 수 있는지, 적절한 회전 각도가 나오는지 확인해봐야 한다. 만약 이 시기에 머리를 움직이거나 고개를 돌리기가 가능하지 않다면 소아청소년과 전문의의 진료를 받는 것을 권한다.

1 생후 3~4개월이 되면 아이의 시력이 발달하고 운동능력이 좋아진다.

2 이 시기에는 자유롭게 머리를 움직이거나 고개를 돌릴 수 있다.

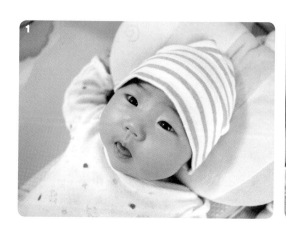

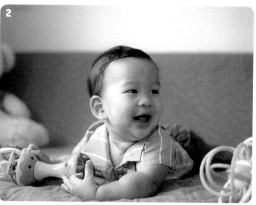

0~1개월
1~2개월
2~3개월
3~4개월
4~5개월
5~6개월
6~7개월

1 생후 3~4개월이 되면 아이의 목과 어깨 근육이 발달한다.

2 터미타임으로 아이의 목 근력을 높여주면 좋다.

3,4 팔과 가슴에 근육이 조금씩 생기면서 양손을 빨거나 양손을 모을 수 있다.

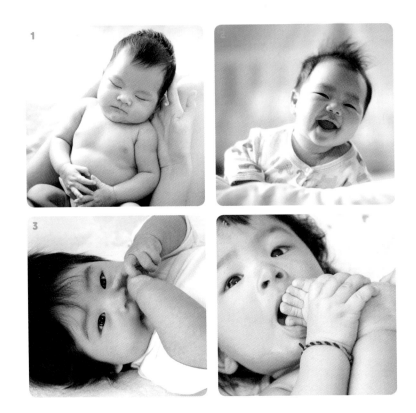

★ 목을 가눌 수 있음

생후 3~4개월이 되면 아이 목과 어깨 근육이 발달하기 때문에 제법 목을 가눌 수 있다. 그래서 생후 3개월 이전에는 아이를 앉히면 정중하게 인사를 하듯 목이 굽혀졌는데 생후 3개월 이후가 되면 고개가 흔들리긴 하지만 그래도 목을 버티려고 하거나 고개를 가누려는 움직임을 할 수 있다. 특히 터미타임으로 목 근력을 높였다면 생후 2개월 때부터 고개에 힘이 생길 수 있다.

★ 양손 빨기와 양손 모으기

생후 2개월부터 아이는 자신의 한 손을 빠는데 생후 3개월이 지나면 한 손만 빠는 게 아니라 양손을 빤다. 그리고 이 시기의 아이들은 몸 가운데로 양손을 모으는데 이는 어려운 기술이다. 신생아 시기에 보이던 비대칭 긴장성 경반사가 소실되면서 양손 모으기가 가능해지고 물체를 보면 손을 뻗어 잡으려고 한다. 조금씩 팔이나 가슴에 근육이 생기면서 가능한 동작인 것이다. 아이가 양손 빨기와 양손 모으기를 한다면 정상적 발달을 보이는 것이니 칭찬을 해줘야 한다.

미묘한 감정을 표현해요!

생후 3~4개월이 되면 아이의 감정 표현이 더욱 풍부해진다. 배고픔과 배부름이나 쾌감과 불쾌감 등의 1차적 감정을 표현한다. 여기에 기쁨과 슬픔 그리고 공포와 불안 등의 2차적 감정도 표현이 가능해진다.

★ 눈을 또렷하게 맞추기

이 시기에는 아이와 엄마아빠의 눈맞춤이 더 확실해진다. 아이는 엄마아빠와 눈이 마주치면 천사 미소를 지으며 웃어준다. 엄마아빠의 얼굴이나 웃음에 반응해서 웃음을 보인다는 것은 아이의 사회성이 발달하고 있다는 신호다.

1 생후 3~4개월이 되면 엄마아빠와 눈을 맞추면 웃음을 짓는다.

2 종종 옹알이가 폭발하는 경우도 있다.

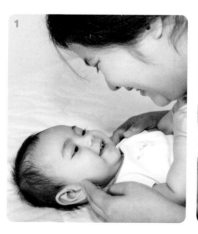
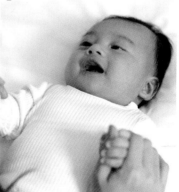

0~1개월
1~2개월
2~3개월
3~4개월
4~5개월
5~6개월
6~7개월

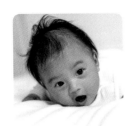
이 시기 아이들은 "부~"나 "푸
~"와 같은 자음도 발음할 수
있다.

★ 자음 발음하기

생후 3개월이 지난 아이는 옹알이가 좀더 뚜렷해진다. 그래서 "아
~"나 "우~"와 같은 모음뿐만 아니라 "부~"나 "푸~"와 같은 자음
도 발음할 수 있다. 특히 엄마아빠가 다정스런 말을 건네면 제법 대
답하는 듯한 옹알이를 한다. 때론 옹알이가 폭발하는 경우도 많다.
종종 진료실을 찾은 엄마아빠들은 "원래 이렇게 옹알이를 많이 해
요?", "이렇게 큰 소리가 나요?"라며 놀라움을 감추지 못한다. 이것
은 아직 시작일 뿐이다. 눈물이 고일 정도로 놀라움과 감격은 아이
를 키우면서 파노라마처럼 펼쳐질 것이다.

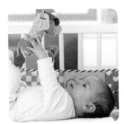
이 시기의 아이들은 사물에 대
한 흥미가 생기면서 호기심이
왕성해진다.

★ 오감 자극하기

생후 3~4개월의 아이들은 흥미가 가는 물건이 생기면서 호기심
이 왕성해진다. 사물에 대한 흥미로 그것을 직접 만져보고 느껴보
면서 그것을 통해 얻은 정보를 뇌로 보내기 때문에 호기심이 왕성해
진다. 이를 통해 아이는 인지 능력이 향상된다.

또한 어떤 일이 마음에 들지 않으면 몸을 뒤로 젖히면서 울거나
손과 발을 버둥거리며 짜증을 부리기도 한다. 그러다가 엄마아빠가
잘 어르면 사회적 웃음이 나타난다.

이 시기부터 아이의 호기심이 왕성해지기 때문에 오감을 자극하
는 놀이를 통해 아이의 오감 능력을 높이는 것이 좋다.

이 시기의
메디컬 이슈들

생후 3~4개월이 되면 얼굴비대칭이나 자세이상 등의 증상이 나타날 수 있다. 이는 선천적인 문제가 아니라 출신 후 아이 자세에 따라 생길 수 있는 질환이다.

★ 유아 사시

생후 3~4개월이 되면 아이에게 눈 가운데 몰림 증상이 순간순간 나타날 수 있다. 이를 '간헐적 내사시'라고 하는데 생후 6개월 미만의 아이들이 성장하는 과정에서 나타날 수 있기 때문에 치료를 받을 필요는 없다. 만약 사시 증상이 생후 12개월 이후에도 지속되면 안과 전문의의 진찰이 필요하고, 외사시를 보인다면 즉시 안과 치료를 받아야 한다.

종종 진료실을 찾은 엄마아빠들은 "아이가 자꾸 고개를 도리도리 하듯이 엄청 양쪽으로 흔드는데 어디가 안 좋은 건가요?"라고 질문을 한다. 이는 목근육이 발달하고 있다는 증거이니 좋은 행동이다. 오히려 도리도리를 한다면 칭찬해주는 것이 좋다.

생후 6개월 미만의 아이들에게서 종종 눈 가운데 몰림 증상이 나타나기도 하는데 치료를 받을 필요는 없다.

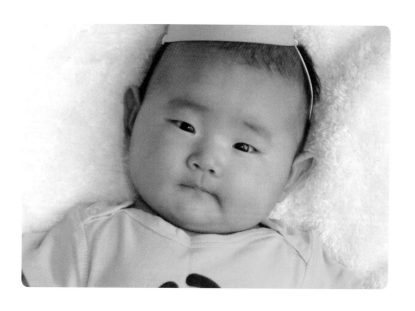

0~1개월
1~2개월
2~3개월
3~4개월
4~5개월
5~6개월
6~7개월

★ 사경

아이에게도 기호라는 것이 있어 양 방향 중에서 선호하는 쪽이 있기 마련이다. 그래서 한쪽을 유독 많이 본다고 말하는 경우가 흔하다. 문헌에 따르면 생후 4개월이 되면 중력을 이기고 목을 스스로 세울 수 있게 되면서 양쪽 눈을 수평으로 유지하고 목을 수직으로 유지할 수 있게 된다. 생후 4개월이 지나도 아이가 목을 수직으로 세우지 못하고 한쪽으로 기울면 사경을 의심할 수 있다.

사경에는 2종류가 있는데 목근육인 흉쇄유돌근에 단단한 무언가가 만져지는 '근육성 사경'과 근육에 이상이 없는 '자세성 사경'이 그것이다. 사경을 방치할 경우 목과 어깨, 척추가 비대칭으로 발달해 자세이상, 척추측만증을 초래할 가능성이 있기 때문에 생후 1년 전에 치료를 해주는 것이 좋다. 척추측만증은 단순 비대칭에서 그치지 않고 청소년기 학습장애, 운동장애를 유발하는 심각한 척추질환이다.

사경이 의심되면 바로 생활 습관 교정, 스트레칭, 운동치료를 해주는 것이 좋다. 특히 사경은 치료 시기가 매우 중요하다. 생후 1년까지는 이런 치료로 회복이 가능하지만 만 1세가 넘으면 치료에 반응이 더디고, 심한 경우 수술까지 필요할 수 있다. 사경이 의심될 때 가정 내에서 할 수 있는 생활 습관 교정법과 재활치료법을 소개하

1 우측에 사경을 가진 아이의 시선은 좌측으로 가게 되어 있는데 이를 우측으로 보게 해야 한다.

2 우측에 사경을 가진 아이인 경우 엄마아빠가 아이를 안을 때 우측을 보게 안아야 한다.

3 우측사경인 경우 수유를 할 때도 우측을 볼 수 있게 안아야 한다.

4 우측사경인 경우 엎드려 재울 때 좌측 뺨이 바닥에 닿고 우측을 볼 수 있는 자세를 취하도록 한다.

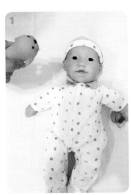
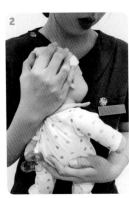
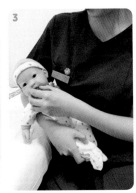
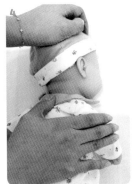

유독 한쪽을 보는 걸 선호하다가 고개를 반대편으로 돌리지 못할 때 사경늘 의심해볼 수 있다.

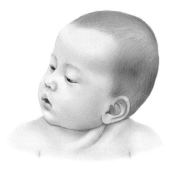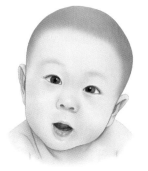

고자 한다. 더 자세하게 알고 싶다면 『우리 아이 동글동글 머리 만들기』를 참고해보자.

• 가정 내에서 쉽게 할 수 있는 사경 생활 습관 교정법

사경을 가진 아이들이 일상생활 속에서 지켜야 할 생활 습관 교정법은 사경 측으로 아이의 시선을 유도하는 것이다. 고개가 우측(아이 기준)으로 기우는 우측사경 아이를 예로 들면, 시선을 사경 측과 동일한 방향인 우측으로 유도해준다. 아이를 안을 때에도 사경 측인 우측을 볼 수 있게 안아줘야 한다. 수유를 할 때나 아이를 엎드려 재울 때에도 시선은 사경 측인 우측으로 돌려줘야 한다.

터미타임 상태에서도 장난감을 이용해 아이의 우측에서 시선을 유도해주고 사경 측 손인 우측 손을 사용할 수 있도록 유도한다.

엎드린 상태로 장난감을 활용해 사경 측 손을 사용하고 사경 측 방향을 보게 한다.

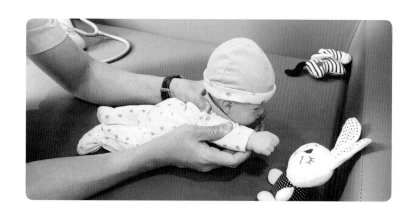

0~1개월
1~2개월
2~3개월
3~4개월
4~5개월
5~6개월
6~7개월

• 가정 내에서 쉽게 할 수 있는 사경 재활치료법

가정 내에서 쉽게 할 수 있는 재활치료가 있다. 바로 아이 턱을 돌리는 것이다. 아이가 우측사경이라면 턱을 사경 방향인 우측으로 돌려주면서 흉쇄유돌근을 이완시켜준다. 이때 좌측 어깨가 따라오지 못하게 좌측 어깨를 눌러주면 좋다. 회당 10초씩 하루 총 30회 시행해준다. 한 번에 30회를 다 하지 않고 2~3회로 나눠서 해주는 것이 좋다. 앉혀서 해도 좋고, 눕혀서 해도 좋다.

1 아이를 무릎에 앉히고 사경 방향을 보도록 턱을 돌려준다. 이때 사경 반대 방향의 어깨가 따라오지 못하도록 눌러주는 것이 좋다.

2 아이를 눕혀서 사경 방향을 보도록 턱을 돌려준다. 이때 사경 반대 방향의 어깨가 따라오지 못하도록 눌러주는 것이 좋다.

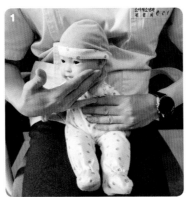 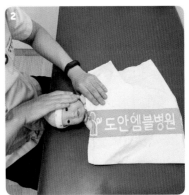

소아진료실 Tip

♥ 영아돌연사증후군

매우 안타까운 일이지만, 만 1세 미만의 영아가 특별한 이유 없이 갑작스럽게 사망하는 것을 영아돌연사증후군이라고 합니다. 주로 생후 2~4개월 정도의 영아가 사망하는 경우가 많고, 생후 6개월 미만에서 발생합니다. 대략 자정에서 아침 6시 사이 일어날 확률이 높습니다. 유전자 결함이나 중추신경계 문제로 인해 발생한다고 하나 정확한 원인은 밝혀지지 않았습니다.

다만 이를 예방하기 위한 사항들을 소개할까 합니다.

✔ 가족 금연   ✔ 아이와 엄마아빠 간의 침대 공유 금지
✔ 안정적 공간에서의 수면   ✔ 등을 대는 수면 자세
✔ 호흡에 방해가 되는 침구류 주의   ✔ 모유 수유
✔ 온도 조절(높은 온도는 영아돌연사증후군의 빈도를 높이기 때문에 19~21도가 가장 적당함)
✔ 공갈젖꼭지 사용(공갈젖꼭지를 사용하는 아이들의 사망 빈도수가 낮음)

✓ 꼭 체크하고 넘어가세요! 　3~4개월

		YES	NO
❶	정상적으로 체중이 증가하고 있나요?	☐	☐
❷	아이가 목을 제대로 가눌 수 있나요?	☐	☐
❸	아이가 장난감을 잡고 놓지 않나요?	☐	☐
❹	사물을 유심히 쳐다보나요?	☐	☐
❺	고개를 돌릴 수 있는 회전 각도의 범위가 180도인가요?	☐	☐
❻	양손을 빠나요?	☐	☐
❼	양손을 모을 수 있나요?	☐	☐
❽	엄마아빠의 눈을 또렷하게 맞추나요?	☐	☐
❾	모음과 함께 자음도 발음하나요?	☐	☐
❿	사물에 관심을 가지고 다가가나요?	☐	☐
⓫	종종 눈동자가 가운데로 몰릴 때가 있나요?	☐	☐
⓬	생후 4개월 이전 유독 선호하는 방향이 있나요?	☐	☐
⓭	아직도 손을 펴지 않고 계속 쥐고만 있나요?	☐	☐

아이가 잘 크고 있는지 확인해보는 체크리스트입니다. 해당 항목에 체크를 해주세요. 1번부터 10번까지 'Yes'에 체크하는 개수가 많으면 아이가 잘 크고 있고 아이를 잘 케어하고 있다는 의미이지만 11번부터 13번까지 'Yes'에 체크하는 개수가 많다면 급하게 병원을 찾기보단 조금 더 상황을 지켜보는 것이 좋습니다. 일시적인 증상이거나 저절로 치료가 되는 경우가 많습니다. 하지만 증상이 심하다면 전문의의 진료를 받아야 합니다.

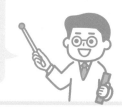

4~5개월

귀 만지기는 내 주특기

생후 4개월 표준성장도표		
성별	몸무게	키
남	7.0kg	63.9cm
여	6.4kg	62.1cm

**관심 있는 건
손으로 잡아서
입속으로**

생후 4개월이 지나면 아이는 관심 있는 물체에 팔과 손을 뻗으려 한다. 엄마아빠가 얼굴을 맞대고 있으면 손을 뻗어 엄마아빠의 얼굴을 만지고, 정면에 모빌이 돌아가면 그것에 관심을 갖고 잡으려고 손을 뻗는다. 소근육의 발달로 손의 움직임이 자연스럽기 때문에 가능한 것이다.

그래서 이 시기의 아이들은 손을 활발하게 움직이고 손을 뻗어 물건을 입으로 가져가는 동작을 많이 한다. 장난감을 주면 손으로 움켜쥐고, 그것을 입으로 가져가 맛을 보는 욕구를 충족시키는 시기가 이때다. 아이에게 사물을 충분히 빨도록 해주는 것은 욕구 충족을 통한 정서 안정에 도움이 되기 때문에 실컷 물고 빠는 동작을 하도록 두는 것이 좋다. 쥐는 힘도 강해지기 때문에 일단 무언가를 쥐면 쉽게 놓지를 않고 치발기도 한 손뿐만 아니라 양손으로 쥐기

생후 4~5개월이 되면 관심 있는 대상이나 사물을 잡기 위해 손을 움직인다.

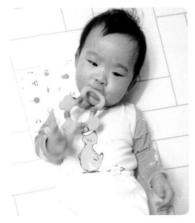
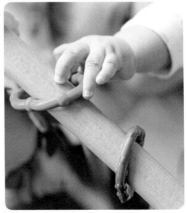

1 아이가 모빌에 관심이 생기면 그것을 잡기 위해 손을 뻗는다.
2 아이가 엄마아빠와 얼굴을 맞대면 얼굴을 만지기 위해 손을 뻗는다.

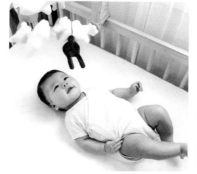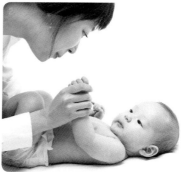

도 한다.

아이는 장난감에 대한 관심이 증가해 장난감을 유심히 쳐다보고 손가락으로 만져보면서 감각을 느낀다. 입으로 빨면서 맛을 보는 것도 빠뜨리지 않는다. 이때 엄마아빠는 아이의 호기심이 해소될 수 있도록 아이가 장난감을 충분히 만져보게 하는 것이 좋다.

누워만 있는 자세는 이제 싫어요

아이가 생후 4~5개월이 되면 뒤집기를 하기 위해 자꾸 위를 쳐다보기 시작한다. 이는 고개의 힘이 좋아졌다고 볼 수 있다. 위를 쳐다보기를 반복하다 보면 어느 순간 뒤집기에 성공하는 역사적인 순

아이가 생후 4~5개월이 되면 몸을 뒤집기 위한 준비 자세인 위로 쳐다보기를 반복한다.

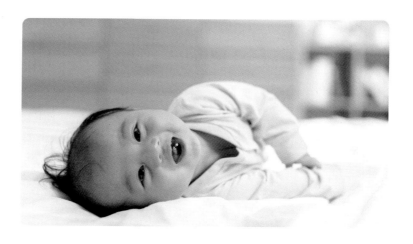

0~1개월
1~2개월
2~3개월
3~4개월
4~5개월
5~6개월
6~7개월

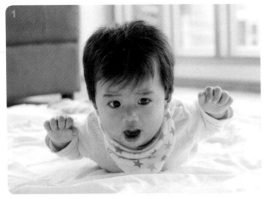
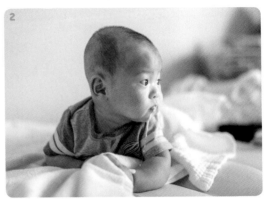

간이 다가올 것이다.

처음 뒤집기를 하는 것은 우연이겠지만 이것도 반복되면 아이에게 '요령'이 생긴다. 스스로 몸을 뒤집어 배를 바닥에 대고 엎드린 자세에서 슈퍼맨처럼 양팔을 쭉 펴서 바닥을 지탱하는 것이다. 특히 엎드린 상태에서도 머리를 제법 잘 들고 있다. 기분이 좋으면 배 부분이 바닥에 닿은 채 팔과 다리를 드는 '스카이다이빙' 자세가 나오기도 한다.

생후 4개월이 지나면 몸을 뒤집기 위한 운동능력이 발달하지만 간혹 그 시기에 뒤집기를 못하는 아이들도 있다. 사실 몸을 뒤집는 것은 이 시기의 아이에게 매우 어려운 동작일 수 있다. 몸을 뒤집는 시기는 아이마다 다르기 때문에 엄마아빠가 다른 아이와 비교하면서 발달이 늦는다고 걱정할 필요는 없다.

만약 생후 5개월이 지나도 뒤집기를 하지 못한다면 아이를 엎드려 놓아보자. 이때 아이가 양손으로 바닥을 짚고 가슴까지 들어올릴 수 있으면 팔과 등근육이 발달했다는 증거다. 다만 아직 역류가 있을 시기이기 때문에 뒤집기를 하다 게워내는 증상은 정상적인 반응이다. 이 시기의 게워냄은 걱정할 상황이 아니니 안심해도 된다.

엄마아빠와
재미있게
놓고 싶어요!

아이가 생후 5개월이 지나면 엄마아빠는 물론 가족에게 친숙함이 생겨 방긋방긋 웃어준다. 다만 낯선 사람을 볼 때는 희한한 물체라도 보는 듯 멍하니 쳐다보거나 울기도 한다.

생후 3~4개월이 된 아이는 "아" "우" "이" 같은 모음소리뿐만 아니라 "부"나 "푸" 같은 자음도 발음하는데 생후 5개월이 지나면 계속 뭔가를 옹알거린다. 이때 엄마아빠가 말을 걸면 알아들은 것처럼 옹알이로 대답도 한다. 이 모습이 기특해서 자꾸 말을 걸면 아이는 신나서 긴 시간 옹알이를 하기도 한다.

또한 아이는 엄마아빠의 소리를 흉내 내는데 소리를 낸다는 것은 발성에 필요한 성대와 그 주변 근육이 발달해가고 있음을 의미한다. 엄마아빠와 눈을 맞추고 소리를 내면서 활짝 웃고, 기분이 좋아 팔다리를 열심히 휘젓기도 한다.

★ 청각 발달

생후 1개월이 지나면 아이는 엄마아빠의 목소리를 구분할 수 있다. 그러다 생후 4개월이 지나면 청각이 점점 발달하면서 엄마아빠의 억양까지 느낀다. 그리고 소리가 나는 쪽으로 고개를 돌린다. 딸랑이를 흔들어주면 그쪽을 향해 시선을 돌리고, 바람에 문이 꽝 닫

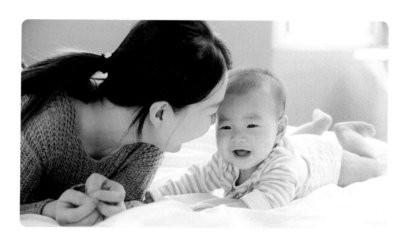

생후 5개월부터 사람의 얼굴을 식별할 수 있기 때문에 친한 가족에게 방긋방긋 웃어준다.

0~1개월

1~2개월

2~3개월

3~4개월

4~5개월

5~6개월

6~7개월

히거나 물컵을 떨어뜨려 큰 소리가 나면 아이가 깜짝 놀라며 무서
운지 울기도 한다.

이런 모습은 청력이 정상적으로 발달하고 있음을 의미하는 가장
좋은 증거다. 아이가 세상에서 가장 좋아하는 목소리는 엄마아빠의
사랑을 담은 말이다. 아무리 좋은 음악도 엄마아빠의 사랑이 가득
한 목소리를 따라올 수 없다. 아이에게 충분하다 못해 사랑이 철철
넘치는 메시지를 보내보자.

귀가 간질간질, 귀를 자주 만져요!

생후 4~5개월이 되면 아이가 자주 귀를 만지고 눈을 비빈다. 그
냥 만지는 정도가 아니라 잡아 뜯을 기세로 만진다. 그러다 보니 귀
주변에는 손톱에 긁힌 상처 자국이 나 있을 것이다. 실제 많은 엄마
아빠가 이와 같은 증상으로 진료실을 찾아오곤 한다. 귀에 무슨 문
제가 있는 것인지 걱정이 되는 것이다. 이런 경우 귀를 들여다보면
대부분 고막이 정상이다.

그런데도 귀를 만지는 이유는 첫째 감각이 발달해 귀의 가려움을
잘 느끼는 것이고, 둘째 손을 잘 사용하게 되면서 나타나는 현상이다.

특히 손을 자연스럽게 움직이게 되면서 눈에 손이 닿게 되고 잠을
자다가 무의식중에 자신의 손으로 눈을 찌르는 경우도 많다. 이로 인
해 결막에 상처가 생겨 눈곱이 끼거나 충혈이 생겨 진료실을 찾는다.

1 아이가 생후 4~5개월이 되
면 감각이 발달되면서 귀의 가
려움을 잘 느낀다.

2 아이가 생후 4~5개월이 되
면 손의 움직임이 자연스러워
져서 무의식 중 눈을 만져 결
막염이 일어나기도 한다.

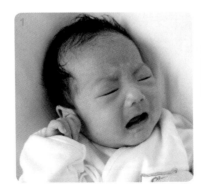
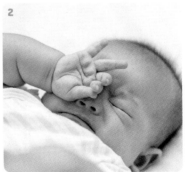

소아진료실
Tip

• 진료실에서 생후 4~5개월에 해당하는 아이들을 진료하다 보면 거의 모든 엄마아빠가 아이의 '귀 만지기'와 '눈 비비기'에 대해서 물어보십니다.

"아이가 귀를 너무 만져서 중이염이 걱정돼서 왔어요."
"얼굴과 눈 주변을 너무 긁어서 눈 주변이 부었어요."

이런 증상들이 유독 생후 4개월이 지나면서 많이 나타나는 이유가 있습니다. 원하는 곳에 손을 가져갈 수 있는 '포커싱'이 드디어 되기 때문입니다. 가끔 어른들도 귀가 가려워 면봉으로 귀를 파지요. 이는 아이도 마찬가지입니다. 아이도 귀가 가려워 귀를 파고 싶은 것이지요. 하지만 아직 손의 감각이 완전하지 않아 귀를 만지는 것으로 대체하는 겁니다.
손의 포커싱이 된다는 것은 아이가 한 단계 더 성장했다는 의미이니 좋은 일입니다. 귀를 만지고 눈을 비비는 증상을 아이의 감각이 발달하고 있다는 좋은 증거로 받아들이셨으면 합니다. 다만 이로 인해 염증이 있을 경우엔 전문의의 진료를 받아야 합니다.

입술을 쪽쪽, 짜증이 폭발해요!

생후 4~5개월이 된 아이는 아직 이가 나진 않았지만 잇몸 깊은 곳에서 열심히 올라오는 중이므로 입안이 간지럽다. 그러다 보니 이상하게 아랫입술을 쪽쪽 빠는 행동을 하기 시작한다. 그리고 침의 양이 급증한다. 뭔가를 자꾸 빨려는 욕구가 많아지는 시기이니 치발기를 준비해주면 좋다. 그렇지 않으면 이불을 잘근잘근 씹는다.

생후 4~5개월의 아이는 이가 잇몸에서 나려고 준비 중이기 때문에 입안이 매우 가렵다. 이때 치발기를 준비해주면 좋다.

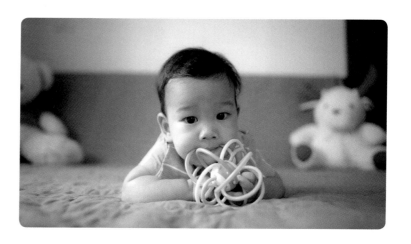

0~1개월
1~2개월
2~3개월
3~4개월
4~5개월
5~6개월
6~7개월

신생아 영아산통 중 배앓이를 하는 경우가 많은데 그것이 나아져서 잘 자기 시작하는가 했더니 자다가 깨서 우는 일이 다시 많아질 수 있다. 유치가 나오면서 통증을 느끼는 것이다. 이를 '이앓이'라고 한다. 생후 4~5개월에는 이앓이가 한창 나타나는 시기이다. 그래선지 아이의 짜증이 많아진다. 그래서 엄마아빠에게 보채고 칭얼거리는 일이 많아진다.

특히 이때는 침 분비가 많아지는 시기라서 입 주변으로 침독이 잘 생긴다. 침독은 침과의 접촉이 많아져서 생기는 접촉성피부염이다. 접촉성피부염을 예방하기 위해선 접촉되는 원인 인자를 제거해줘야 하는데 침의 분비를 줄일 수는 없으니, 아이에게 턱받이를 해주고 입 주위를 자주 닦아주는 것이 좋다. 발진이 생긴 피부에는 보습제를 자주 발라줘 피부 재생을 도와준다. 실제 보습제를 얼마나 바르는지 물어보면 하루 한 번 정도 바르는 경우가 많은데 보습제는 최소 4시간마다 바르는 걸 권장한다.

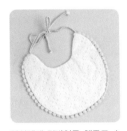

아이에게 턱받이를 해주고 수시로 흘리는 침을 닦아줘야 접촉성피부염을 예방할 수 있다.

소아진료실 Tip

▽ 접촉성피부염

'Step 2'에서 아토피 피부염의 진단 기준에 대해서 알아보았는데 이번은 접촉성피부염에 대해서 좀더 설명해볼까 합니다. 접촉성피부염은 무언가와의 접촉이 반복됨으로써 생깁니다. 입 주변에서 침에 의한 접촉으로 침독이 생기고, 몸에 땀이 많아지면 땀띠가 생깁니다. 기저귀를 찬 부위에 기저귀발진이 생기기도 하지요. 금속으로 되어 있는 목걸이나 팔찌에 의해서 접촉성피부염이 생기는 경우도 있어요. 생후 4개월이 되면 침이나 땀의 분비가 많아지고 활동성이 높아지기 때문에 접촉성피부염이 잘 생기는 시기입니다. 원인을 제거해주는 것이 가장 안성맞춤인 치료겠지요. 엄마아빠가 조금 힘들겠지만 아이가 침을 흘릴 때마다 침을 잘 닦아주고 온도와 습도를 잘 맞춰주는 것이 좋습니다. 적정 온도는 26도, 적정 습도는 50~55%입니다. 보습제를 발라주면 피부 재생에 도움이 될 수 있습니다.

소아진료실
Tip

☑ 사회적 웃음

엄마나 아빠의 웃음이나 까꿍 소리에 반응해 웃음을 짓는 걸 '사회적 웃음'이라고 하는데, 이 시기에 사회적 웃음이 나타나지 않으면 엄마아빠가 적절한 오감 자극을 주고 있는지, 발달이상이 있는건 아닌지 생각해봐야 합니다. 아이가 월령별 성장 발달에 뒤처지고 있다면 영유아검진 때 발달 평가를 통해 아이의 성장을 꼼꼼하게 체크하는 것을 권합니다.

얼굴에 상처가 생길 때가 있어요!

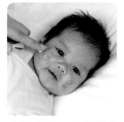

아이는 손톱으로 자기 얼굴을 긁어 상처를 내기도 한다.

아이가 손톱으로 자기 얼굴을 긁는 것은 매우 정상적인 행동이다. 하지만 너무 심하게 긁어대면 얼굴에 상처가 생길 수 있는데 엄마아빠는 이 모습에 가슴이 아프다. 하지만 아이의 회복력은 상당히 좋기 때문에 크게 걱정하지 않아도 된다.

엄마아빠의 마음에 난 스크래치는 어쩔 수 없지만 아이의 얼굴에 난 스크래치는 대부분 흉터 없이 회복된다. 피부가 건조할 때 더 가려움을 느끼니 평상시 로션으로 보습을 잘해줘야 한다. 상처 주변으로 피부가 빨갛게 변하거나 진물이 나는 등의 염증이 있다면 병원에서 진료를 받고 아이 얼굴에 바를 수 있는 연고를 처방받아 발라주면 좋아질 것이다.

이유식을 준비해요!

침의 양이 늘고 엄마아빠가 식사하는 모습을 보면 아이는 입을 오물오물하며 먹는 흉내를 내기도 한다. 생후 5개월이 지나면 이유식을 시작하는 시기다. 수유 중 1회를 이유식으로 대체하면 된다. 이유식은 잘 넘길 수 있는 쌀미음부터 시작하고, 잘 삼키면 죽 형태로 넘어간다.

0~1개월

1~2개월

2~3개월

3~4개월

4~5개월

5~6개월

6~7개월

생후 5개월이 되면 슬슬 이유식을 준비하는 것이 좋다. 수유 중 1회를 이유식으로 대체하는 것으로 시작해야 한다.

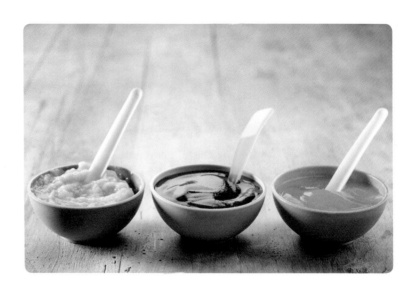

이 시기의
메디컬 이슈들

아이가 생후 4~5개월이 되면 엄마에게 물려받은 항체가 사라지기 시작한다. 게다가 엄마아빠와 외출할 기회가 많아지면서 가족 이외의 사람과 만나는 경우도 늘어나기 때문에 감염증에 걸릴 확률이 높아진다. 그래서 예방접종을 통해 혹시나 걸릴 감염증을 예방하는 것이 좋다. 또한 사람들이 많이 모이는 곳을 피하고, 손을 깨끗이 씻어주고, 감기에 걸린 사람들을 피해야 한다. 그렇다면 이 시기 나타날 수 있는 질환에 대해 알아보자.

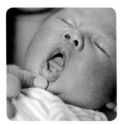

입안 점막의 곰팡이 감염으로 입안이나 입 주변에 하얀 반점이 생기곤 한다.

★ 유아 아구창

아이의 아랫입술과 윗입술, 입천장, 입안에 하얀 무언가가 묻어 있는 경우가 있다. 이는 입안 점막의 곰팡이 감염으로 아구창이라고 한다. 이때 우유가 묻어 있는 경우와 잘 감별해야 한다. 깨끗한 거즈로 닦아보면 우유 찌꺼기는 바로 닦이는데 아구창은 닦이지 않는다.

아구창이 생기는 원인은 아이의 면역력이 낮아 곰팡이가 입안에 자리잡은 탓이다. 이럴 경우 소아청소년과 의사의 진료를 받은 후 항진균제를 처방받아 먹으면 금방 호전된다. 재발이 잘되기 때문에 아이의 입에 닿는 물건은(젖병, 치발기 등) 열탕으로 소독하고 입안을 자주 확인하도록 한다.

★ 요산뇨

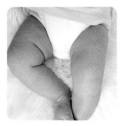

소변의 농축으로 요산이 배출될 수 있다.

아이의 기저귀를 갈아줄 때 오줌과 함께 혈뇨가 보인다면 요산뇨일 가능성이 높다. 엄마아빠는 기저귀에 붉은 색을 띠는 물질이 묻어 있으니 매우 놀라서 급하게 병원을 찾는데 요산뇨가 나오는 이유는 소변의 농축 때문이다. 장염에 의한 구토나 설사로 인한 경우가 흔하다. 치료 방법은 탈수 교정과 수분 섭취다. 요산뇨가 지속되는 경우에는 수액 치료까지 받는 경우도 있다.

★ 신생아 떨림

엄마아빠가 아이가 찬 기저귀를 갈아줄 때 아이의 다리가 파다닥 떨리고, 아이가 울 때 입술이 파르르 떨린다면 신생아 떨림 jitterness을 의심해볼 수 있다.

신생아 때부터 나타나기 시작하는데 일반적인 경련과 감별할 수 있는 특이점은 경련보다는 지속 시간이 수초 정도로 짧고 다리를 떨 때 손으로 잡아주면 떨림이 멈춘다는 것이다. 이는 치료가 필요 없는 증상이고 성장하면서 자연적으로 소실된다.

혹시라도 떨리는 증상이 있을 때 손이나 발을 잡아줘도 멈추지 않고 계속 떤다면 소아청소년과 의사의 진료를 받아야 한다. 그리고 동영상을 찍어놓고 진료를 받을 때 보여주면 진단하는 데 도움이 된다.

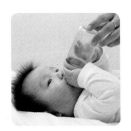
수유하다 공기를 자주 삼키게
되면 딸꾹질을 많이 하게 된다.

★ 유아 딸꾹질

생후 12개월 미만의 아이인 경우 딸꾹질이 흔하다. 특히 생후 4개월 전후에 딸꾹질이 특히 심하다. 원인은 수유를 하는 과정에서 공기를 자주 삼키게 되면서 위가 팽창함으로써 횡격막이 자극되기 때문이다. 딸꾹질을 많이 한다고 해서 문제가 되지 않으니 걱정하지 않아도 된다. 딸꾹질을 하는 기간이 너무 길어진다면 수유를 하거나 물을 티스푼으로 한두 번 먹여보도록 한다.

소아진료실
Tip

ⓥ 예방접종

생후 2개월 차에 시행했던 3가지 예방접종을 동일하게 생후 4개월 차에도 시행합니다. 폐렴구균, 펜탁심, 로타 접종을 해야 하는데 펜탁심은 일전에도 설명했듯이 5가지 성분이 합쳐져 있는 혼합백신입니다.

ⓥ 영유아검진

생후 4개월부터 6개월까지 영유아검진이 있습니다. 이때 머리둘레가 너무 크거나 너무 작다는 얘길 들을 때가 있습니다. 정상 범위를 벗어나 너무 큰 머리둘레이거나 너무 작은 머리둘레인 경우는 소아청소년과 의사의 진료가 필요합니다. 발달 평가 및 초음파 검사를 통해서 이상 유무를 확인해보고 추적 관찰을 하지요.
특히 몸무게가 너무 많이 나가면 먹는 양을 조절해야 합니다. 하지만 아이가 보채니 쉬운 일은 아니지요. 이럴 경우 이유식을 빨리 시작해보는 것도 좋은 방법이 될 수 있습니다.

✓ 꼭 체크하고 넘어가세요! `4~5개월`

❶ 아이가 엄마아빠의 얼굴을 만지려고 하나요?	YES ☐	NO ☐
❷ 장난감을 안정적으로 움켜쥐나요?	YES ☐	NO ☐
❸ 물건을 물고 빠는 동작을 많이 하나요?	YES ☐	NO ☐
❹ 자꾸 위로 쳐다보면서 몸을 비트나요?	YES ☐	NO ☐
❺ 뒤집기를 시작했나요?	YES ☐	NO ☐
❻ 긴 시간 옹알이를 하나요?	YES ☐	NO ☐
❼ 엄마아빠의 소리를 흉내 내나요?	YES ☐	NO ☐
❽ 소리 내어 웃거나 팔다리를 열심히 휘젓나요?	YES ☐	NO ☐
❾ 소리가 나는 쪽으로 고개를 돌리나요?	YES ☐	NO ☐
❿ 엄마아빠의 말에 관심을 보이나요?	YES ☐	NO ☐
⓫ 귀를 자주 만지나요?	YES ☐	NO ☐
⓬ 입술을 쪽쪽 빨거나 짜증을 많이 부리나요?	YES ☐	NO ☐
⓭ 입 주변에 발진이 생겼나요?	YES ☐	NO ☐
⓮ 아이가 얼굴을 자주 긁나요?	YES ☐	NO ☐
⓯ 입 주변과 입안에 하얀 반점이 생겼나요?	YES ☐	NO ☐
⓰ 갑자기 아이가 부르르 떠나요?	YES ☐	NO ☐
⓱ 오줌에 요산이 묻어 나오나요?	YES ☐	NO ☐
⓲ 유독 딸꾹질이 심해졌나요?	YES ☐	NO ☐

아이가 잘 크고 있는지 확인해보는 체크리스트입니다. 해당 항목에 체크를 해주세요. 1번부터 12번까지 'Yes'에 체크하는 개수가 많으면 아이가 잘 크고 있고 아이를 잘 케어하고 있다는 의미이지만 13번부터 18번까지 'Yes'에 체크하는 개수가 많다면 소아청소년과 전문의의 진료를 받아보는 것을 권합니다.

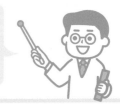

0~1개월
1~2개월
2~3개월
3~4개월
4~5개월
5~6개월
6~7개월

5~6개월

꼬물꼬물 파닥파닥

생후 5개월 표준성장도표		
성별	몸무게	키
남	7.5kg	65.9cm
여	6.9kg	64.0cm

팔과 다리에 힘이 생겨요

아이가 생후 5개월이 지나면 팔과 다리에 근육이 붙으면서 힘이 생긴다. 힘이 세진 팔과 다리를 열심히 움직이면서 배밀이를 연습하고 슬슬 앉을 준비를 한다.

★ 엉금엉금 기는 연습

뒤집기는 보통 생후 4~5개월 차부터 시작한다. 뒤집기를 한번 하기 시작하면 그때부터 자유자재로 뒤집기를 하면서 열심히 몸을 움직인다. 스카이다이빙 자세는 기본인데 양팔과 양다리가 공중에 떠야 하는 이 자세를 할 수 있다는 것은 등과 목근육이 발달했다는 것을 의미한다.

등과 목근육이 발달했기 때문에 몸을 뒤집을 수 있다.

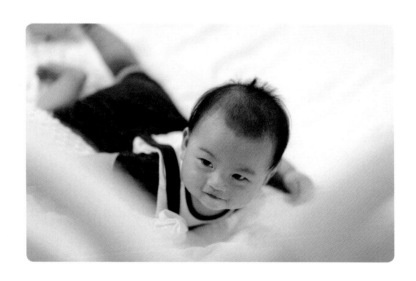

코어 근육이 발달하면 엎드려
뻗쳐와 같은 자세가 나온다.

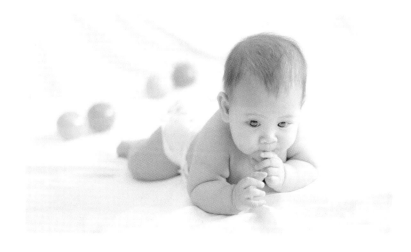

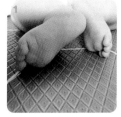

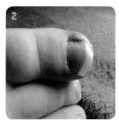

1 엄지발가락은 바닥과 무수
히 접촉하는 부분이다.

2 배밀이를 열심히 하면 엄지
발톱에 염증이 생길 수 있다.

그리고 발로 바닥을 밀면서 앞으로 나아가려고 파닥파닥 열심히 몸을 움직이지만 맘처럼 쉽게 앞으로 나가지를 못한다. 그래도 양쪽 팔과 다리로 버티면서 엉덩이를 들고 움직이려고 한다. '엎드려 뻗쳐'와 비슷한 자세가 나오는 것이다. 이는 코어 근육이 제법 발달했다고 할 수 있다. 그렇게 용을 쓰다가도 제대로 나아가지 못하면 제자리에서 머리의 방향을 바꿔 회전하거나 후진을 한다. 그 모습을 보고 있으면 세상에 나오고 5~6개월밖에 되지 않았는데도 이렇게 최선을 다해 살고 있구나, 하는 생각이 든다. 되집기를 시도하기도 하는데 팔이 끼어 그것이 쉽지 않다. 하지만 그대로 포기하지 않고 무수히 도전한 결과 드디어 되집기에 성공한다.

발로 바닥을 밀면서 배로 전진을 하는 것을 '배밀이'라고 하는데 이를 열심히 하다 보면 엄지발톱 주변으로 염증이 생길 수 있다. 내성발톱*이라기보단 접촉이 많아져 생기는 염증이다. 항생제 연고가 있다면 발라주고, 그래도 호전이 없다면 진료실을 찾아 전문의의 소견을 듣는 것을 권한다.

＊내성발톱　발톱 끝이 살을 파고들어 염증과 통증을 일으키는 질환

0~1개월
1~2개월
2~3개월
3~4개월
4~5개월
5~6개월
6~7개월

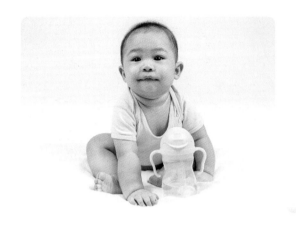
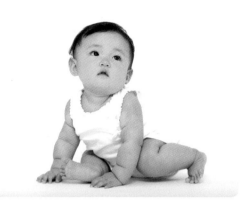

아이가 생후 5~6개월이 되면 잠시 앉을 수 있는데 이때 팔을 뻗어 좌우 균형을 맞춘다. 이는 대뇌의 발달이 이뤄지고 있다는 의미다.

★ 잠깐이지만 앉기도 해요

아이가 생후 6개월이 되면 잠깐 동안이지만 앉으려고 하는데 상반신의 근육과 신경이 발달하면서 가능한 것이다. 앉기를 할 때는 등을 구부리고 양손으로 앞을 짚으면서 몸을 지탱한다. 이후 목과 등근육 그리고 신경이 발달하면서 허리를 펴게 되고 오랫동안 앉아 있게 된다.

처음 앉기를 시도할 때는 몸이 좌우로 흔들릴 것이다. 이때 아이는 팔을 뻗어 균형을 잡으려고 하는데 이는 위험을 감지한 방어적인 반응이다. 위험 신호를 알아차릴 수 있는 대뇌의 발달이 이뤄지고 있다는 의미다.

팔을 잡고 세워주면 다리에 힘을 꼿꼿하게 주면서 일어나려고 노력한다. 한번 하기 시작하면 재미있는지 자꾸 서려고 다리를 쭉 뻗기도 한다. 이는 다리근육이 발달했기 때문에 서보려는 시도를 해보는 것이다.

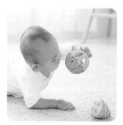

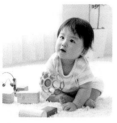

아이가 생후 5~6개월이 되면 좌우 운동의 분화가 일어나 장난감을 왼손으로 잡다가 오른손으로 넘기곤 한다.

★ 눈과 입 그리고 손의 협조 운동이 가능

아이가 생후 6개월이 되면 팔근육의 발달로 관심이 있는 물건을 잡으려고 손을 뻗는다. 양손을 활용해 물건을 잡기도 하는데 이를 '좌우 운동의 분화'라고 한다. 오른손에 쥔 물건을 왼손으로 넘겨 쥐고, 왼손에 쥔 물건을 오른손으로 넘겨 쥘 수 있다. 물론 아이들마다 시기가 다를 수 있으니, 월령별 성장 발달에 연연하지 않는 것이 좋다. 조금 늦게 운동능력이 발달할 수도 있으니, 천천히 지켜보는 것을 권한다.

아이가 생후 5개월이 지나면 호기심도 많아져 관심이 가는 것에 눈이 가고, 그것을 만지기 위해 손을 내밀어 만져보고, 그것을 입으로 가져가 맛을 보려고 한다. 눈과 입과 손의 협조 운동이 가능해진 것이다. 이는 성장 발달이 잘 이뤄지고 있다는 의미로, 정상적인 반응이다.

다만 혹여 세균 감염이 이뤄질 수 있기 때문에 엄마아빠는 아이 손에 닿을 수 있는 물건을 항상 세척하고 소독해줘야 한다. 그리고 위험한 물건은 아이 근처에 놓아선 안 된다. 또 손가락 빠는 것으론 성에 차지 않기 때문에 주먹손을 넣어야 만족하고 안정감을 느낀다.

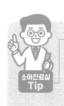

소아진료실 Tip

아이를 들어 서게 하면 아이가 웃으면서 좋아하기 때문에 엄마아빠는 자주 이 자세를 하는데 생후 6개월이 되기 전부터 이 동작을 해도 되는지 진료실에 문의하는 분들이 많습니다. 고관절이 어느 정도 안정화되는 시기는 대략 생후 9~10개월은 되야 합니다. 그 전까지는 일부러 세우진 말라고 말합니다. 가끔 세워보는 것은 괜찮지만 일찍 아이를 세우기 위해 연습할 필요는 없습니다.

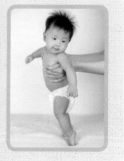

0~1개월
1~2개월
2~3개월
3~4개월
4~5개월
5~6개월
6~7개월

시각이나 청각 능력이 더욱 높아져요

아이가 생후 5개월이 지나면 색을 구별할 수 있는 능력이 발달하고, 생후 6개월이 되면 다양한 소리나 엄마아빠 혹은 조부모, 형제자매의 목소리를 구별해 들을 수 있을 정도로 청력이 발달한다.

★ 알록달록한 색에 몰입하는 시기

시각에는 시력 외에도 색을 구별할 수 있는 능력, 원근을 구별할 수 있는 능력, 위치를 판단할 수 있는 능력 등이 있다. 생후 5~6개월의 아이는 성인보다 약간 떨어지는 수준의 시력을 가지게 된다. 성인 수준에 도달하는 시점은 생후 5~6년 즈음이다. 하지만 색을 구별할 수 있는 능력은 이 시기부터 발달한다. 알록달록한 색이 가득한 그림책을 보여주고 읽어주면 제법 집중해서 보고 듣는다. 생글생글 웃기도 한다. 이 시기부터 놀이의 폭이 확대된다.

★ 동요를 들으며 도리도리!

청각이 발달하면서 동요를 틀어주면 도리도리를 하기도 한다. 신나면 어깨를 움직이기도 한다. 살짝 빠른 비트의 동요가 나오면 즐거운 표정을 짓기도 한다.

1 그림책에 관심을 가지고 엄마아빠가 읽어주면 제법 집중해서 듣는다.
2 익숙한 동요가 나오면 아이는 기분이 좋아 표정이 밝아지고 몸을 들썩인다.

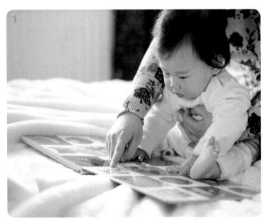

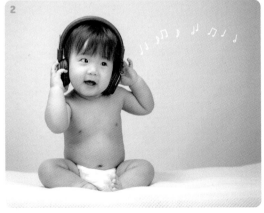

**세상아~
반가워!**

아이가 생후 5~6개월이 되면 엄마아빠가 특별한 존재라는 것을 인식하면서 자신과 자신의 몸에 대해 조금씩 인지하기 시작한다.

또한 집 안에서만 있는 것이 아니라 집밖에 나가는 일이 많아진다. 엄마아빠의 외출에 같이 동행하면서 다양한 사람들을 만나곤 한다. 이때부터 아이의 사회화가 시작되는 것이다. 집 안에서 노는 것보다 야외에 나가 노는 것도 아이의 흥미를 자극하는 데 도움이 된다. 특히 공원은 아이의 호기심을 자극할 만한 구경거리가 많다. 그곳에서 또래 친구들을 만나기도 한다. 이 모든 것이 아이에게 좋은 자극이 될 수 있다.

★ 자신의 손과 발을 인지하기 시작

이 시기의 아이들은 무의식적으로 자신의 손과 발을 만지는 것이 아니라 자신의 손과 발을 인지하면서 신기한 듯 유심히 쳐다본다. 그리고 손을 오므리고 폈다를 하는데 이때 엄마아빠는 잼잼이나 곤지곤지 놀이를 통해 아이의 성장 발달을 촉진시켜야 한다.

생후 5~6개월의 아이들은 자신의 손과 발을 인지하기 시작한다. 이때 잼잼이나 곤지곤지 놀이를 하면 아이의 성장을 촉진시킬 수 있다.

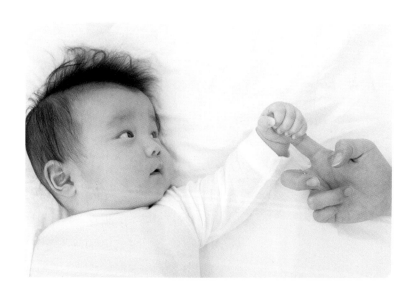

0~1개월

1~2개월

2~3개월

3~4개월

4~5개월

5~6개월

6~7개월

99

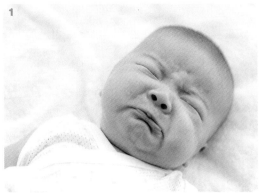
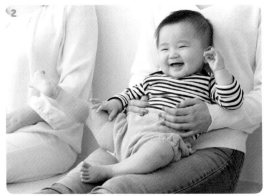

1 생후 5~6개월의 아이들은 좋고 싫음이 명확해진다. 싫으면 바로 울어버린다.

2 간지럼을 태우면 아이는 "꺄르르~" 하며 웃는다.

★ 좋고 싫음에 대해 명확해짐

아이가 생후 5개월이 지나면 좋고 싫음이 명확해진다. 장난감 중에서도 유독 좋아하는 것이 생겨나면서 그것을 잡으려고 노력한다. 그러다가 그것을 잡지 못하면 짜증을 내거나 바로 울어버린다.

태어나서 생후 6개월까지 아이의 뇌는 크게 발달하고 그것이 정서 발달에도 영향을 미친다. 그래서 엄마아빠에 대한 애착이 생김과 동시에 낯가림이 시작된다. 엄마아빠의 존재를 특별하게 여기고, 낯익은 사람과 낯선 사람을 구별하면서 잘 모르는 사람을 만나면 입을 삐쭉거리며 울거나 불안한 표정을 짓는다.

★ 간지럼을 타기 시작

아이를 들어올리려고 겨드랑이 근처를 잡으면 아이는 "꺄르르" 하며 웃는다. 양 옆구리 쪽을 간지럽히면 간지럼을 타듯 "꺄르르~~ 꺄르르" 하며 웃는다. 아이는 대략 생후 4~5개월 즈음부터 간지럼을 타기 시작한다. 옆구리나 겨드랑이를 간지럽히면 감각수용체가 자극을 받아 신경계를 따라 자극 정보를 대뇌까지 보낸다. 대뇌에서 이 자극을 인지해 간지럼을 느낀다. 즉, 자극전달시스템과 대뇌 기능의 발달을 나타내는 현상이 간지럼이다. 이 또한 아이의 대뇌가

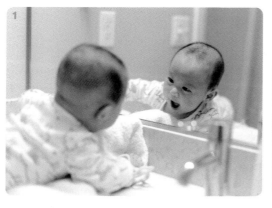
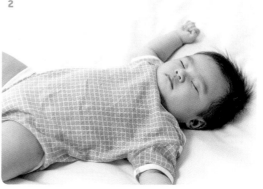

1 이 시기의 아이들은 거울 속에 비친 자신을 신기해하며 눈을 떼지 못한다.

2 영아산통이나 배앓이가 끝나면 아이가 깨지 않고 푹 자는 통잠을 자기 시작한다.

발달하고 있다는 증거다. 물론 간지럼을 태워도 잘 느끼지 못하는 아이들도 있다. 그렇다고 뇌의 발달이 이뤄지지 않는 것은 아니다.

★ 거울 속에 비친 나, 넌 누구냐?

이 시기의 아이들은 거울에 비친 자신의 모습이 신기한지 눈을 떼지 못하고 초점을 맞춰 뚫어져라 쳐다본다. 그리고 거울을 향해 입을 가져간다. 거울 속의 자신을 맛보려는 것이다. 거울 속에 비친 모습이 자신이라는 것을 인지하면서 '자아'가 자라나고 있는 것이다.

★ 잠잘 때는 폭군

생후 5~6개월이 지난 아이들은 영아산통과 이유 없는 배앓이에서 어느 정도 해방이 된다. 그래서 자는 동안 깨지 않고 푹 자는 '통잠'을 자기 시작한다. 물론 아이마다 시기는 다를 수 있다. 아이가 통잠을 자기 시작하면 엄마아빠의 육아 퇴근이 가능하다. 고생한 엄마아빠의 하루를 달래줄 맥주 타임도 가능해진다. 통잠을 자는 아이는 다양한 자세로 이리저리 굴러다니면서 잔다. 온 방안을 헤집고 다니면서 잘도 잔다.

0~1개월

1~2개월

2~3개월

3~4개월

4~5개월

5~6개월

6~7개월

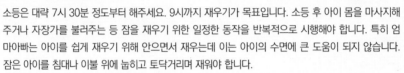

✅ 생후 5~6개월 아이를 위한 수면 교육

아이가 통잠을 자기 위해선 수면 교육의 3가지 원칙을 지킬 필요가 있습니다.

① 매일 일정한 시간에 소등하기
② 소등 후 일정한 동작을 반복적으로 시행하기
③ 침대나 이불에 눕히고 재우기

소등은 대략 7시 30분 정도부터 해주세요. 9시까지 재우기가 목표입니다. 소등 후 아이 몸을 마사지해 주거나 자장가를 불러주는 등 잠을 재우기 위한 일정한 동작을 반복적으로 시행해야 합니다. 특히 엄마아빠는 아이를 쉽게 재우기 위해 안으면서 재우는데 이는 아이의 수면에 큰 도움이 되지 않습니다. 잠은 아이를 침대나 이불 위에 눕히고 토닥거리며 재워야 합니다.

처음에는 잘 안 될 수 있기 때문에 연습이 필요합니다. 하루이틀 해서 되는 게 아니기 때문에 매일매일 습관을 만들어준다고 생각하세요. 수면 교육이 완성되면 자다가 갑자기 울면서 깨도 토닥토닥을 해주는 것만으로 다시 재울 수 있어요.

저도 아이를 셋 키우면서 이 과정이 얼마나 어려운지 잘 알기에 반드시 하라고 하지는 못할 것 같습니다. 다만 수면 교육의 유무는 아이와 엄마아빠의 수면 질을 좌우합니다.

수면 교육은 육아의 시작입니다. 육아의 기본은 '끌려가는' 게 아니라 '끌고 가는' 것입니다. 무한한 사랑을 주되 아이에게 일정한 규칙을 만들어줘야 합니다. "너를 내 목숨을 걸 만큼 사랑하지만 너도 지켜야 할 것은 지켜야 해" 라는 걸 아이에게 꾸준히 인지시켜야 합니다. 이건 앞으로 나타나게 될 식이 문제, 교육 문제, 예절교육을 할 때도 동일하게 적용되는 원칙입니다. 엄마아빠와 애착 형성이 잘된 아이라면 문제없이 따라올 것입니다.

엄마아빠 뭐 먹어요?

생후 5~6개월이 되면 아이가 엄마아빠나 가족들이 먹는 음식을 유심히 쳐다보면서 침을 흘리거나 입을 쩝쩝거린다. 이때부터 아이들은 음식에 관심을 갖는다.

아이 몸무게가 평균적으로 7kg 전후가 되고 고개와 허리를 세워 상체를 지지할 수 있으면 이유식을 시작할 준비가 된 것이다. 이유식이란 분유나 모유 같은 유동식에서 반고형식으로 또한 고형식으로 변화해가는 과정을 말한다.

생후 5~6개월이 되면 아이는 엄마아빠가 먹는 음식에 관심을 갖기 시작한다.

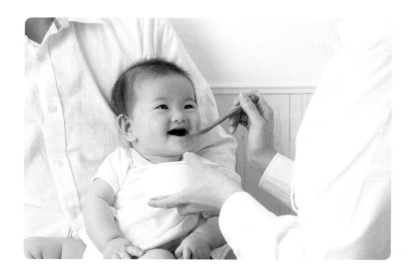

단순히 음식의 형태가 변하는 의미만 있는 것이 아니다. 분유나 우유는 입에 들어오면 본능적인 빨기 반사에 의해 삼키면 되지만 이유식은 숟가락으로 음식을 떠서 입에 넣어야 하고, 그 음식을 씹어서 삼켜야 하므로 더 고차원적인 형태로 발달함을 의미한다. 월령별 수유량과 이유식 양의 예시는 다음과 같다.

 생후 6개월부터 12개월 이후까지의 월령별 수유량과 이유식 양

	6개월	7~8개월	9~11개월	12개월 이후
수유	700~900cc	500~800cc	500~700cc	500cc 이하
이유식	한 끼니당 한두 숟가락~100cc 하루 1~2회	한 끼니당 80~120cc 이상 하루 2~3회	한 끼니당 150cc 이상 하루 3회	한 끼니당 180cc 이상 하루 3회

> **소아진료실 Tip**
> 이유식은 몸무게에 따라 생후 4~6개월에 시작합니다. 몸무게가 많이 나가는 경우는 생후 4개월, 그렇지 않은 경우는 생후 6개월에 시작한다고 보면 됩니다. 현재는 모유 수유 혹은 분유 수유에 따라 이유식 시작 시기를 나누진 않습니다.

0~1개월
1~2개월
2~3개월
3~4개월
4~5개월
5~6개월
6~7개월

이 시기의
메디컬 이슈들

생후 5~6개월이 되면 아이와 엄마아빠의 건강한 애착 관계가 만들어져야 한다. 엄마아빠는 아이가 울거나 도움이 필요할 때 즉각적이고 일관적으로 반응해 아이의 요구를 지속적으로 들어줄 수 있다는 믿음을 줘야 한다. 즉, 아이에게 자신을 지켜줄 수 있는 존재가 바로 옆에 있다는 사실을 알려줘야 하는 것이다. 그래야 믿음과 신뢰를 형성할 수 있다. 이를 '기본적 안정감basic trust'이라고 한다. 이 과정이 잘 이뤄져야 아이와 엄마아빠의 애착이 안정적으로 형성되고 사회성 발달로 이어질 수 있다. 특히 본격적인 수면 교육이 이뤄지는 생후 4~5개월까지는 아이의 요구를 즉각적으로 해결해주는 것이 좋다.

★ 소아 수면 문제

신생아 시기의 수면 시간은 15~20시간 정도로 길다. 하지만 개월이 지나가면서 수면 시간은 점점 짧아진다. 낮잠은 신생아 시기 하루 3~4회, 그 후 1세까지 하루 2회, 1세 이후에서 3세까지 하루 1회를 잔다. 그 이후에는 밤잠을 충분히 자는 것만으로도 낮에 깨어 있을 수 있다.

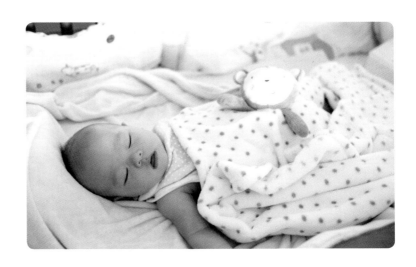

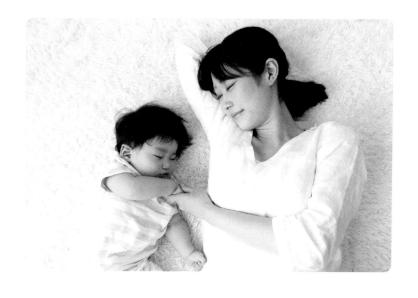

0~1개월

1~2개월

2~3개월

3~4개월

4~5개월

5~6개월

6~7개월

수면 중에는 렘수면rapid eye movement sleep과 비렘수면Non rapid eye movement sleep이 반복되는데 소아는 성인보다 렘수면의 비율이 높다. 렘수면 중에는 몸을 움직일 수 있고 빠른 안구의 움직임을 보이고 호흡과 맥박이 빨라진다. 꿈은 렘수면 중에 나타나는데 악몽을 꿀 때는 소리를 지르기도 한다. 비렘수면은 깊은 수면 상태로 몸의 움직임이 덜해지고 호흡과 맥박이 규칙적으로 나타난다. 몽유병이나 야경증이 비렘수면에서 나타나는데 깊은 수면 상태이므로 잠에서 깼을 때 기억을 하지 못한다. 몽유병은 수면 도중 돌아다니는 이상 행동을 보이는 것이고, 야경증은 자다가 갑자기 깨어나 자지러지듯 울거나 소리를 지르는 것이다. 소아의 경우 야경증은 굉장히 흔하다. 이런 수면 문제는 치료가 필요하진 않고 성장하면서 대부분 호전된다.

소아 수면 시간

연령	~생후 3개월	1년	2년	5~6년	10년	사춘기
수면 시간	15~20시간	14~16시간	13시간	11시간	10시간	8시간

★ 위의 용적

아이가 출생했을 때 위의 용적은 대략 50ml 정도 되는데 3개월 정도가 되면 180cc 정도 된다. 생후 5~6개월이 되면 230cc, 생후 12개월엔 400cc 전후, 성인이 되면 3,000cc 정도 된다. 그래서 이 시기 아이들은 1회 수유량이 대략 200cc 가까이 된다.

월령별 수유량	
월령	1회량(cc)
0 ~ 2주	80
2주 ~ 1개월	120
1 ~ 2개월	160
2 ~ 3개월	160
3 ~ 4개월	200
4 ~ 5개월	200
5 ~ 6개월	200 ~ 220

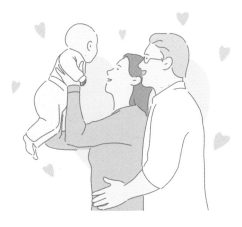

✓ 꼭 체크하고 넘어가세요! 5~6개월

		YES	NO
❶	엉금엉금 기려는 시도를 하나요?	☐	☐
❷	배밀이를 열심히 하나요?	☐	☐
❸	잠깐 앉히면 좌우로 균형을 맞추려 하나요?	☐	☐
❹	팔을 잡고 세우면 다리에 힘을 꼿꼿하게 주나요?	☐	☐
❺	좌우 운동의 분화가 이뤄지나요?	☐	☐
❻	눈과 입과 손의 협조 운동이 이뤄지나요?	☐	☐
❼	주먹손을 입에 넣나요?	☐	☐
❽	그림책을 읽어주면 집중하나요?	☐	☐
❾	동요에 맞춰 도리도리를 하나요?	☐	☐
❿	잼잼과 곤지곤지 놀이를 할 수 있나요?	☐	☐
⓫	좋고 싫음에 대한 표현을 하나요?	☐	☐
⓬	간지럼을 태우면 몸을 비틀며 웃나요?	☐	☐
⓭	거울 속에 비친 자신을 유심히 쳐다보나요?	☐	☐
⓮	통잠을 자기 시작하나요?	☐	☐
⓯	가족이 먹는 음식에 관심을 가지나요?	☐	☐

아이가 잘 크고 있는지 확인해보는 체크리스트입니다. 해당 항목에 체크를 해주세요. 'yes'에 체크하는 개수가 많을수록 아이가 잘 크고 있고, 아이를 잘 케어하고 있다는 뜻입니다.

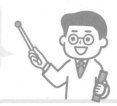

0~1개월
1~2개월
2~3개월
3~4개월
4~5개월
5~6개월
6~7개월

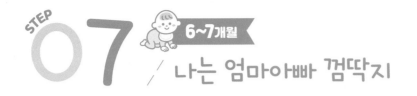

STEP

07

6~7개월

나는 엄마아빠 껌딱지

생후 6개월 표준성장도표		
성별	몸무게	키
남	7.9kg	67.6cm
여	7.3kg	65.7cm

이젠
기고 앉기
시작해요

생후 5개월이 지나면서 아이는 뒤집기를 성공하고 '엎드려뻗쳐' 자세까지 하면서 수없이 엉덩이 들기를 반복한다. 그러다가 생후 6개월이 지나면 앞으로 나아가기 시작한다. 원시 반사밖에 반응하지 못하던 아이가 어느덧 팔을 움직이고, 엉덩이를 들어올리고, 기려고 한다. 이 시기 아이들은 엄마아빠 못지않게 자신에게 주어진 환경에 적응하고, 역할에 충실하기 위해 노력하고 있는 것이다. 엄마아빠는 물론 가족들은 아이의 고군분투를 최대한 응원해줘야 한다. 아이가 가장 원하는 것은 엄마아빠와 가족의 응원이다.

생후 5~6개월에 엎드려뻗쳐 자세가 나온다는 것은 성장이 잘 이뤄지고 있다는 의미다.

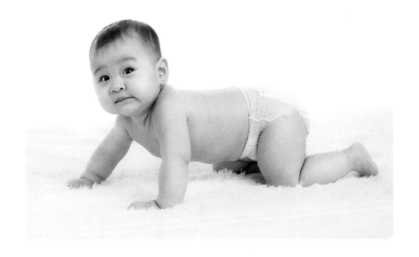

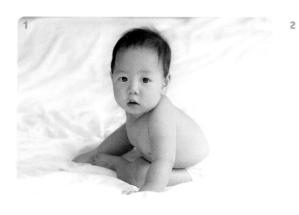
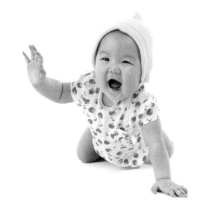

0~1개월

1~2개월

2~3개월

3~4개월

4~5개월

5~6개월

6~7개월

1 생후 6개월이 지나면 아이는 잠깐이라도 앉아 있을 수 있다.

2 아이는 양팔과 양발을 이용해 기기 시작하면서 활동 반경이 넓어진다.

★ 잠깐만요~ 저 앉았어요!

생후 6개월이 지나면 아이를 잠시 앉혀놓았을 때 바로 앞으로 고꾸라지지 않고 뒤로 벌러덩 눕지도 않고 앉아 있다. 앉기가 된다는 것은 척추기립근이 발달했음을 의미한다. 다만 생후 6개월 차에는 앉기가 아직 완성된 단계가 아니므로 자세가 불안하다. 앞쿵뒤쿵을 할 수 있으니 엄마아빠가 앞과 뒤를 잘 받쳐주거나 매트를 깔아줘 큰 부상을 당하지 않도록 주의해야 한다. 앉기가 된다는 것은 성장 발달이 잘 이뤄진다는 의미다. 쑥쑥 자라는 아이가 기특한 만큼 칭찬도 많이 해주면 더욱 좋다.

★ 잠깐만요~ 저 기었거든요!

'엎드려뻗쳐' 자세가 되면서 앞으로 나아가려고 한다. 배밀이가 되는가 싶더니 어느새 양팔과 양발을 이용해 기려고 한다. 그리고 자신이 원하는 곳으로 몸을 이끌고 나아간다. 생후 7개월이 되면 아이는 집 안을 휘젓고 다닐 것이다. 이때는 아이에게 안전하게 돌아다닐 공간을 마련해주는 것이 좋다. 특히 부엌에는 아이가 만져서는 안 될 물건들이 많기에 베이비 가드가 꼭 필요하다. 이 시기에 엄마아빠는 잠시도 아이에게 눈을 뗄 수가 없을 것이다.

손의 힘이 더욱 세져서 어떤
물건이든 움켜 잡을 수 있다.

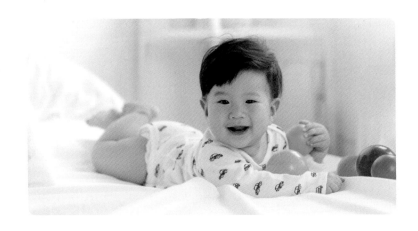

★ 손힘이 더욱 세져요!

아이가 생후 6~7개월이 되면 소근육이 점점 발달하면서 손힘이
더욱 강해진다. 그래서 어떤 물건이든 손을 이용해 잡을 수 있다.
손가락을 미세하게 사용하지 못하지만 손바닥을 이용해 움켜잡는
다. 특히 이 시기의 아이들은 리모컨을 좋아해 손바닥으로 리모컨
버튼을 꾹꾹 누르면서 논다.

엄마아빠가
눈앞에 없으면
엉엉 울어요

생후 6개월이 지나면 아이는 항상 옆에서 자신을 지켜준 주 양육
자에 대한 애착이 강해진다. 만약 엄마와 함께 하는 시간이 많으면
엄마가 애착 대상이 되고, 아빠와 함께 하는 시간이 많으면 아빠가
애착 대상이 된다. 확률적으로 엄마와 함께 하는 시간이 많기 때문
에 엄마와 애착 관계를 형성하는 경우가 많다.

아이는 애착 대상이 눈앞에서 사라지면 바로 찾으며 애타게 우는
데 그 원인은 이 시기부터 아이가 분리불안을 느끼기 때문이다. 분
리불안은 애착 대상으로부터 분리될 때 혹은 분리될 것으로 예상될
때 느끼는 불안감을 말한다. 생후 6개월부터 시작해 생후 12개월이
되면 최고조에 달하는데 아이의 기질과 성격에 따라 오래 지속되기

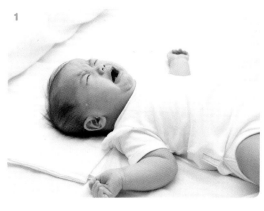

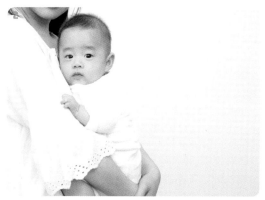

1 생후 6개월 즈음 분리불안이 생기는 시기이기 때문에 아이는 엄마아빠(양육자)에 대한 애착이 강해진다.

2 애착 대상은 아이와 함께 하는 시간이 많은 사람이다. 주 양육자라고 할 수 있다.

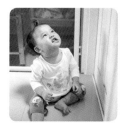

엄마아빠가 화장실 안에 있을 때 아이가 문 앞에서 기다리고 있다는 것은 보이지 않는 부분까지 예측할 수 있는 능력이 생겼다는 의미다.

도 한다.

아이가 생후 6개월이 지나면 애착 대상에 대한 강한 집착을 보이는데 오랜만에 만난 할아버지와 할머니가 안으려고 하면 갑자기 눈물을 뚝뚝 흘린다. 예방접종이나 가벼운 질환으로 내원했을 때 엄마 품에 조용히 안겨 있던 아이에게 의사가 청진기를 대면 자지러지게 울기도 한다. 이를 '낯가림'이라고 한다. 분리불안과 낯가림은 발달 과정에서 정상적으로 나타나는 불안의 종류다. 불안은 어찌 보면 생존에 필요한 자연스러운 감정이라고 할 수 있다.

이럴 때 엄마아빠는 육아 스트레스를 받을 수 있다. 특히 화장실도 제대로 가지 못할 경우, 더욱 그럴 수 있다. 여기서 엄마아빠가 꼭 염두에 둬야 하는 것은 아이의 인지 능력이다. 아이가 기기 시작하면 엄마아빠가 화장실에 가 있는 동안 그 앞으로 기어가 문을 두들길 수 있다. 문은 닫혀 있지만 엄마아빠가 이 문 안에 있다는 것을 아이는 인지하고 있는 것이다. 이는 보이지 않는 부분까지 예측할 수 있다는 것을 의미한다. 즉, 인지 능력이 한 단계 발달한 것이다. 엄마아빠를 힘들게 할 수 있는 행동이 아이의 성장을 의미하는 것이다. 이럴 때는 스트레스보단 아이의 '잘 자람'을 보람차게 느꼈으면 한다. 아이의 성장은 한편으로 엄마아빠의 또 다른 성장이기도 하다.

0~1개월
1~2개월
2~3개월
3~4개월
4~5개월
5~6개월
6~7개월

아이가 껌딱지처럼 붙어 있는 통에 엄마아빠는 화장실도 맘 편히
가지 못합니다. 밥 한번 제대로 먹을 수도 없어요. 부랴부랴 한 술
넘기면 아이가 바로 찾기 때문이지요. 아이 곁을 잠시도 떠날 수
없으니, 이때 엄마아빠는 강한 육아스트레스가 쌓일 수 있어요.
이를 적절하게 풀지 못하면 더 심한 압박을 받을 수 있기 때문에
엄마아빠는 서로의 고충을 대화로 풀어 나감으로써 육아를 균형
적으로 배분하는 것이 좋습니다.

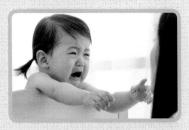

만약 엄마아빠가 화장실을 급하게 가야 하는데 아이가 애타게 찾으며 운다면 어떻게 해야 할까요? 이럴 때 사용
하면 좋은 방법이 있습니다. 일단 화장실로 가면서 아이 이름을 부르며 대화를 나눠보세요. 엄마아빠가 근처에 있
다는 것을 알려주는 것이지요. "엄마 여기 있어~~, 우리 아가는 뭐하고 있어?"라고 대화를 나누듯 이야기를 하는
겁니다. 그러면 아이는 엄마아빠의 목소리를 듣고 안정을 찾으며 울지 않을 겁니다.

이가 나오기 시작해요!

생후 6개월이 지나면 슬슬 유치가 나기 시작하면서 치아 주변이 간
지럽다. 그래서 이 시기의 아이들은 간지러움을 해소하기 위해 장난
감이나 이불을 물거나 잘근잘근 씹는다. 이는 자연스러운 반응이다.

유치는 대략 생후 6개월 즈음에 나기 시작해 생후 20~30개월(제2
대구치)까지 진행된다. 유치가 나는 순서는 아이마다 다른데 내절치
보다 외절치가 먼저 나기도 하고 동시에 나기도 한다. 그렇기에 유
치 순서에 연연해할 필요가 없다.

아이가 생후 6개월이 지나면
슬슬 앞니가 나기 시작한다.

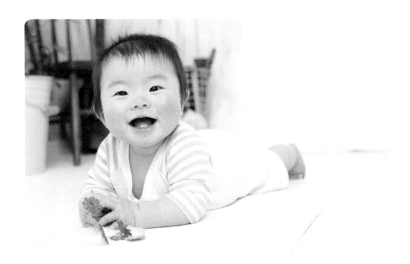

유치와 영구치의 출현 순서

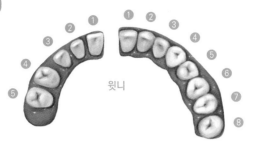

유치

① **내절치** 6~8개월

② **외절치** 8~12개월

③ **견치** 16~20개월

④ **제1대구치** 12~16개월

⑤ **제2대구치** 20~30개월

영구치

① **내절치** 6~8세

② **외절치** 7~9세

③ **견치** 9~13세

④ **제1소구치** 9~12세

⑤ **제2소구치** 10~14세

⑥ **제1대구치** 5~8세

⑦ **제2대구치** 10~14세

⑧ **제3대구치** 16~30세

윗니

아랫니

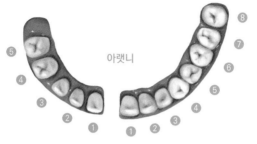

그렇다면 영구치는 언제 나올까? 초등학교 1학년 즈음이 되면 앞니가 빠지면서 그때부터 영구치가 나기 시작한다. 유치가 나기 시작하면서부터 치아 관리를 해줘야 한다. 지식이 자꾸 업데이트 되듯이 치아 관리도 최신 지견이 변하고 있으니 예방접종을 위해 병원에 찾아올 때 소아청소년과 의사에게 문의하기를 권한다.

소아진료실 Tip

♥ 아이의 치아 관리

많은 엄마아빠들이 이가 나기 시작한 아이의 양치 및 치약 사용에 대한 질문을 합니다. 미국 치과학회에서는 생후 6개월이 되면 1,000ppm의 불소치약을 쌀알 크기만큼(만 3세부터는 콩알 크기) 묻혀 하루 2회 닦아주길 권합니다. 엄마아빠의 입장에서 보면 아직 6개월밖에 되지 않은 아이에게 불소치약을 사용하면 헹구기를 잘 못하니 삼키진 않을까 걱정이 되실 거예요. 하지만 이 정도의 양은 아이가 삼키더라도 큰 무리가 없기에 안전하게 사용해도 된다고 합니다.

0~1개월

1~2개월

2~3개월

3~4개월

4~5개월

5~6개월

6~7개월

이유식을
자주 먹어요

생후 6개월부터 본격적으로 이유식을 시작해야 한다. 모유나 분유만으로는 철분 등의 영양이 부족하기 때문에 이유식으로 영양을 공급해야 한다. 알레르기가 있다고 하더라도 이유식은 생후 6개월부터 시작해야 한다. 이유식은 쌀미음에서 시작해 삼키기 쉬운 죽으로 넘어가야 한다. 이유식에 넣는 육류는 철분의 보충과 면역력 향상에 도움이 된다. 이 시기 아이의 하루 고기 섭취량은 10g부터 시작한다. 생후 6~7개월의 이유식은 1일 1~2회고, 7개월이 넘어가면 1일 2회가 적당하다.

특히 생후 6~7개월에는 아이 미각이 발달하기 때문에 맛을 느끼기 시작하므로, 이때 채소나 과일 등 여러 가지 맛에 도전하게 하는 것도 좋다.

이유식 할 때 하루 먹는 고기의 양

개월 수	고기의 양
생후 6~7개월	10g
생후 7~11개월	20~30g
생후 12~24개월	40g

★ 턱받이를 활용

이 시기는 앞니가 나기 시작하면서 이가 간지러워 어느 물건이든 잘근잘근 씹는데 이때 흘리는 침의 양의 많아진다. 더불어 이유식을 먹게 되면 흘리는 양도 만만치 않기에 턱받이를 활용하면 도움이 된다.

★ 빨대컵을 사용

아이가 생후 6개월이 지나면 혼자서 잡고 먹을 수 있는 빨대컵을 사용하는 것이 좋다. 처음에는 그것이 힘들어 빨대컵을 놓치거나

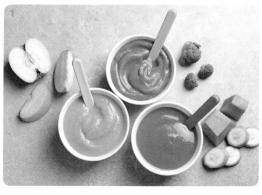

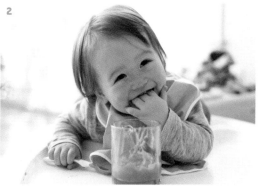

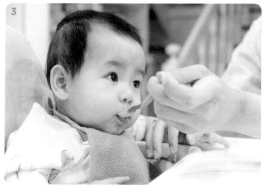

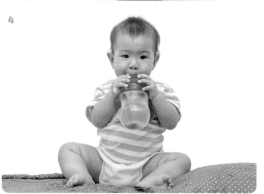

0~1개월

1~2개월

2~3개월

3~4개월

4~5개월

5~6개월

6~7개월

1 생후 6개월부터 모유와 분유만으로 영양이 부족할 수 있기 때문에 이유식을 시작해야 한다.

2 생후 6~7개월부터 아이의 미각이 발달해 맛을 느낀다.

3 유치가 나기 시작하면서 침을 많이 흘리기 때문에 턱받이를 해주는 것이 좋다.

4 젖병을 끊기 위해선 생후 6개월부터는 빨대컵을 사용하는 연습을 해야 한다.

던지기도 하는데 연습을 통해 빨대컵에 익숙해져야 한다. 무언가를 스스로 할 수 있는 자립심을 길러줌과 동시에 젖병을 끊는 데도 도움이 된다. 젖병은 생후 14개월까지 끊어야 하는데 이 시기부터 열심히 연습해야 한다.

소아진료실
Tip

💧 물을 먹는 시기와 섭취량

진료실에서 많이 듣는 질문 하나가 있어요. 물을 먹는 시기와 얼마나 줘야 하는지에 대해서지요.

분유나 모유 이외에 추가적인 물 섭취는 생후 6개월부터 시작합니다. 권장 섭취량은 6개월부터 12개월까진 대략 하루 1컵 정도(200~250cc)이고, 12개월 이후부터 36개월까진 하루 2컵 정도입니다.

6~12개월

12~36개월

이 시기의
메디컬 이슈들

아이가 생후 6~7개월이 되면 큰 질환만 아니라면 크게 걱정할 메디컬 이슈는 없다. 그만큼 아이가 안정적으로 자라고 있다는 의미다. 다만 귀나 눈가에 염증이나 상처가 날 수 있으니 잘 관찰하는 것이 좋다.

★ 철분 부족

일반적인 만삭아에서 생후 3~6개월까지는 체내에 축적된 철분으로 충당이 되지만 6개월이 지나면 철분이 부족해진다. 그래서 이유식을 통한 철분의 보충이 중요하다.

철분이 부족해지면 얼굴색이 하얘지고 다크서클이 짙어진다. 살 먹지 않아서 몸무게가 늘지 않고, 감기에도 자주 걸리고, 입술 양옆이 갈라지면서 손톱이 숟가락처럼 움푹 들어간다. 또 통잠을 자지 못해서 자주 깬다.

철분 부족은 혈액검사를 통해서 진단할 수 있다. 사혈침 같은 바늘로 손끝에서 채혈하는 방법은 정확도가 떨어지기 때문에 혈관에서의 채혈을 권장한다. 철분이 결핍되어 빈혈이 진단되면 철분제를 복용해야 한다. 일반적인 복용 기간은 최소 3개월 이상이고 회복이 더디면 1년 이상 복용하기도 한다. 철분제 복용시 위장장애나 변비가 나타날 수 있으니 수분 섭취에 신경써야 한다. 비타민C가 풍부한 과일이나 과즙은 철분의 흡수를 도와주고, 우유 성분은 철분의 흡수를 방해한다. 생후 12개월이 지나면 우유를 먹게 되는데, 철분제와 우유를 동시에 먹지 않도록 한다.

 철분 부족시 나타나는 증상

✓ 얼굴이 희고 다크서클이 짙다.

✓ 잘 먹지 않고 몸무게가 잘 늘지 않는다.

✓ 감기에 자주 걸린다.

✓ 통잠을 자지 못하고 자주 깬다.

✓ 입술 양옆이 갈라진다.

✓ 손톱이 숟가락처럼 움푹 들어간 형태다.

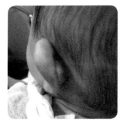
귀가 간지럽기 때문에 귀를 자주 만져 염증을 일으키곤 한다.

★ 귀 염증

　　생후 4개월 무렵부터 시작된 귀 만지기는 이 시기가 되면 더욱 심해진다. 귀를 너무 자주 만져서 피가 나고 상처가 생기기도 한다. 생후 6~7개월의 아이들의 경우 귀 염증 때문에 진료실을 찾는 경우가 많다. 다행인 것은 병의 원인이 귀에 있는 것이 아니라 소근육과 대근육의 발달로 귀를 자주 만져서 생긴 것이기 때문에 크게 걱정하지 않아도 된다. 다만 귀 입구에서 진물이 나온다면 외이도염일 가능성이 있으니 꼭 전문의의 진료를 받는 것이 좋다. 귀뿐만 아니라 눈 주위에도 상처가 날 수 있으니 잘 관찰해야 한다.

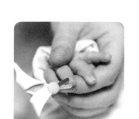
아이 손톱과 발톱을 바짝 깎지 않는 것이 좋다.

★ 손톱을 깎을 때 주의

　　엄마아빠에게 있어 아이 손톱과 발톱이 성인처럼 자란다는 사실은 다소 생소한 경험일 수 있다. 하지만 아이도 어엿한 생명체이므로 무엇이든지 자란다. 아이의 손톱과 발톱이 자라면 깎아줘야 하는데 너무 조그마해서 깎기가 겁나기도 한다. 행여나 아이 살에 상처라도 낼까 싶어 아이 손톱과 발톱을 자르려고 하면 바싹 긴장감이 돈다. 그래서 아이가 잠들었을 때 손톱과 발톱을 잘라주는 것이 좋다.

　　아이의 손톱과 발톱은 너무 바짝 깎지 않는 것이 좋다. 자칫 잘못해서 아이 살을 자를 수도 있다. 행여 그렇다 하더라도 생후 2개월부터는 파상풍 예방접종을 하기 때문에 큰 걱정을 하지 않아도 된다. 손톱과 발톱을 잘못 잘라 상처가 나게 되면 항생제 연고를 발라주면서 상처 관리를 하는 것이 좋다.

★ 고관절 탈구

　　엄마아빠가 아이에게 옷을 입힐 때 어깨관절에서 뚝 하는 소리가 날 때가 있다. 엄마아빠가 기저귀를 갈아줄 때 무릎관절에서 뚝 하

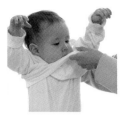

연골과 뼈가 다 발달한 상태가 아니기 때문에 어깨나 무릎에서 뚝 하는 소리가 날 수 있다.

는 소리가 날 때도 있다. 이는 아직 관절이 약하기 때문에 나는 소리다. 소리가 나는 부분을 잡고 돌릴 때 아이가 아파하지 않는다면 크게 문제가 될 것이 없다. 다만 고관절에서 소리가 나거나 딸깍하는 진동이 느껴진다면 고관절 탈구일 수 있으니 소아청소년과 의사의 진료를 받아야 한다.

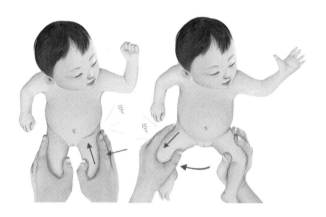

소아진료실 Tip

🔽 염증과 상처는 항생제 연고로

귀나 얼굴에 상처가 났다면 집에 있는 항생제 연고를 면봉에 묻혀서 하루 2차례 발라주면 상처 회복에 도움이 됩니다. 항생제 연고는 병원 진료 후에 처방을 받아 구입해도 되고, 병원 진료 없이 바로 약국에서 구매하실 수 있습니다.

🔽 예방접종과 독감접종

생후 6개월에 시행할 예방접종은 일단 생후 2개월과 생후 4개월에 시행했던 폐렴구균, 펜탁심, 로타 접종(로타릭스는 2회 접종)과 같습니다. 거기에 더해서 B형간염 3차를 접종해야 합니다.
매년 9월 중순부터 독감접종을 시행하는데 독감접종을 시작하는 나이는 생후 6개월부터입니다. 독감접종을 처음으로 맞는 첫 해에는 한 달 간격으로 2회를 접종합니다. 그다음 해부터는 매년 1회입니다.

✓꼭 체크하고 넘어가세요! 6~7개월

❶ '엎드려뻗쳐' 자세를 할 수 있나요?　　　　YES ☐　　NO ☐

❷ 잠깐이라도 혼자서 앉을 수 있나요?　　　　YES ☐　　NO ☐

❸ 기어서 앞으로 나아가나요?　　　　YES ☐　　NO ☐

❹ 손으로 물건을 쥘 수 있나요?　　　　YES ☐　　NO ☐

❺ 엄마아빠가 없으면 바로 우나요?　　　　YES ☐　　NO ☐

❻ 엄마아빠를 찾아 돌아다니나요?　　　　YES ☐　　NO ☐

❼ 유치가 나기 시작했나요?　　　　YES ☐　　NO ☐

❽ 이유식을 시작했나요?　　　　YES ☐　　NO ☐

❾ 빨대컵을 사용할 수 있나요?　　　　YES ☐　　NO ☐

아이가 잘 크고 있는지 확인해보는 체크리스트입니다. 해당 항목에 체크를 해주세요. 'yes'에 체크하는 개수가 많을수록 아이가 잘 크고 있고, 아이를 잘 케어하고 있다는 뜻입니다.

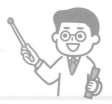

0~1개월
1~2개월
2~3개월
3~4개월
4~5개월
5~6개월
6~7개월

출산한 지 한 달 정도 됐어요. 아이가 자주 울어서 그때마다 수유를 하곤 하는데 너무 잘 먹여요. 다 먹고 나서도 입을 쩝쩝거려서 더 먹여요. 그러다 보니 1시간마다 수유하면서 하루 1,000cc 이상 먹이는데 우리 아이는 왜 이렇게 잘 먹을까요?

과다수유로 순식간에 과체중이 될 위험이 있습니다.

신생아는 입에 뭔가가 들어오면 배가 고프지 않아도 반사적으로 빨게 됩니다. 초보 엄마들이 이 부분에서 많은 실수를 하지요. 아이가 입을 쩝쩝거리는 것을 배가 고픈 것으로 오해하는 겁니다. 그러다가 너무 잦은 수유를 하게 되는데 이를 '과다수유'라고 합니다. 이로 인해 아이의 게워냄(역류)이 심해지고 아이는 순식간에 과체중이 되곤 하지요. 아이가 입을 쩝쩝거리는 것을 배가 고픈 것으로 생각해선 안 됩니다. 생후 1개월이 된 아이의 회당 수유량은 120~150cc 정도이고, 하루 수유 횟수는 6회 정도입니다.

생후 45일이 된 아이 코에서 쇳소리, 콧소리가 너무 많이 나서 소아청소년과 병원에서 진료를 받아 처방받은 감기약을 먹였는데도 좀처럼 나아지지 않아요. 코딱지 때문에 힘들어하는 아이가 안쓰러운데 병원을 옮겨야 할까요?

감기가 아니라 비강이 좁아 나는 소리입니다.

신생아를 둔 엄마아빠가 가장 많이 하는 질문이 무엇인지 아시나요? 바로 신생아의 콧소리입니다. 아이가 코를 그렁거려서 감기에 걸린 것 같다는 얘기는 거의 모든 엄마아빠가 하십니다. 그렇다면 모든 신생아가 다 감기일까요? 아닙니다. 신생아는 비강이 좁은데 거기에 역류까지 있어서 콧소리나 그렁거리는 소리가 유독 많이 납니다. 이는 정상적인 소견이고 약을 먹어도 호전되지 않습니다. 조금 더 성장하면 저절로 해결될 일이니 크게 걱정하지 않으셔도 됩니다.

생후 2개월이 된 아이 머리를 만지다가 귀 뒤쪽의 두피에서 작은 콩알 같은 알갱이가 만져졌어요. 이것이 무엇일까요? 당장 병원에 가봐야 할까요?

병적인 질환이 아니라 정상적인 머리 구조물입니다.

이 증상으로 병원을 찾는 엄마아빠들이 많습니다. 만져보면 대략 5mm 전후의 작은 사이즈 덩어리로, 아이가 아파하진 않습니다. 이것은 '경부림프절'인데 정상적인 머리 구조물입니다. 사람마다 사이즈나 위치가 다르고, 감기에 걸리면 좀 더 커지는 경향이 있지만 질환이 아니라서 치료를 하지 않습니다. 병적인 질환이 아니니 크게 걱정하지 않으셔도 됩니다. 언제 없어지냐는 질문도 하시는데 머리 구조물이기 때문에 없어지는 것이 아닙니다.

생후 3개월이 된 아이가 항상 정면으로 누워 있다 보니 뒤통수 부분이 탈모처럼 머리숱이 적어요. 성장해서도 뒤통수의 머리숱이 적으면 어떡하죠?

생후 3개월 된 아이 예방접종을 하러 소아청소년과를 찾았는데 내시경을 통해 본 아이 고막을 보고 깜짝 놀랐어요. 귀지가 꽉 차서 고막이 보이지 않더라고요. 당장이라도 빼주고 싶은데 괜찮을까요?

생후 6개월이 된 아이가 아직까지 고개를 못 가누고 뒤집기도 못해요. 또래 아이보다 늦는 것 같은데 어떻게 하면 좋을까요?

**성장하면 다시 머리가
풍성하게 자랍니다.**

**귀지로 소리가 안 들리거나
염증이 생기는 것이 아니니
그냥 두시는 것이 좋을 것 같습니다.**

**발달 지연을 의심된다면
전문의의 발달 평가를 받아보세요.**

종종 듣는 질문입니다. 베개에 닿는 부분에 머리카락이 빠져 있어서 마치 탈모처럼 보입니다. 그러나 성장 과정에 뒤척이면서 자면 그 자리에 머리가 다시 납니다. 그것도 정상적으로 풍성하게 머리카락이 자라니 걱정하지 않으셔도 되세요. 그리고 배냇머리를 깎아줘야 하냐는 질문도 많이 듣지만 이는 엄마아빠의 자율에 맡기겠습니다. 다만 꼭 깎아줘야 할 이유는 없습니다.

아이의 외이도는 엄청 작습니다. 귀 내시경인 '이경'이 간신히 들어갈 정도입니다. 이경은 작은 구조물을 확대해서 모니터에 보여주는데 그것을 보고 꽉 차 있다고 생각한 것입니다. 실제로는 굉장히 작은 먼지조각입니다. 귀지가 있다고 해서 소리가 안 들리거나 염증이 생기거나 하지 않으니 그냥 두셔도 크게 문제가 될 것이 없습니다. 오히려 무리해서 파내려고 하면 외이도나 고막에 상처가 생길 수 있습니다. 아이의 외이도가 커져서 귀지 빼기가 수월해질 때까지 그냥 지켜보는 것이 좋습니다.

생후 6개월이 되면 아이가 정상적으로 목을 가누고, 뒤집고, 되집고, 잠깐 앉기까지 되어야 하는 월령입니다. 생후 4개월부터 시작되는 목 가누기가 6개월이 돼서도 불완전하다면 발달 지연을 의심해봐야 합니다. 소아청소년과 혹은 재활의학과에서 전문의의 발달 평가를 받아보길 권합니다. 운동치료가 필요할 수도 있습니다.

예방접종 일정표

💉 필수 예방접종

대상 전염병	백신 종류 및 방법	0개월	1개월	2개월	4개월	6개월	12개월	15개월	18개월	24개월
결핵	BCG(피내용)	1차								
B형간염	HepB	1차	2차			3차				
디프테리아	DTaP			1차	2차	3차		4차(추가) *만 4세~만 6세 5차(추가)		
디프테리아	Td/Tdap			*만 11세부터 만 12세까지 6차(추가)						
폴리오	IPV			1차	2차	3차				
b형헤모필루스 인플루엔자	PRP-T/HbOC			1차	2차	3차	4차(추가)			
페렴구균	PCV(단백질결합)			1차	2차	3차	4차(추가)			
페렴구균	PPSV(다당질)			*24개월부터 만 12세 사이 고위험군에 한하여 접종						
홍역 유행성이하선염 풍진	MMR						1차			
수두	Var						*만 4세부터 만 6세 사이 2차 접종			
A형간염	HepA						1~2차(36개월 전까지 가능)			
일본뇌염	JE(사백신)						1~3차(만 6세 4차, 만 12세 5차 추가 접종)			
일본뇌염	JE(생백신)						1~2차(36개월 전까지 가능)			
사람유두종 바이러스	HPV4(가다실) HPV2(서바릭스)			*만 11세부터 만 12세 전까지 1차와 2차 접종						
인플루엔자	Flu(사백신)					생후 6개월 이후부터 만 4세까지 매년 접종				
인플루엔자	Flu(생백신)			*생후 24개월부터 만 4세까지 매년 접종						

💉 기타 예방접종

대상 전염병	백신 종류 및 방법	0개월	1개월	2개월	4개월	6개월	12개월	15개월	18개월	24개월
결핵	BCG(경피용)	1차								
로타바이러스	RV1(로타릭스)			1차	2차					
로타바이러스	RV2(로타텍)			1차	2차	3차				

출처 질병관리청 예방접종도우미

BCG
0개월

소아결핵을 예방하는 접종으로 생후 4주 이내 맞아야 한다. BCG 접종약은 피내용과 경피용이 있는데 피내용은 5~7mm의 팽진이 생기며, 경피용은 도장처럼 생긴 것으로 두 번을 찍는다. 이 둘의 차이는 흉의 유무와 접종 비용이다. 소아청소년과 의사와 상의한 뒤 어떤 방법을 선택할지 결정한다.

B형간염
0개월　1개월　6개월

B형간염 바이러스에 감염되어 발생하는 간의 염증성 질환이다. 임산부가 B형간염 표면항원(HBsAg) 양성인 경우 출생 후 12시간 이내 B형간염 면역글로불린(HBIG) 및 B형간염 백신을 동시에 접종한다. 이후 생후 1개월 및 6개월 차에 2차와 3차를 접종한다.

디프테리아 diphtheriae
0개월　1개월　6개월
15~18개월　만4~6세　만11~12세

외독소를 생성하는 디프테리아균 감염에 의한 급성 감염 질환이다. 백신 접종을 받지 않았거나 불완전하게 접종했을 경우 디프테리아에 감염됐을 때 심각한 감염증이 발생할 수 있다. 예방접종을 했을 경우 증상이 없거나 인후염 등의 증상만 보인다. DTaP-IPV 혼합백신으로, 디프테리아, 파상풍, 백일해, 폴리오 등을 예방할 수 있다.

파상풍

상처 부위에서 증식한 파상풍균이 번식과 함께 생산해내는 신경독소가 신경세포에 작용해 경련성 마비와 통증을 동반한 근육 수축을 일으키는 감염성 질환이다.

백일해

보르데텔라 백일해균에 감염되어 발생하는 호흡기질환으로 발작, 구토, '흡' 하는 소리 등의 증상이 동반되며 14일 이상 기침을 일으킬 수 있다. 1세 미만의 사망률이 가장 높다.

폴리오
2개월　4개월　6개월

폴리오바이러스에 의해 급성 이완성 마비를 일으키는 질환이다.

DTaP-IPV

DTaP와 IPV 백신 대신 디프테리아, 파상풍, 백일해, 폴리오 등을 예방하는 혼합백신이다. 이 경우 기초 3회는 동일 제조사의 백신으로 접종하는 것이 원칙이나 DTaP는 제조사에 관계없이 선택하여 접종이 가능하다.

b형헤모필루스 인플루엔자

`2개월` `4개월` `6개월`
`12개월`

b형헤모필루스인플루엔자(Haemophilus influenzae type b, Hib)에 의한 침습성 질환으로 비말 감염 또는 감염자의 호흡기 분비물과 직접 접촉에 의해 전파되어 상기도로부터 감염이 시작된다. 이를 예방하기 위해 생후 3개월부터 5세 미만의 모든 소아에게 PRP-T/HbOC 백신을 접종한다. 5세 이상은 b형헤모필루스인플루엔자 감염 위험성이 높을 경우(겸상적혈구증, 비장 절제술 후, 항암 치료에 따른 면역 저하, 백혈병, HIV 감염, 조혈모세포이식 등)에 접종한다.

폐렴구균

`2개월` `4개월` `6개월`
`12개월`

폐렴구균에 의한 침습성 질환으로, 호흡기 비말을 통해 직접 접촉에 의해 전파된다. 생후 15개월 전까지 PCV(단백결합) 백신을 4차까지 맞고, 고위험군에 한해 24개월부터 만 12세까지 접종이 가능하다.

홍역

`12~24개월` `만 4~6세`

홍역 바이러스에 의해 발생하는 급성 유행성 전염병으로 전염성이 강하다. 발열이나 콧물, 결막염, 홍반성 반점, 구진 등이 복합적으로 나타난다. MMR 백신을 접종하면 홍역을 예방할 수 있고, 한 번 걸린 후 회복되면 평생 면역력을 갖는다.

이하선염

`12~24개월` `만 4~6세`

유행성이하선염 바이러스(Mumps virus)에 의한 이하선염으로, 15세 이하에서 발생할 확률이 85%다. 백신의 사용으로 발생 빈도가 감소하고 있다. MMR 백신을 통해 예방할 수 있다.

풍진

`12~24개월` `만 4~6세`

풍진 바이러스에 의한 급성 감염성 질환으로, 귀와 목 뒤의 림프절 비대와 통증으로 시작되어 얼굴과 몸에 발진(홍반성 구진)과 미열을 동반한다. 임신 초기에 임부가 감염되면 태아에게 선천성 풍진증후군이 나타나 눈, 귀, 심장, 신경계의 이상을 일으킬 수 있다. MMR 백신을 통해 예방할 수 있다.

수두

`12개월`

수두-대상포진 바이러스(Varicella-zoster virus)에 의한 급성 바이러스성 질환으로 급성 미열로 시작되어 발진성 수포(물집)가 생기며 가렵다. Var 백신을 통해 예방할 수 있다.

A형간염

`12~36개월` `12~36개월`

간염 바이러스의 한 종류인 A형간염 바이러스(hepatitis A virus, HAV)에 의해 발생하며, 주로 급성간염에 해당한다. 다른 간염이 혈액을 통해 전염되는 것과는 달리 A형간염은 오염된 음식이나 물을 섭취함으로써 전염된다. HepA 백신으로 예방할 수 있으니 생후 12개월에서 36개월 사이 꼭 접종을 해야 한다.

일본뇌염

`12~36개월` `12~36개월` `12~36개월`
`만 6세` `만 12세`

일본뇌염 바이러스(Japanese encephalitis virus)에 감염된 작고 빨간 뇌염모기가 사람을 무는 과정에서 인체에 감염되어 발생하는 급성 바이러스성 전염병으로, 고열이나 두통, 무기력 또는 흥분 상태 등이 나타난다. 병이 진행되면 중추신경계가 감염되어 의식장애, 경련, 혼수 증상이 나타나고 심하면 사망할 수도 있다. 사백신과 생백신을 통해 예방할 수 있으며 사백신의 경우 만 6세에 4차, 만 12세에 5차 추가 접종을 해야 한다.

사람유두종바이러스

`만 11~12세` `만 11~12세`

사마귀의 원인이 되며 암 발생과도 관련이 있는 바이러스다. 일부는 성적으로 전파되기도 한다. 사람유두종바이러스에 감염되어 지속되면 자궁경부암, 외음부암, 항문암, 구강암, 후두암 등이 발생할 수 있다. 만 11세에서 만 12세에 6개월 간격으로 2회를 접종한다.

인플루엔자

`6개월~만 4세` (매년)

인플루엔자 바이러스에 의한 급성 호흡기 질환으로, 대표적인 질환이 독감이다. 사백신은 생후 6개월부터 만 4세까지 매년 접종하고, 생백신은 24개월부터 만 4세까지 매년 접종한다. 두 백신 모두 접종 첫 해에는 1개월 간격으로 2회 접종한다.

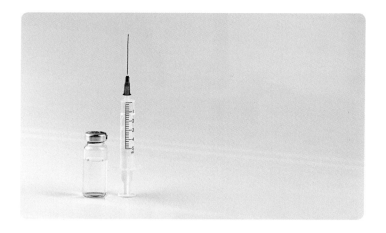

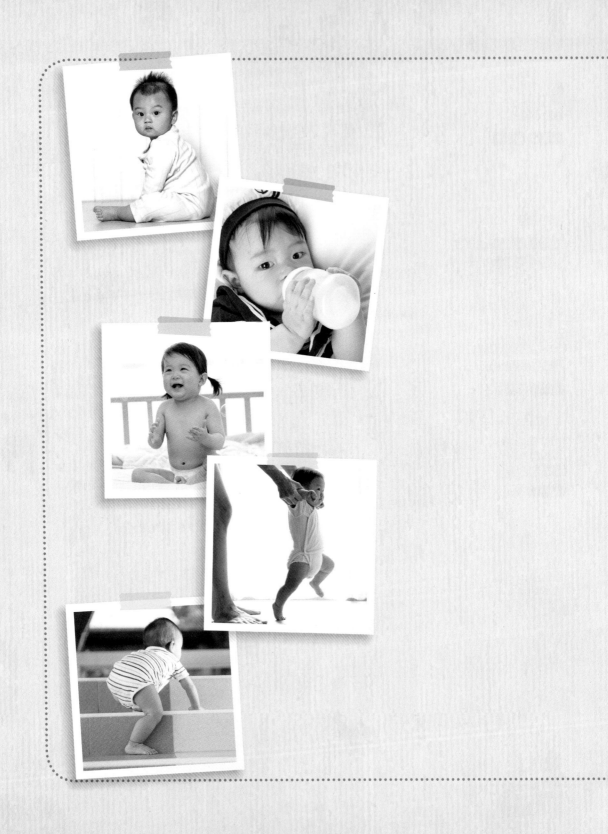

Chapter# 02

가장 소중한 사람인

내 아이 월령별 성장발달
'꼼꼼' 가이드

[7~13개월]

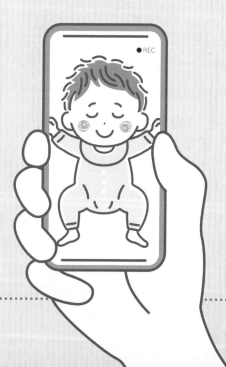

STEP

08

7~8개월

혼자서도 잘 앉아요

생후 7개월 표준성장도표		
성별	몸무게	키
남	8.3kg	69.2cm
여	7.6kg	67.3cm

아이가 생후 7~8개월이 되면
혼자서도 잘 앉는다.

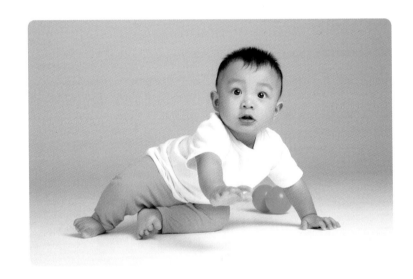

잘 앉고,
잘 기고, 잘 잡고,
서려고 버둥대요

생후 7~8개월이 되면 상반신의 근육과 신경이 점점 발달하면서 아이는 안정적으로 앉게 된다. 그래서 오랫동안 앉아서 장난감을 가지고 논다. 앉는 자세가 안정이 되면 기는 것도 한층 자연스러워진다. 때론 소파나 서랍장을 버팀목으로 삼아 서려고 다리에 힘을 준다.

특히 소파에 손을 대고 혼자서 끙끙 대면서 허리를 올리고 일어서기도 하는데 그 모습이 마치 히말라야 산을 등정하는 것처럼 장엄하기까지 하다. 이 모습을 사진이나 영상으로 찍어두면 아이가 성인이 됐을 때 엄마아빠나 아이에게 소중한 추억이 된다.

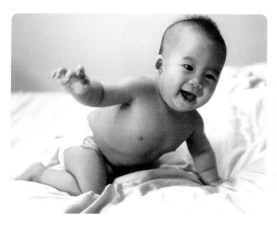
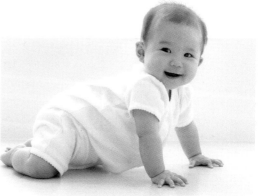

7~8개월

8~9개월

9~10개월

10~11개월

11~12개월

12~13개월

앉은 자세가 완성되면 바로 기는 동작으로 이어진다.

★ 저 잘 앉고 기어요!

엄마아빠가 어느 곳에 아이를 앉혀놓으면 어떤 도움도 없이 혼자서 잘 앉아 있다. 좌우 균형을 잘 맞추고 그 상태에서 장난감을 갖고 놀기도 한다. 앉은 상태에서 기는 것으로 이어지는 동작과 기다가 앉기로 이어지는 동작이 자연스럽게 연결된다. 여기서 엄마아빠가 알아둬야 할 핵심은 누군가가 앉혀주는 것과 스스로 앉는 것은 다르다는 점이다. 생후 7개월이 지나면 스스로 앉을 수가 있다.

앉아 있다가 관심 있는 물건이 보이면 바로 기어가 물체를 잡는다. 이는 이동의 자연스러움을 의미한다. 그만큼 성장이 발달했다는 증거다. 기는 것이 자연스러우면 활동 반경이 엄청 넓어진다. 방이든 거실이든 온 집 안을 헤집고 다닌다. 그렇기 때문에 아이가 기는 시기에 먹어서는 안 되는 것을 흡인, 쿵하고 넘어지는 낙상, 무언가에 맞거나 찔려서 생기는 외상의 위험성이 높아진다. 간혹 엄마아빠가 자신들이 먹으려고 뜨거운 커피를 아이 주변에 놓았다가 그것을 만져 몸에 화상을 입기도 하고, 부엌으로 기어가서 밥솥에서 나오는 수증기에 손을 대 데기도 한다. 안전사고가 많아지는 시기이므로 베이비 가드가 절대적으로 필요하고, 엄마아빠는 아이의 움직임을 놓쳐선 안 된다.

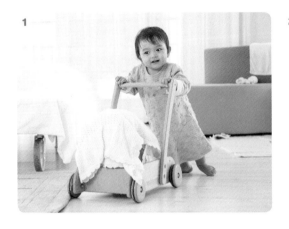
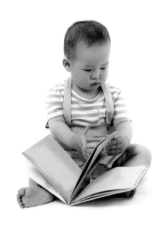

1 보통 아이가 생후 7~8개월이 되면 무언기를 집고 서려고 한다.

2 이 시기의 아이들은 손가락을 사용하게 되면서 물건을 잘 집거나 종이를 찢을 수 있게 된다.

★ 서는 게 재밌어요!

성장 발달이 빠른 아이는 생후 5~6개월부터 서려고 다리를 버둥대는데 보통은 생후 7~8개월에 서려는 준비를 한다. 이 시기에는 아이가 서는 게 재미있는지 자꾸 서려고 한다. 소파가 있으면 그것을 디딤대로 삼고, 서랍장이 있으면 그것을 디딤대로 삼는다. 때론 엄마아빠의 몸을 디딤대로 삼아 서려고 한다. 이 시기부터는 고관절이 안정되기 때문에 엄마아빠는 아이의 욕구를 충족시켜주기 위해 자주 세워줘도 괜찮다.

★ 손가락을 사용해요!

생후 6~7개월이 되면 아이의 손힘이 세지면서 무언가를 콱 쥘 수 있는데 생후 7~8개월이 되면 손가락을 이용해 무언가를 집어 올릴 수 있다. 그래서 리모컨을 찾아 리모컨 버튼을 누르기도 한다. 엄마아빠의 휴대폰을 들어 버튼을 누르기도 한다. 손가락을 잘 사용하는 아이는 그림책을 찢을 수도 있다. 또 혼자서 손으로 먹거리를 쥐고 먹을 수도 있다. 정교한 동작을 하지 못더라도 손바닥과 손가락을 이용해 먹거리를 집어먹을 수 있는 것이다.

7~8개월

8~9개월

9~10개월

10~11개월

11~12개월

12~13개월

이 시기의 아이들은 손가락을 이용하면서 물건을 집어 입으로 가져간다. 특히 방바닥에 떨어진 작은 알갱이를 삼키다 흡인이 될 수도 있다. 콩알이나 땅콩 크기 같은 작은 물건은 입으로 가져가 먹을 수 있기 때문에 아이 주변에는 흡인 위험이 있는 것을 모두 치워야 한다. 특히 알약 같은 것은 잘못 삼켜서 큰 위험을 불러일으킬 수 있기 때문에 약병은 아이 손에 닿지 않는 곳에 둬야 한다.

멀리까지
볼 수 있어요

허리를 펴고 앉게 되면서 아이는 오랫동안 앉아서 놀게 된다. 그런데 이때 아이를 가만히 관찰해보면 시야가 넓어졌다는 것을 알 수 있다. 가까운 곳에 있는 장난감은 물론 멀리 있는 장난감까지 보면서 그것을 잡기 위해 기어서 간다. 이는 시력의 발달과 함께 시야가 상하좌우로 크게 확대됐다는 것을 의미한다. 시야가 넓어진 만큼 궁금한 것도 많은데 이것이 호기심의 원천이 된다.

★ 이것은 뭐야? 저것은 뭐야?

1,2 이 시기의 아이들은 허리를 펴고 앉게 되면서 멀리까지 볼 수 있다.

생후 7~8개월이 되면 아이의 시야가 넓어진 만큼 궁금한 것이 많기 때문에 사물에 대한 관심이 높아진다. 특히 팔로 바닥을 짚고 몸

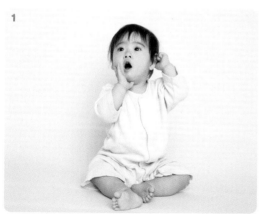

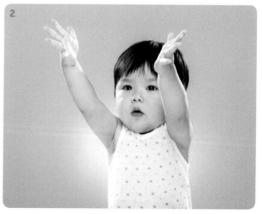

을 지탱하지 않아도 앉아 있을 수 있기 때문에 양손이 자유로워 장난감을 가지고 놀 수 있다. 그리고 기어다닐 수 있기 때문에 그 주변에 있는 사물들은 아이의 흥미를 끄는 대상이 된다. 궁금증은 호기심의 원천으로 주변에 장난감이 많으면 혼자서 노는 시간도 늘어난다. 이 시기에는 딸랑이와 같은 장난감은 시시할 수 있다. 아이의 시각과 청각이나 촉각 등 오감을 자극할 수 있는 복잡한 장난감을 선호하게 된다.

　다만 아무리 아이가 잘 앉고, 잘 긴다고 하더라도 뒤쿵이나 앞쿵을 할 수 있기 때문에 넘어져도 큰 부상이 없도록 매트를 넓게 깔아주는 게 좋다.

자아가 자라나기 시작해요

생후 7~8개월의 아이에게 슬슬 '자아'라는 것이 자라기 시작한다. 앞에서 생후 6개월 전후 거울을 보면서 자신을 인식하기 시작한다고 했는데 이 시기에는 좀더 명확하게 자신에 대해 인지하게 된다.

생후 7개월이 지나면 아이에게 자아가 자라기 시작한다.

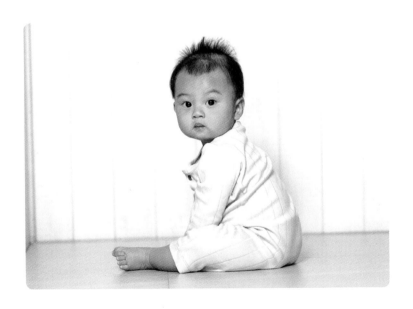

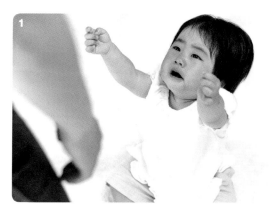
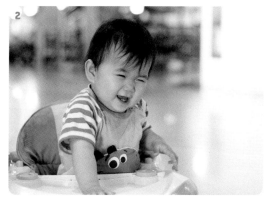

1 아이에게 자아가 싹트기 시작하면서 고집도 생긴다.

2 생후 7~8개월이 되면 엄마아빠의 표정에 따라 아이의 감정 표현도 달라진다.

7~8개월

8~9개월

9~10개월

10~11개월

11~12개월

12~13개월

그래서 엄마아빠가 자신의 이름을 부르면 소리가 나는 방향으로 고개를 돌린다. 이름의 당사자가 자신이라는 것을 이해한 것이다.

★ 저, 고집과 개성이 생겼어요!

아이에게 자아가 자라기 시작하면서 고집도 생긴다. 좋고 싫음에 대한 표현도 좀더 명확해지고 자신의 요구가 통하지 않으면 크게 울거나 보채면서 자기주장을 하기도 한다. 이 시기에는 아이마다 다를 수 있지만 대체로 아이 성격이 나타나기 시작한다. 온화하거나 쾌활하거나 섬세하거나 하는 등의 개성이 표출될 수 있다.

★ 감정 표현이 더 다양해져요

엄마아빠의 표정에 따라 아이의 감정 표현도 달라진다. 엄마아빠가 기쁘면 아이도 기쁘고, 엄마아빠가 슬프면 아이도 슬프다. 그리고 엄마아빠가 놀란 목소리로 누군가와 대화하면 아이도 눈을 동그랗게 뜨고 놀라워한다. 또한 관심이 가는 물건이 생기면 그것에 눈의 초점을 맞추면서 골똘히 그것만 쳐다본다. 흥미를 보이는 것이다. 이처럼 상황에 따라 적절한 감정을 느낀다는 것은 정서적 공감 능력이 한층 발달했다는 의미다.

아이는 엄마아빠가 보이지 않으면 온 집 안을 기어다니면서 애타게 찾는다.

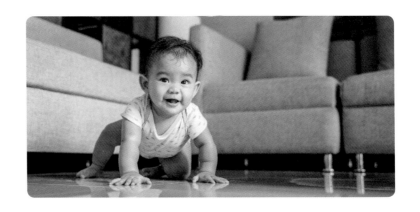

★ 엄마아빠에 대한 강한 애착

생후 6개월 전후 나타난 분리불안 때문에 엄마아빠가 눈앞에 보이지 않으면 갑자기 불안해하면서 엄마아빠를 애타게 찾는다. 기는 동작이 가능해지면서 방안을 다 헤집고 다니면서 엄마아빠를 찾는다. 그리고 점점 더 엄마아빠와 떨어지지 않으려고 한다. 이때 엄마아빠는 아이의 불안을 해소해주기 위해 항상 아이 곁에 엄마아빠가 있다는 것을 알려줄 필요가 있다. 아이 눈에 보이지 않더라도 대화를 통해 엄마아빠가 곁에 있다는 것을 인식시켜야 한다. 그러면 아이는 눈앞에 엄마아빠가 없더라도 자기 근처에 엄마아빠가 있다는 것을 알면서 안정을 찾는다. 엄마아빠의 목소리는 아이의 정서에 큰 영향을 미친다.

소아진료실
Tip

✔ 구강기

생후 7~8개월은 프로이트가 제시한 발달 단계 중 첫 단계인 구강기에 해당합니다. 그래서 무엇이든 입으로 가져가지요. 자기 손가락이나 발가락을 입안에 넣고 즐거워하는 아이들도 많습니다. 장난감도 입으로 탐색을 하지요. 그렇기에 장난감 위생 관리에 신경을 써야 합니다. 장난감 소독은 천연세제인 베이킹소다와 구연산을 물에 섞어 장난감을 그 안에 넣어두고 세척해주면 좋습니다.

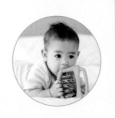

이 시기의
메디컬 이슈들

7~8개월

8~9개월

9~10개월

10~11개월

11~12개월

12~13개월

생후 7~8개월이 되면 아이의 알레르기 반응을 확인하는 것이 좋다. 알레르기가 심하면 큰 부작용이 있을 수 있기 때문에 지금부터 조금씩 아이가 어떤 식품이나 환경에 거부 반응이 일어나는지 체크해두는 것이 좋다.

★ 분유 알레르기

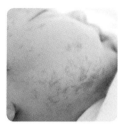

분유 알레르기로 온몸에 발적이 나타나면서 두드러기가 생길 수 있다.

모유 수유만 하던 아이가 처음으로 분유를 먹었을 때 갑자기 입 주변이 붉게 변하면서 온몸에 두드러기가 생길 수 있다. 이는 분유 알레르기로 인한 반응이다. 분유 알레르기는 시기와 상관없이 나타날 수 있으니, 분유를 처음 먹일 때 알레르기 반응을 살펴야 한다. 분유 알레르기는 빠른 처치가 필요하므로 이런 증상이 나타나면 바로 병원에 가서 피부에만 알레르기가 있는지 기도까지 부었는지를 평가하고 적절한 치료를 받아야 한다. 알레르기는 항히스타민제로 치료할 수 있다.

★ 밀가루 알레르기

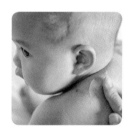

알레르기 반응이 나타나면 항히스타민제로 치료한다.

아이가 이가 나고 이유식을 시작하면서 조금씩 밀가루를 먹게 될 수 있다. 특히 씹기 좋은 국수류를 먹을 수 있기 때문에 이 시기에는 꼭 밀가루 알레르기 반응을 살펴봐야 한다. 이유식에 밀가루를 소량 섞거나 국수 촉감놀이를 통해 국수를 조금 맛보게 한다. 만약 밀가루를 맛보고 바로 알레르기 증상이 나타나면 바로 병원에서 진료를 받아야 한다.

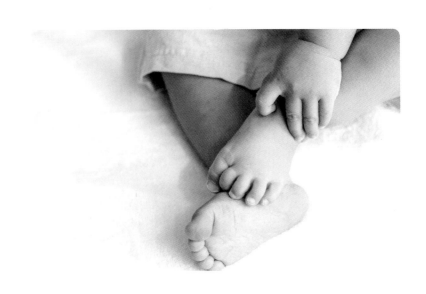

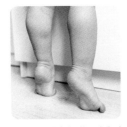

발바닥이 바닥에 닿는 것에 민감한 아이는 까치발을 들어 접촉을 최소화한다.

★ 까치발

많은 엄마아빠들이 '까치발'에 대한 부정적인 시선 때문에 아이가 까치발을 드는 것에 대해 문의를 많이 한다. 까치발은 자폐 스펙트럼 장애를 가진 아이들에게 많이 보이는 증상이기 때문이다. 하지만 아이가 까치발을 든다고 자폐증을 의심할 필요는 없다.

이 시기에 까치발로 서려고 하는 것은 정상적인 발달 과정에 속하고, 까치발을 드는 아이는 평형감각(전정감각)이 예민할 뿐이다. 평형감각은 직진이나 회전 운동을 할 때 가속도에 대한 감각인데 이것이 있기 때문에 사람은 몸의 평형을 이룰 수 있다.

아이가 바로 서기 전까지 발바닥을 바닥에 붙이는 일은 많지 않은데 서게 되면서 발바닥이 바닥에 닿으니 낯설게 느껴질 수 있다. 그래서 접촉하는 면을 최소화하기 위해 까치발을 드는 것이다. 또는 아이가 중심을 잡기 힘들거나 서 있는 것이 익숙하지 않아 까치발을 드는 것일 수도 있다. 다만 만 3세 이상이 되어서도 까치발을 든다면 전문의의 진료를 받아보는 것을 권한다.

✓ 꼭 체크하고 넘어가세요! `7~8개월`

❶ 아이가 혼자서도 잘 앉아 있나요?　　　　　　　　　　YES ☐　　NO ☐

❷ 아이가 잘 기어다니나요?　　　　　　　　　　　　　　YES ☐　　NO ☐

❸ 손가락을 사용해 물건을 잡나요?　　　　　　　　　　　YES ☐　　NO ☐

❹ 무언가를 잡고 서려고 하나요?　　　　　　　　　　　　YES ☐　　NO ☐

❺ 멀리 있는 장난감을 잡기 위해 기나요?　　　　　　　　YES ☐　　NO ☐

❻ 아이가 집 안의 물건들에 관심을 가지나요?　　　　　　YES ☐　　NO ☐

❼ 엄마아빠가 이름을 부르면 소리가 나는 쪽으로 돌아보나요?　YES ☐　　NO ☐

❽ 엄마아빠의 기분에 맞춰 감정 표현이 달라지나요?　　　YES ☐　　NO ☐

❾ 손과 주먹을 입에 넣나요?　　　　　　　　　　　　　　YES ☐　　NO ☐

❿ 자기주장이 강해지고 고집이 생겼나요?　　　　　　　　YES ☐　　NO ☐

⓫ 엄마아빠에 대한 애착이 더 심해졌나요?　　　　　　　YES ☐　　NO ☐

아이가 잘 크고 있는지 확인해보는 체크리스트입니다. 해당 항목에 체크를 해주세요. 1번부터 8번까지 'Yes'에 체크하는 개수가 많으면 아이가 잘 크고 있고 아이를 잘 케어하고 있다는 의미이지만 9번부터 11번까지 'Yes'에 체크하는 개수가 많으면 엄마아빠들이 힘들 수는 있겠지만 크게 걱정하지 않으셔도 됩니다. 발달 과정에서 충분히 나타날 수 있는 일이니 조금 여유 있게 지켜봐주세요.

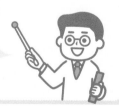

8~9개월

잘 웃고 잘 우는 표정 부자

생후 8개월 표준성장도표		
성별	몸무게	키
남	8.6kg	70.6cm
여	7.9kg	68.7cm

행동반경이 넓어져요!

생후 8~9개월의 아이들은 앉기 자세가 안정적이다. 그리고 몸의 무게를 앞으로 이동해 기게 되면서 행동반경이 넓어진다. 기거나 스스로 몸을 일으키거나 무언가를 잡고 일어서면서 혼자만의 모험을 시작한다. 그런 과정에서 사고도 많이 일어나기 때문에 엄마아빠는 아이의 안선에 주의를 기울어야 한다.

★ 저, 잘 앉아 있어요

아이가 생후 8개월이 지나면 혼자서 앉아 있는 시간이 늘어난다. 앉아 있을 수 있다는 것은 허리의 기립근이 그만큼 발달했다는 증

아이가 생후 8개월이 되면 앉기 자세가 안정적이다.

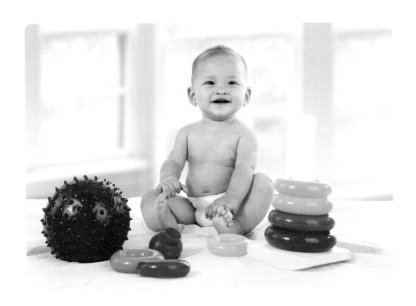

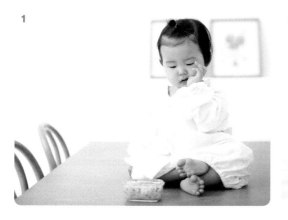
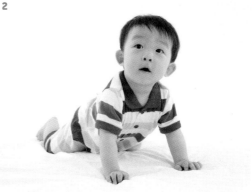

7~8개월

8~9개월

9~10개월

10~11개월

11~12개월

12~13개월

1 낙상의 위험 때문에 가급적 식탁에 올라가는 일을 말리는 것이 좋으나 가끔 아이의 호기심을 충족시켜주는 것도 정서 안정에 도움이 된다.

2 아이가 생후 8~9개월이 되면 양쪽 무릎과 두 팔로 몸의 무게를 지탱할 수 있게 된다.

거다. 다만 이때는 바닥에 손을 짚어 몸의 중심을 맞추기 때문에 등이 사선이 되는데 점점 성장하면서 등을 곧추세울 수 있게 된다.

그리고 아이는 앉아서 주위를 관망하는데 이때 멀리 보기 위해 높은 곳으로 이동하려고 한다. 높은 곳에 올라가서 주위를 관찰하는 것에 흥미가 생긴 것이다. 그래서 테이블이나 상 위에 올라가는 것을 좋아한다. 이럴 때 엄마아빠는 낙상의 위험성이 높고, 식탁이나 상 위에 올라가는 것을 예의에 어긋난다고 생각해 말리는데 이는 자신의 호기심을 충족시키기 위해 하는 본능적인 행동이다. 사고가 일어나지 않는다면 가끔은 그런 욕구를 만족시켜주는 것도 아이 정서에 도움이 된다.

★ 몸을 스스로 일으켜 세워요

이 시기의 아이들은 양쪽 무릎과 두 팔로 몸의 무게를 지탱할 수 있게 되는데 이는 엎드려 있는 것과는 차이가 있다. 기기 위한 준비 자세인 것이다. 아이 스스로 몸을 일으켜 세우고 주변을 돌아보다가 아이의 눈길을 끄는 무언가가 있다면 천천히 기면서 그곳으로 향한다.

이때 아이의 행동을 유심히 관찰해보면 손과 발의 좌우가 동시에 움직이는 것이 아니라 상호교차로 움직인다는 것을 알게 된다.

생후 6개월 전까지는 양발로 당기고, 양발로 밀었다. 하지만 생후 8~9개월이 되면 왼손과 오른발을 앞으로 내밀고, 다음으로 오른손과 왼발을 움직인다. 좌우 운동 기능이 분리되었다는 의미다. 상호교차로 움직여야 한다는 것을 인지한 아이는 점점 안정된 자세로 기어다닌다.

특히 이 시기의 아이들은 장애물 넘기를 좋아해 엄마아빠의 다리를 장애물 삼아 열심히 넘으려고 한다. 이때 베개로 장애물을 만들어 아이가 그것을 넘게 하는 것도 좋다. 앞에 시선을 끌어주는 장난감을 놓아주면 장난감을 만지기 위해 베개 장애물을 열심히 넘고 고지를 향해 나아간다. 그러면서 아이의 운동능력이 높이지고 운동량도 늘어난다. 운동량이 늘어난 만큼 아이의 몸도 좀더 단단해진다. '기기 자세'는 생후 9개월이 넘어가면서 더욱 안정이 되기 때문에 'Step 10'에서 더 자세하게 다룰 예정이다.

★ 저, 일어났어요!

이 시기의 아이들은 몸이 단단해지고 대근육이 발달하면서 무언가를 잡고 일어서는 근력이 생긴다. 사실 '잡고 선다'라는 의미는 허벅지 대퇴근, 엉덩이 근육, 허리 기립근이 모두 발달했을 때 나타나는 발달 단계다.

1,2 아이가 잡고 서는 것은 허벅지 대퇴근, 엉덩이 근육, 허리 기립근이 모두 발달했다는 의미다.

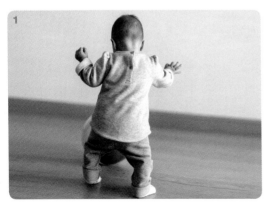
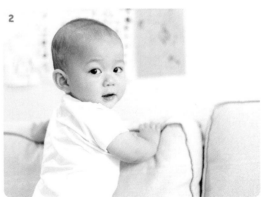

소파 근처에서 놀고 있다면 소파를 디딤대로 잡고 일어서고, 서랍장 근처에서 놀고 있다면 서랍장을 디딤대로 잡고 일어선다. 그리고 그 모습을 봐달라고 주변을 두리번거리면서 엄마아빠를 찾는다. 이럴 때 엄마아빠는 아이의 행동에 최대한 긍정적인 반응을 해줘야 한다. 잘 자라고 있다는 증거다. 또한 아이도 서기 위해 힘을 쓰는 것과 서 있는 것이 재미있는지 자꾸 서려고 한다. 그리고 서 있는 시간도 늘어난다.

★ 쿵하고 넘어질 때가 많아요

아이가 무언가를 잡고 선다는 것은 그만큼 상처나 부상의 위험도 커진다는 의미다. 아직 완벽하게 자신의 몸을 균형적으로 움직일 수 없기 때문에 힘겹게 소파에 오르려다 넘어지거나 올라갔다가 떨어져 머리에 혹이 나기도 한다. 그래서 엄마아빠의 주의가 꼭 필요하다.

아이가 생후 8~9개월이 되면 워낙 호기심이 많고 활동적이라 침대나 소파에서 많이 떨어진다. 소파는 푹신해서 다행이지만 행여 서랍장 모퉁이 각진 곳에 얼굴을 부딪친다면 상처는 심해질 것이다. 일단 머리에 혹이나 상처가 크게 나고, 붓기가 가라앉지 않는다면 반드시 병원에서 진료를 받아보는 것이 좋다. 간혹 두개골의 골절이 될 수도 있기 때문에 전문의의 진찰이 필요하다.

1 이 시기의 아이들은 무언가를 잡고 서는 걸 좋아한다.

2 낙상이나 타박상으로 인해 이마에 큰 혹이 생긴다면 병원에서 진료를 받아보는 것이 좋다.

1
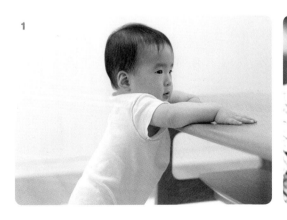

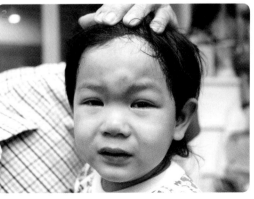

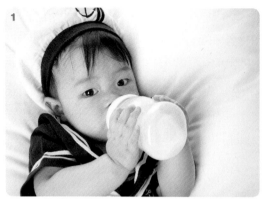
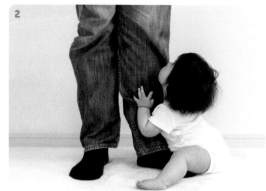

1 생후 8~9개월이 되면 아이는 손가락을 능숙하게 사용하고 양손으로 물건늘 쥐기도 한다.

2 아이는 엄마아빠와 애착 관계를 형성하면서 엄마아빠를 졸졸 쫓아다닌다.

혹이 났다가 바로 들어가고 발진만 남았다면 골절 가능성은 낮기 때문에 가정 내에서 경과를 지켜봐도 무방하다.

★ 양손을 사용할 수 있어요

아이가 안정적으로 앉는 게 익숙해지면 손가락도 능숙하게 사용할 수 있다. 양손으로 물건을 쥐기도 한다. 자신이 원하는 장난감을 옹골지게 쥐면서 손가락으로 탁탁 치면서 만져보기도 한다. 이때 분유 수유를 할 때 젖병을 쥐어주면 양손을 사용해 꽉 쥐고 먹는다.

놀이를 통해 인지 발달을 높여요

아이가 생후 8~9개월이 되면 엄마아빠와 애착 관계가 형성되고, 엄마아빠의 말을 이해하면서 그에 맞는 행동을 할 수 있게 된다. 그리고 낮과 밤을 구별할 수 있다. 이때 놀이를 통해 아이의 인지 발달을 높여줘야 한다.

★ 엄마아빠 뒤를 졸졸 쫓아다녀요

아이는 엄마아빠와 애착 관계가 형성되면서 함께 있는 시간이 많은 양육자의 뒤만 졸졸 쫓아다니는 행동이 점점 심해진다. 엄마아까꿍 놀이나 사라지기 놀이는 아이의 지적 발달에 도움이 된다.

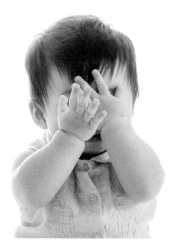

7~8개월

8~9개월

9~10개월

10~11개월

11~12개월

12~13개월

빠가 옆에 없으면 바로 불안한 표정을 짓거나 울어버린다. 그래서 자신이 이동할 수 있는 거리에 엄마아빠가 있다면 바로 기어갈 태세를 취한다. 더불어 낯선 사람에 대한 경계심이 강해진다. 이때 엄마아빠가 아이에게 대화를 많이 시도한다면 아이의 지적 발달에도 도움이 되니, 아이 옆에 항상 엄마아빠가 있다는 사실을 엄마아빠의 목소리로 알려줘야 한다.

★ 까꿍 놀이를 좋아해요

아이가 엄마아빠와 까꿍 놀이를 하면 지적 발달에 도움이 된다. 특히 아이는 기기 시작하면서 자신의 몸을 숨길 공간이 있으면 그곳으로 들어가려 한다. 이때 아이 앞에 가서 "까꿍" 하고 말을 건네면 아이는 재미있어 활짝 웃는다. 그리고 또다시 숨을 곳을 찾는 걸 반복한다. 이때 아이의 행동반경 범위 안에서 눈앞에서 사라지는 놀이를 하면 아이의 단기 기억이 발달한다. 만약 여건이 된다면 베이비 가드(쿠션도 좋음)를 친 아이의 작은 보금자리를 만들어주는 것도 좋다. 그 보금자리에 월령별에 맞는 장난감이 있다면 아이는 비교적 혼자서도 잘 논다.

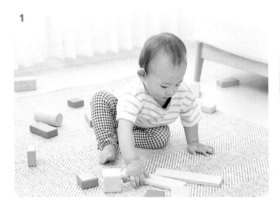
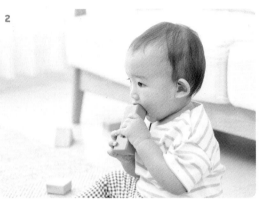

★ 장난감을 가지고 잘 놀아요

앉기 자세가 안정적이 되면 아이는 혼자서 장난감을 가지고 놀수 있게 된다. 장난감 컵을 주면 스스로 손으로 잡고 이리저리 만져보고 돌려보면서 탐색한다. 엄마아빠가 컵을 쌓아놓으면 그걸 손으로 건드려 무너뜨리는데 그것이 재미있는지 계속 반복한다. 손으로 밀면 쌓아둔 컵이 넘어진다는 걸 알고 있기 때문에 하는 행동이다.

그리고 원목 블록을 통해 도형의 형태를 인지하게 된다. 물론 원을 원이라고, 네모를 네모라고 완전히 이해하는 것은 아니지만 자신이 원하는 형태의 물건을 찾기도 한다. 그래서 원목 블록이 담겨있는 통에서 자신이 원하는 모양을 열심히 고른다. 자신이 찾던 게 눈에 들어오면 손가락으로 야무지게 집는다.

그러다가 갑자기 통을 뒤집어 내용물을 쏟아낸다. 이때 나는 소리와 물건이 쏟아지는 시각적 자극을 즐기는 것이다. 이것이 아이의 호기심을 충족했는지 같은 행동을 반복한다. 다만 생후 8~9개월에는 아이가 원목을 탑을 쌓듯이 쌓아올리진 못한다. 손바닥과 손가락을 이용해 움켜쥐기만 가능하다.

놀이를 하면서 엄마아빠가 대화를 많이 하면 아이의 언어 발달에도 도움이 되니, 힘들더라도 놀이를 하는 방법과 효과에 대해 설명

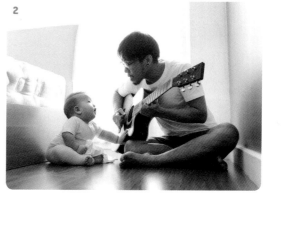

7~8개월

8~9개월

9~10개월

10~11개월

11~12개월

12~13개월

1,2 아이와 놀아주면서 엄마 아빠가 직접 동요를 불러주면 아이의 정서적 안정에 도움이 된다.

해주면서 아이의 행동에 대한 리액션을 해주는 것이 좋다. 놀이의 마지막은 역시 입으로 맛보기다. 아이는 장난감이란 장난감은 다 건드리면서 만져보고 입으로 가져간다. 구강기이기 때문에 만지고 먹어보는 자극을 추구한다. 그래서 이 시기에는 최대한 입으로 빨기에 대한 욕구를 만족시켜야 한다.

한 연구 결과에 따르면 이 시기에 적절한 자극을 주지 못하면 추후 아이가 정서적 불안정을 겪을 수 있다고 한다. 놀이를 통해 아이의 오감을 만족시키면서 아이의 인지와 정서 능력을 높여보자.

★ 엄마아빠가 동요를 직접 불러주세요

생후 8~9개월이 되면 아이의 보고, 듣는 재미가 늘어나기 때문에 동요를 아이에게 많이 틀어주는 것이 좋다. 아이의 언어 발달 속도가 빨라진다. 다만 엄마아빠가 직접 동요를 불러준다면 더 긍정적이다. 아이와 함께 놀아줄 때 엄마아빠가 동요를 불러주면 아이의 정서적 안정에 도움이 될 뿐 아니라 엄마아빠의 다정한 목소리는 평생 잊히지 않는다. 특히 엄마아빠가 동요를 직접 불러주는 것은 언어 발달과 정서적 안정감이라는 두 마리 토끼를 다 잡는 것과도 같다.

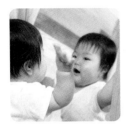
거울은 아이에게 매우 신기한
장난감이다.

★ 저는 거울공주, 거울왕자예요

생후 5~6개월이 되면 아이는 거울을 보면서 자신을 인식하는데 그 후로도 거울은 아이에게 매우 신기한 장난감이다. 거울로 자신을 보는 게 재미있는지 거울 앞에 있는 시간이 늘어난다. 이전까지는 거울에 비친 자신의 모습이 신기했다면 이제는 거울을 즐기는 수준까지 향상된다. 여기도 비춰 보고, 저기도 비춰 보면서 호기심을 충족시킨다. 맘카페에서 공유되는 꿀팁 하나는 아이에게 거울만 쥐어줘도 1시간은 잠시 꿀 같은 휴식을 보낼 수 있다는 것이다. 아이는 거울을 보면서 웃기도 하고 입을 벌리기도 하고 소리를 내기도 한다.

소아진료실 Tip

♥ 엄마아빠의 공동육아

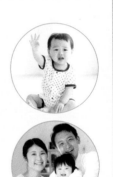

아이는 생후 8~9개월 때 가장 귀여운 시기를 맞이합니다. 포동포동한 살과 함께 얼굴 표정이 다양하고 감정의 표현도 다채롭기 때문이지요. 개인차가 있겠지만 저의 경우 아이를 키우면서 이 시기가 가장 귀여웠다고 생각합니다. 아이가 함박웃음을 지을 때에는 세상 근심이 다 날아가는 기분이었지요. 하지만 이 시기에는 애착 관계에 있는 엄마아빠(양육자)와의 분리불안이 심해지고, 낯선 환경에서 엄마아빠와 떨어지지 않으려고 울기도 하지요. 혹시라도 낯선 사람이 다가오면 엄마아빠 쪽으로 고개를 돌리고 엄마아빠에게 안아달라고 팔을 내밀어요. 불안한 것입니다.

그러다 보니 주 양육자는 하루 종일 아이와 붙어 있게 됩니다. 식사도 제때 하지 못하고 화장실도 맘 편히 가지 못하지요. 생후 8~9개월은 아이가 가장 귀엽지만 육아에 있어 가장 힘든 시기이기도 합니다. 이럴 때일수록 엄마아빠가 공동으로 육아에 임해야 합니다. 만약 아내가 주로 육아를 한다면 남편은 평일 저녁이나 주말에라도 아내 분의 식사를 챙겨주면서 아내의 육아의 힘듦을 조금 알아주면 어떨까요? 간혹 아내를 위한 도시락도 '육아'라는 큰 산에서 독박육아가 아니라 든든한 지원군이 곁에 있다는 것을 알게 해주는 작은 이벤트가 될 것입니다. 만약 아빠가 주로 육아를 하고 있다면 아내가 이렇게 해보면 어떨까요?

특히 맞벌이 부부의 경우 육아의 고충은 더할 것입니다. 그래서 간혹 갈등의 씨앗으로 번질 수 있는데 이럴 때일수록 서로가 서로를 위하는 순간들을 많이 가졌으면 합니다. 엄마아빠가 정서적으로 안정돼야지만 아이도 정서가 안정됩니다.

7~8개월

8~9개월

9~10개월

10~11개월

11~12개월

12~13개월

잘 옹알거리고,
잘 먹고,
잘 자요

아이가 생후 8~9개월이 되면 이가 나기 시작한다. 그리고 아이의 식욕도 늘어난다. 옹알이 실력도 늘어나 꽤 그럴싸한 단어를 내뱉기도 한다. 간혹 엄마아빠라고 부르는 것 같은 느낌도 든다. 그리고 매우 활동적으로 잠을 자기도 한다.

★ 옹알이가 폭발

이 시기에는 옹알이가 폭발적으로 증가하면서 "브~ 므~ 프~"와 같이 입술을 부딪쳐 소리를 내기도 한다. 또한 입술을 부르르 떨며 소리 내는 것을 좋아하기도 한다. 옹알이 중간에 "엄마"나 "아빠" 같은 소리를 내는 것도 같은데 아직까지 확실하게 엄마아빠를 부를 수는 없다. 하지만 혹시 모르는 일 아닐까? 내 아이가 영재일 수도!

★ 어느 순간 이가 3~4개 정도

아이가 생후 6~7개월이 되면 슬슬 앞니가 나오기 시작하면서 생후 8~9개월에는 어느새 아래와 위를 합쳐 3~4개의 이가 나와 있다. 물론 아이마다 차이가 있고, 이가 나는 속도는 제각각이기 때문에 아직 이가 나지 않은 아이도 있을 수 있다. 이가 열심히 올라오다 보니 침을 많이 흘려 입 주변에는 항상 침으로 흥건하다.

1 아이가 생후 8~9개월이 되면 옹알이가 폭발한다.

2 아이가 생후 8~9개월이 되면 어느 순간 이가 3~4개 나와 있다.

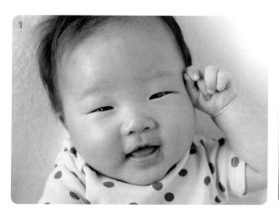

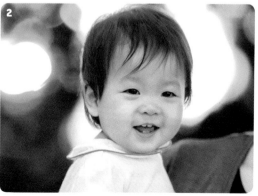

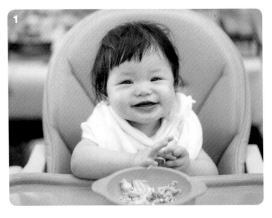
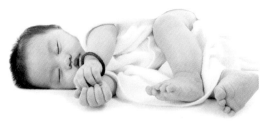

1 아이가 생후 8~9개월이 되
면 잇몸을 이용해 이유식을 으
깨서 먹는다.

2 통잠을 자기 시작하면서 아
이의 수면 자세는 매우 다이내
믹해진다.

★ 이유식은 잇몸으로 으깨서 먹어요

아이가 생후 8~9개월이 되면 입이나 혀를 능숙하게 사용할 수
있다. 그래서 이유식을 먹을 때 잇몸을 이용해 잘게 으깨서 먹는다.
손가락을 사용할 수 있게 되면서 이유식에 덥석 손을 대서 손에 묻
은 이유식을 먹기도 한다. 이때 수저를 사용하게 하는 것이 좋다.
다만 이때는 수저의 용도를 알게 해주는 것만으로도 충분하며, 수
저를 사용하지 못하는 것은 당연하니 아이에게 이를 강요해선 안
된다.

★ 저 맘대로 잘게요

통잠을 자기 시작하면서 아이의 잠은 매우 활동적이 된다. 중간
중간 아이 잠을 확인할 때마다 자는 자세가 달라져 있을 것이다.
바로 누워 자는가 하면 어느 순간 옆으로 누워 있다. 어떨 때는 엎
드려 있기도 하다. 엄마아빠가 많이 하는 문의 중에는 잠버릇도 포
함되어 있다. 너무 여러 자세로 자는 것 같아서 걱정이라는 것이다.
그때마다 걱정하지 말라고 안심을 시키는데 이 시기에 흔히 나타나
는 수면 자세기 때문이다.

7~8개월

8~9개월

9~10개월

10~11개월

11~12개월

12~13개월

♥ 마른 기침

진료를 보다 보면 침 분비가 증가하는 생후 7~9개월 시기에 아이가 마른기침을 한다고 내원해주시는 경우가 유독 많습니다.

'왜 이 시기에 비슷한 증상으로 자주 오는 걸까?'

진찰을 해봐도 특별한 문제는 없는데 왜 이런 증상이 나타나는 것인지 혼자서 많이 생각해봤습니다. 그 결과 저는 침 분비 증가에 의한 침사레라고 생각합니다. 식도와 기도는 서로 가까이에 위치해 있는데 침이 식도로 넘어가지 않고 기도로 약간 흡인이 되면서 사레가 걸리는 것은 아닐까 추정해봅니다.

만약 아이가 마른기침을 하는데 발열이 없다면 기도의 이물을 청소하는 스스로의 반응이니 크게 걱정할 필요는 없을 것 같습니다.

이 시기의 메디컬 이슈들

생후 8~9개월이 되면 아이의 운동능력이나 몸이 대칭적으로 균형이 잘 맞는지 관찰해야 한다.

★ 휜 다리

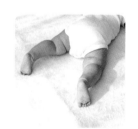

출생시부터 만 2세까지 다리가 안으로 굽는 O자 다리 형태를 보인다.

이 시기 아이들은 다리가 휘어 있거나 O자 다리일 수 있다. 그래서 많은 엄마아빠들이 진료실을 찾을 때마다 이 부분을 문의하는데 그에 대한 대답은 '연령에 따른 다리 각의 변화'의 개념에서 찾을 수 있다. 출생시부터 만 2세까지 다리가 정상적으로 안으로 굽는 O자 다리 형태를 보인다. 그러다가 만 2세에서 만 4세까지는 바깥으로 휘는 X자 다리 형태를 보인다. 우리가 원하는 11자 다리 형태는 만 6세 이후에야 나타나게 된다. 그러므로 2세 미만에서 O자 다리를 보인다 하더라도 양쪽 다리가 대칭적이라면 대부분은 정상이라고 할 수 있다.

전문의 진료가 필요한 경우는 시간이 지날수록 다리의 휨 정도가 더 심해지거나 좌우 대칭이 맞지 않거나 키가 유난히 작을 때다.

시간이 지날수록
다리의 휨 정도가
더 심해졌을 때

좌우 다리의
대칭이 맞지
않을 때

키가
유난히
작을 때

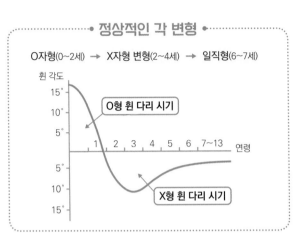

O자형(0~2세) → X자형 변형(2~4세) → 일직형(6~7세)

휜 각도

O형 휜 다리 시기

연령

X형 휜 다리 시기

★ 구루병

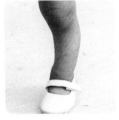

구루병은 다리의 휨 정도가 일반적인 경우보다 심하다.

비타민 D의 결핍으로 뼈에 변형이 오는 구루병은 다리의 휨의 정도가 일반적인 경우보다 심하다. 엑스레이와 혈액검사를 통해 진단할 수 있으니 의심이 되면 소아청소년과 전문의 진료를 먼저 받아보기를 권한다.

★ 감기 바이러스

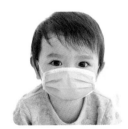

생후 6~8개월은 엄마한테 받은 '면역글로불린G'라는 항체가 가장 적어지는 시기라서 아이가 감기에 잘 걸릴 수 있다.

세균과 바이러스에 대해 저항력이 있는 '면역글로불린G'라는 항체는 아이가 엄마의 태반을 통해 전달받는다. 그래서 출생시에는 엄마와 동일한 양의 면역글로불린G를 가지고 있기 때문에 감기에 잘 걸리지 않는다. 하지만 출생 이후 아이의 면역글로불린G는 그 양이 점점 줄어들어 대략 생후 6~8개월에는 가장 적어진다.

특히 이때부터 아이의 외출이 잦아지기 때문에 바이러스 혹은 세균에 노출될 수 있다. 그래서 본격적으로 감기에 걸리기 시작하는 월령이다. 감기에 걸린 아이는 대략 2주간 감기를 앓으며 스스로 항체를 만들어가는데 아이가 감기에 걸려 발열이 동반된다면 반드시 병원에서 치료를 받아야 한다

✓꼭 체크하고 넘어가세요! 8~9개월

7~8개월

8~9개월

9~10개월

10~11개월

11~12개월

12~13개월

❶ 앉는 자세가 안정적인가요?　　　　　　　YES ☐　　NO ☐

❷ 몸을 스스로 일으켜 세우나요?　　　　　　YES ☐　　NO ☐

❸ 무언가를 잡고 일어서려고 하나요?　　　　YES ☐　　NO ☐

❹ 양손을 사용할 수 있나요?　　　　　　　　YES ☐　　NO ☐

❺ 애착 대상을 졸졸 쫓아다니나요?　　　　　YES ☐　　NO ☐

❻ 까꿍 놀이를 좋아하나요?　　　　　　　　YES ☐　　NO ☐

❼ 다양한 장난감을 가지고 노나요?　　　　　YES ☐　　NO ☐

❽ 거울에 관심을 보이나요?　　　　　　　　YES ☐　　NO ☐

❾ 입술을 부딪쳐 소리를 내나요?　　　　　　YES ☐　　NO ☐

❿ 이가 3~4개 나왔나요?　　　　　　　　　YES ☐　　NO ☐

⓫ 이유식을 잇몸으로 으깨서 먹나요?　　　　YES ☐　　NO ☐

⓬ 잠버릇이 매우 활동적인가요?　　　　　　YES ☐　　NO ☐

아이가 잘 크고 있는지 확인해보는 체크리스트입니다. 해당 항목에 체크를 해주세요. 'yes'에 체크하는 개수가 많을수록 아이가 잘 크고 있고, 아이를 잘 케어하고 있다는 뜻입니다.

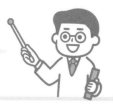

9~10개월

호기심 폭발, 자율성 폭발

생후 9개월 표준성장도표		
성별	몸무게	키
남	8.9kg	72.0cm
여	8.2kg	70.1cm

잘 기고,
잘 일어나고,
잘 움직여요

생후 9개월이 지난 아이는 네 발로 잘 기면서 활동성이 높아진다. 그리고 무언가를 잡고 일어나는 횟수가 늘어나고, 일어서서 두 다리로 체중을 지탱한다. 엄지와 검지손가락을 이용해 물건을 집는다.

★ 악어처럼 네 발로 기어요

생후 9개월이 지난 아이들은 두 팔과 두 무릎을 교차해가며 '네발기기'를 한다. '네발기기'는 양팔로 당기고 배로 밀면서 전진하는 '배밀이'와는 다르다. 양손과 양 무릎으로 체중을 지지한 상태에서 복근과 몸통 근육을 이용할 수 있어야 '네발기기'가 가능하다. 이때 아이의 행동을 유심히 관찰해보면 손과 발의 좌우가 동시에 움직이는 것이 아니라 상호교차로 움직인다는 것을 알게 된다. 생후 6개

아이가 생후 9개월이 지나면 두 팔과 두 무릎을 교차해가며 네 발로 긴다.

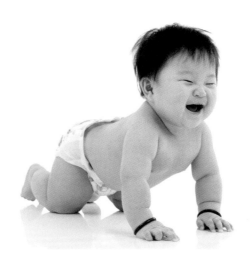

네 발로 기기 전에 세 발로 기는 아이들도 있다.

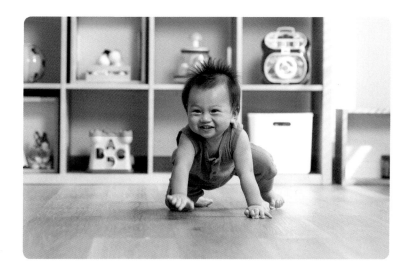

7~8개월
8~9개월
9~10개월
10~11개월
11~12개월
12~13개월

월 전까지는 양팔로 당기고, 양발로 밀었다.

하지만 아이가 생후 9개월이 지나면 평균적으로 왼손과 오른발을 앞으로 내밀고, 다음으로 오른손과 왼발을 움직인다. 확실하게 좌우 운동 기능이 분리되었다는 의미다. 여기서 중요한 것은 서로 반대쪽의 팔과 다리가 교차로 움직여야 하므로 머리에서 어려운 처리과정을 거쳐서 나타나는 반응이라는 점이다. 그만큼 몸의 균형과 인지 능력이 발달했음을 의미한다. 네 발로 기기 전에 양팔과 한쪽 무릎만 사용해 기는 것을 '세발기기'라고 한다. '네발기기'가 완성되기 전에 세 발로 기는 아이들이 종종 있다.

어른이 '네발기기'로 5분만 기어도 복근이 자극됨을 느끼고 땀이 송글송글 맺힌다. '네발기기'는 대표적인 전신운동으로 팔과 다리 근육뿐만 아니라 복근, 둔근 등 전신의 근육을 다 사용할 수 있다. '네발기기'는 이동 속도의 진일보를 가져온다. 그로 인해 아이의 행동반경이 넓어지고 기동력이 좋아진다. 마음에 드는 장난감이 눈에 보이면 순식간에 이동해 손으로 잡는다.

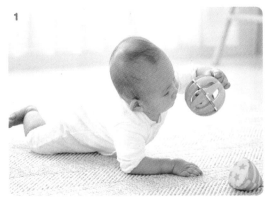
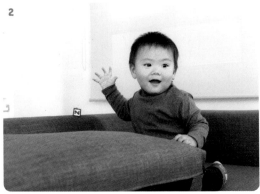

1 관심 있는 장난감이 보이면
아이는 빠른 속도로 기어간다.

2 이 시기의 아이들은 소파를
잡고 일어서다가 소파에 앉기
까지 하는데 이는 대근육이 발
달했기 때문에 가능한 것이다.

★ 두 다리로 일어서서 버텨요

아이는 네 발로 기기가 숙달되면서 관심 있는 장난감이 보이면 빠른 속도로 기어간다. 그렇게 집 안을 기어다니다가 무언가를 잡고 일어서기 시작한다. '잡고 일어서기'는 생후 8~9개월부터 시작하는데 9개월이 지나면 횟수가 늘어난다. 그리고 두 다리로 몸을 지탱해 버티는 시간도 늘어난다. 특히 이 시기의 아이들은 소파를 잡고 일어서다가 소파에 앉기까지 한다. 이는 생후 8~9개월에 장애물을 넘어서는 연습을 통해 대근육이 점점 발달했기 때문이다. 그럴 때마다 엄마아빠는 아이의 성장에 박수를 쳐주며 응원해야 한다. 그렇게 되기까지 아이는 혼자서 힘을 쓰며 노력한 것이다.

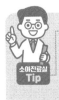

소아진료실
Tip

생후 9~10개월의 아이를 키우는 분들 중 배밀이나 기는 모양새가 조금 이상하다고 문의하는 엄마아빠들이 많이 있습니다. 한쪽 다리를 끌면서 기는 아이도 있고, 한쪽 다리만 세우고 기는 아이도 있습니다. 이때 저는 다리와 고관절을 살펴보고 특별한 문제가 없다면 조금 여유 있게 지켜보는 입장입니다.

몇 달 뒤 정상적으로 기는 모습이 나오는 경우가 대부분이거든요. 그렇기 때문에 아이의 기는 모양새가 조금 이상해도 크게 걱정할 일은 아니니, 안심하셔도 됩니다. 이때 소파에 기어오르기, 베개를 장애물 삼아 타고 넘기 등 운동을 시켜주면 '네발기기'가 좀더 빨리 완성될 수 있습니다.

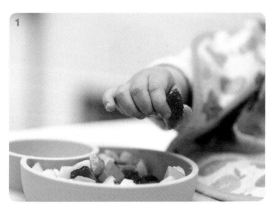
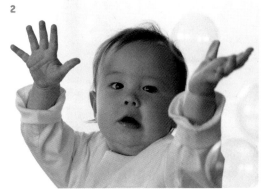

7~8개월

8~9개월

9~10개월

10~11개월

11~12개월

12~13개월

1 아이가 생후 9개월이 지나면 '집게잡이'가 가능하다.

2 생후 9~10개월이 되면 아이의 호기심이 높아지기 때문에 오감을 충족시켜주는 놀이를 하는 것이 좋다.

★ 엄지와 검지를 이용해 물건을 집어요

생후 9개월이 지나면 아이는 엄지와 검지손가락을 이용해 물건을 집는다. 콩처럼 작은 사물도 손가락을 이용해 핀셋처럼 잡을 수 있다. 소근육이 발달하는 과정에서 '집게잡기^{pincer grasp}'라는 중요한 단계가 나오는 시기가 바로 생후 9~10개월이다.

호기심과 자율성이 폭발해요

생후 9~10개월이 되면 아이는 호기심이 높아지기 때문에 궁금한 것이 참 많다. 그래서 무언가를 주면 혼자서 이것저것 만져보고 맛을 보고 뒤집어엎는 등 탐색 활동이 이어진다. 호기심과 자율성이 높아지고, 소리나 감촉 등에 민감해지는 시기이기 때문에 시각, 청각, 후각, 촉각, 미각 등을 충족시키는 놀이를 통해 아이의 감각 발달을 촉진시켜야 한다.

★ 감각을 만족시키는 놀이로 오감을 발달시켜요

아이가 생후 9~10개월이 되면 활동성이 높아지기 때문에 공 하나를 주면 잘 가지고 논다. 공을 만지거나 굴리면서 오랫동안 탐색 작업에 들어간다. 공이 움직이면서 시각적 자극을 주고, 공에서 느껴지

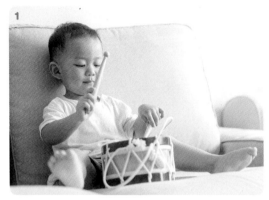 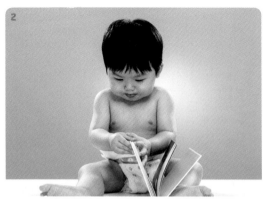

1 아이에게 장난감을 주면 오 랫동안 탐색 작업을 하는데 이 과정에서 인지 능력이 높아 진다.

2 이 시기의 아이들은 책을 만 지고 놀면서 책이 주는 시각 적, 청각적, 촉각적 자극을 즐 긴다.

는 감촉에서 촉감이 자극된다. 이 과정에서 인지 능력이 높아진다.

놀이용 막대기 2개를 주면 양손으로 막대기를 따로 쥐고 어딘가 에 치면서 소리를 낼 수도 있다. 마치 악기를 연주하듯 소리를 내는 데 이때 나는 소리에 청각이 자극된다.

★ 책장 넘기는 것을 좋아해요

앉기가 안정화되면서 아이에게 그림책을 주면 혼자서 책장을 열 심히 넘긴다. 제법 양손으로 야무지게 책을 잡고 넘기는데 자세히 살펴보면 책장을 넘기는 소리와 감촉, 달라지는 색의 변화에 집중 하고 있다는 것을 느낄 수 있다. 책이 주는 시각적인 자극과 손의 느낌, 종이끼리 부딪히는 소리를 좋아하는 것이다. 이 시기 아이들 이 좋아하는 것은 팝업책이다. 책을 펴면 손을 흔든다던지, 그림 속 물체가 움직인다던지 하는 입체적인 그림책에 흥미를 느낀다. 다만 손으로 다 뜯기 때문에 책이 오래가진 못한다.

★ 궁금한 것은 못 참아요

이 시기의 아이들은 호기심과 궁금증이 높아서 집 안의 모든 물건 들을 찾아보고 만져봐야 한다. 사물을 탐색하는 능력이 발달해서 아이가 생후 9개월이 지나면 조용히 사고를 치기 때문에 엄마아빠는 항상 안전에 신경써야 한다.

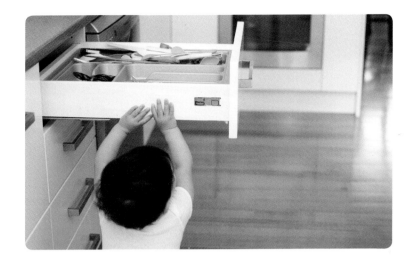

7~8개월
8~9개월
9~10개월
10~11개월
11~12개월
12~13개월

작은 부분까지 손으로 만져보고 눌러보면서 탐색한다. 그리고 아이는 엄마아빠의 행동을 유심히 살펴보기 때문에 엄마아빠가 서랍장을 열고 닫는 모습에 관심을 보인다. 그래서 닫혀 있는 서랍장을 열려고 노력한다. 그 안에 무언가가 있다는 것을 인지하고 있는 것이다.

서랍장을 열면 그 안에 있는 모든 것을 다 꺼낸다. 또한 서랍장 문을 열고 닫는 것이 재미가 있는지 계속 그 동작을 반복하기도 한다. 이때 누르면 소리가 나는 악기나 전화기 장난감 등을 갖고 놀게 하면 아이의 지적 호기심을 높여줄 수 있다.

작은 틈을 보면 그 안에 뭐가 있을지 궁금해하기도 한다. 소파 밑에 뭐가 있는지 한참을 쳐다보기도 한다. 소파 아래에 보이지 않는 공간이 있다는 것을 인지하고 있다는 의미다.

이 시기의 아이들은 조용히 사고를 친다. 호기심이 왕성해서 관심이 생기는 물건이 보이면 바로 돌진한다. 그리고 몸이 들어갈 수 있는 틈만 있으면 네 발로 기어 기어코 들어가본다. 들어갈 때는 쉽게 들어갔지만 나올 때는 쉽지가 않기 때문에 안전사고도 자주 발생한다. 또 구석이란 구석은 다 들어가고 구멍이란 구멍은 다 손으로 만져보고 넣어봐야 직성이 풀린다.

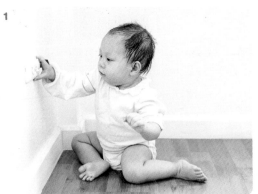
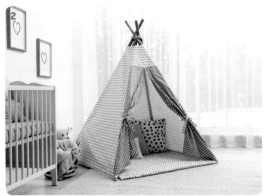

1 아이의 안전사고를 예방하기 위해 콘센트에는 보호덮개를 씌워야 한다.

2 이 시기 아이들은 구석이나 막혀 있는 공간을 좋아하기 때문에 종이상자나 작은 텐트를 이용해 아이만의 공간을 만들어주면 안락감을 느낀다.

그래서 안전사고를 예방해야 하는데 콘센트에 손이나 젓가락을 넣지 못하게 콘센트보호덮개를 해주고, 방문에는 손이 끼이지 않게 손끼임방지 장치를 설치해주면 좋다. 엄마아빠는 아이의 안전에 최대한 주의를 기울여야 한다. 아이가 조금이라도 위험하다고 생각되면 엄마아빠는 슈퍼맨처럼 다가가서 아이를 구해야 한다. 아이에게 엄마아빠는 절대적인 존재기 때문이다.

특히 이 시기의 아이들은 구석이나 좁은 틈, 막혀 있는 공간을 좋아한다. 종이상자나 작은 텐트를 이용해 요새를 만들어주면 안락감을 느끼면서 시간이 가는 줄 모르게 논다. 종이상자나 작은 텐트는 비교적 안전하기 때문에 엄마아빠는 잠시나마 휴식을 취할 수 있다.

인지와 정서 능력이 발달해요

아이가 태어나서 성장하는 동안 사물이나 상황에 대해 느끼는 감정 상태를 '정서'라고 한다. 정서는 '1차 정서'와 '2차 정서'로 나뉘는데 '1차 정서'는 기쁨, 슬픔, 분노, 공포, 놀람 등을 말하고 '2차 정서'는 인지 능력과 자아의식의 복잡한 감정인 수치, 부러움, 죄책감, 자부심 등을 말한다. '1차 정서'는 신생아 때 나타나고, '2차 정서'는 첫돌이 지난 이후에 나타나는데 생후 6개월이 지나면서 아이

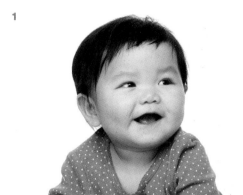

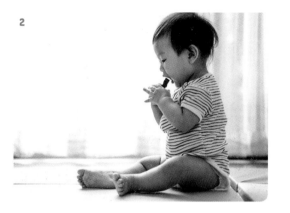

7~8개월

8~9개월

9~10개월

10~11개월

11~12개월

12~13개월

1 기쁨, 슬픔, 분노, 공포, 놀람 등이 해당하는 '1차 정서'는 신생아 때에 나타난다.

2 아이는 바닥에 있는 물건을 집어 입으로 가져가기 때문에 위험한 물건은 미리미리 치워두는 것이 좋다.

의 정서를 안정시키는 것이 중요하다.

이 시기의 아이들은 자유롭게 기어다니기 때문에 잠시도 눈을 뗄 수가 없다. 아이의 탐색 행동은 위험하거나 지저분한 물건을 입에 넣기도 하는데 엄마아빠는 그 모습에 질색하며 "안 돼!"라고 말한다. 이는 아이에게 위축감을 줄 수 있다. 이럴 때는 아이 눈앞에 위험한 물건이 보이지 않도록 치워두고, 무조건 "안 돼!"라고 말하면서 호기심을 떨어뜨리지 말고, 위험한 행동에 대해선 그렇게 하면 안 되는 이유를 설명하면서 아이를 설득해야 한다. 아이의 호기심은 아이를 성장시키는 원동력이니, 엄마아빠는 이 본능을 자유롭게 펼치도록 도와줘야 한다.

★ 엄마아빠를 부를 수 있어요

하루하루가 다르게 옹알이가 발전하는데 "마~ 바~ 모~"와 같은 자음이 들어간 소리를 낼 수 있고 "엄마"나 "아빠"라는 소리를 낼 수 있다. 소리를 낼 뿐만 아니라 엄마에게는 "엄마, 맘마"라고 부르고, 아빠에게는 "아빠"라고 부를 수 있다. 엄마아빠의 존재를 확실하게 인지한 것이다.

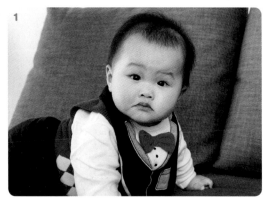
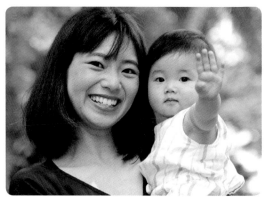

1 호명반응은 아이마다 시기
가 다를 수 있다.

2 엄마아빠가 "바이바이"라고
말을 건네고 손을 흔들면 아이
도 따라서 손을 흔든다.

★ 자기 이름을 인지해요

생후 7~9개월까지 아이는 자기 이름을 인지한다. 그래서 아이 이름을 부르면 왜 불렀냐는 듯 쳐다본다. 이를 '호명반응'이라고 한다. 다만 호명반응의 시기는 아이에 따라 다를 수 있다.

최근 이 시기의 아이를 키우는 엄마아빠들이 호명반응이 뚜렷하지 않아 걱정하는 사례가 많았는데 사실 이 시기의 호명반응은 약할 수 있다. 또한 아이가 뭔가에 집중해 있다면 엄마아빠의 부름에 즉각적인 반응을 보이지 않을 수도 있다. 호명반응이 뚜렷하지 않을 때 주의 깊게 관찰해야 하는 시기는 12개월 이후부터니, 조금 더 지켜보는 것이 좋다.

★ 빠이빠이를 할 수 있어요

엄마나 아빠와 헤어질 때 "빠이빠이"라고 말을 건네고 손을 흔들면 아이도 따라서 같이 흔들어준다. 그리고 옹알이로 "빠이빠이"라고 하는 것 같기도 하다. 이는 엄마나 아빠의 말이나 동작에 반응하는 상호작용이다. 사회성이 그만큼 발달했다는 의미다.

★ 이유식을 거부하기도 해요

생후 9~10개월은 자율성이 높아지기 시기다. 그래서 이 시기의 아이들은 이유식을 먹고 싶지 않을 때 고개를 돌리거나 싫다는 표정을 짓는다. 종종 엄마아빠가 떠주는 것이 못마땅해 자신이 직접 숟가락을 잡고 먹으려고 한다. 종종 이 시기에 있는 아이를 키우는 엄마아빠들이 진료를 받기 위해 병원에 찾아오면 "잘 먹던 이유식을 거부해요"라고 걱정을 하는데 이는 이유식의 문제라기보단 뭔가 마음에 들지 않아 발생하는 거부 의사다. "내가 먹고 싶을 때 먹을게요" 혹은 "내가 직접 숟가락으로 먹고 싶어요"라는 자율성의 표현일 수도 있다.

그리고 종종 생떼를 부리기도 하는데 이는 자기 마음대로 뭔가가 잘 돌아가지 않아 마음이 불편하다는 의미일 수 있다. 자율성은 아이의 성장 발달 과정에서 나타나는 중요한 변화기 때문에 자연스럽게 받아들여야 한다.

다만 이시기에 주의할 점은 아이에게 좀더 편안하게 밥을 먹이기 위해 TV나 스마트폰으로 동영상을 보여주는데 이는 좋지 못하다. 또는 아이가 이유식을 거부한다고 강제로 먹이거나 졸졸 쫓아다니면서 먹이는 것은 오히려 악영향을 미칠 수 있다. 영상을 보기 위해, 엄마의 관심을 받기 위해 더 먹기를 거부할 수 있다.

이 시기의 아이들은 이유식을 거부하거나 생떼를 쓰는 경우가 종종 있다.

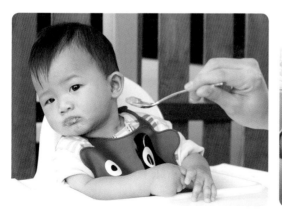
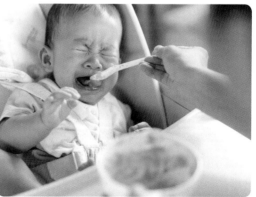

7~8개월

8~9개월

9~10개월

10~11개월

11~12개월

12~13개월

만약 아이가 이유식을 거부하면 아이의 자율성을 존중해 먹이지 않는 것이 좋다. 그리고 다른 음식으로 보상하지 않도록 한다. 자신의 선택으로 배고픔의 시간을 스스로 견뎌야 한다는 사실을 알게 해줘야 한다.

특히 엄마아빠는 정해진 시간에 밥을 먹을 수 있도록 규칙을 정하는 것이 좋다. 엄마아빠가 아이를 양육할 때 필요한 것은 '일관성'이다. 아이가 식사 시간에 집중해서 밥을 먹어야 배가 고프지 않다는 것을 스스로 깨닫게 해줘야 한다. 이런 과정을 통해 바른 식사 예절을 배울 수 있다.

아직 아이가 생후 9~10개월밖에 되지 않았는데 벌써부터 식사 예절을 가르치는 게 너무 빠르지 않을까 하는 생각도 들겠지만 식사 예절은 빠른 시기에 익히는 것이 좋다.

이 시기의 메디컬 이슈들

★ 영상중독을 일으키는 조기 미디어 노출

최근 유튜브 사용자의 증가로 우리나라도 돌 미만 아이들의 미디어 노출이 증가되는 경향이다. 미국소아과학회에서는 공식적으로 18개월 미만의 아이들에게 미디어 노출을 절대 금지하도록 권고하고 있다. 엄마아빠가 아이를 편안하게 밥을 먹이기 위해 또는 자신들이 편안하게 밥을 먹기 위해 혹은 엄마아빠가 볼일을 보기 위해 아이에게 미디어를 이용하면 안 된다는 의미다.

연령이 낮은 아이들의 미디어 노출은 요즘 문제가 되고 있는 영상 중독의 원인이 될 수 있고, 양육자와의 애착 형성에도 악영향을 미친다. 최근 우리나라에서도 이 문제에 대해 심각성을 인지하고 생후 4~6개월 영유아검진 때부터 미디어 노출에 주의하도록 설명하고 있다. 생후 24개월(2돌) 이후의 아이들인 경우 미디어 시청 시간에 대해 원칙을 정해놓고 시청할 수 있도록 하고, 수면 전에는 시청을 금해야 한다.

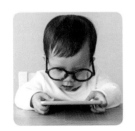

생후 18개월 미만의 아이들은 미디어 노출을 시키지 않는 것이 좋다.

7~8개월

8~9개월

9~10개월

10~11개월

11~12개월

12~13개월

✓ 꼭 체크하고 넘어가세요! 9~10개월

① 네 발로 기나요?   YES ☐   NO ☐

② 뭔가를 잡고 일어나 두 다리로 버티나요?   YES ☐   NO ☐

③ 관심 있는 장난감이 보이면 기어가서 잡나요?   YES ☐   NO ☐

④ 소파에 기어 올라가 앉는 일이 종종 있나요?   YES ☐   NO ☐

⑤ 엄지와 검지손가락을 이용해 물건을 집나요?   YES ☐   NO ☐

⑥ 놀이 도구를 탐색하나요?   YES ☐   NO ☐

⑦ 작은 틈이나 소파 밑에 들어가나요?   YES ☐   NO ☐

⑧ "엄마"나 "아빠"를 부를 수 있나요?   YES ☐   NO ☐

⑨ 아이 이름을 부르면 쳐다보나요?   YES ☐   NO ☐

⑩ 엄마아빠의 동작을 따라 하나요?   YES ☐   NO ☐

⑪ 이유식을 거부하거나 생떼를 쓰나요?   YES ☐   NO ☐

아이가 잘 크고 있는지 확인해보는 체크리스트입니다. 해당 항목에 체크를 해주세요. 'yes'에 체크하는 개수가 많을수록 아이가 잘 크고 있고, 아이를 잘 케어하고 있다는 뜻입니다.

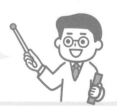

10~11개월

드디어 홀로 서요!

생후 10개월 표준성장도표		
성별	몸무게	키
남	9.2kg	73.3cm
여	8.5kg	71.5cm

혼자서 탐험을 시작해요!

생후 10~11개월의 아이들은 기어다니는 것에 자신감이 붙고 그것에 기인해 무언가를 짚고 설 수 있다. 목부터 다리까지 운동능력이 발달했기 때문에 가능한 것이다. 기어서 계단을 오르기도 한다. 여기서 좀더 성장이 빠른 아이는 벽을 짚고 뒤뚱거리며 몇 걸음 걷기도 한다. 손가락도 더욱 능숙하게 사용하고 손힘도 강해지기 때문에 스위치를 비틀거나 버튼을 누를 수 있다. 그리고 앉아서 장난감을 가지고 노는 것도 좋아하지만 좀더 다이내믹한 놀이 도구에 관심을 가진다.

★ 저, 혼자서 섰어요

생후 10개월 이전에는 아이가 기어다니면서 집 안을 활보했다면

생후 10~11개월이 되면 아이는 두 다리로 몸을 지탱하며 설 수 있다.

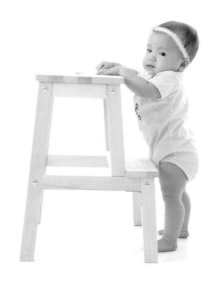

164

생후 10~11개월이 되면 기는 것에서 만족하지 않고 서려고 한다. 그것이 재미있는지 계속 무언가를 잡고 서려고 한다.

★ 저, 꽃게처럼 걸어요

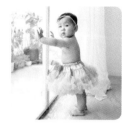
무언가를 잡고 선 채로 옆으로 이동할 수 있다.

아이가 무언가를 의지해 서는 것에 자신감이 붙으면 소파나 탁자, 또는 베란다 창문을 잡고 옆으로 이동까지 한다. 한 발 한 발 옆으로 옮겨서 이동하는 모습은 흡사 꽃게의 걸음과 비슷하다. 이때 무언가를 잡고 있는 상태에서 바닥에 있는 물건을 잡기 위해 허리를 안정적으로 굽히기도 한다. 즉, 서 있는 상태에서 자세를 낮출 수 있게 된 것이다.

★ 계단을 기어오를 수 있어요

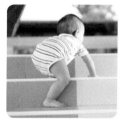
운동능력이 발달해 온몸을 이용해 계단을 올라가기도 한다.

아이는 다리와 허리가 튼튼해지면서 집 안을 기어다니며 활보하다가 턱이 진 곳도 잘 넘어가고, 계단이 있는 집의 경우 그것도 올라갈 수 있다. 누군가는 가족들이 잠시 눈을 돌린 순간 2층으로 올라가는 계단을 기어오르는 아이를 발견하고 깜짝 놀랐다고 한다. 계단을 오를 수 있다는 것은 아이의 운동능력이 그만큼 발달했다는 의미도 있겠지만 위험도 그만큼 높아진다는 것을 말한다. 그러니 엄마아빠는 아이의 안전사고에 만반의 준비를 다 해야 한다. 월령이 높을수록 위험도 높아진다.

★ 손으로 집어먹어요

생후 9~10개월부터 아이는 엄지와 검지손가락을 이용하기 시작하는데 생후 10~11개월이 되면 작은 음식을 손으로 집어 입속에 넣을 수 있다. 그래서 엄마아빠는 이유식 외에 핑거푸드를 준비해서 아이가 손가락을 사용할 수 있도록 도와줘야 한다. 소근육 발달에도 도움이 된다. 특히 아이는 생후 9개월부터 음식에 대한 흥

7~8개월
8~9개월
9~10개월
10~11개월
11~12개월
12~13개월

핑거푸드는 소근육이 발달하는 생후 8~10개월 사이에 시도해보는 것이 좋다.

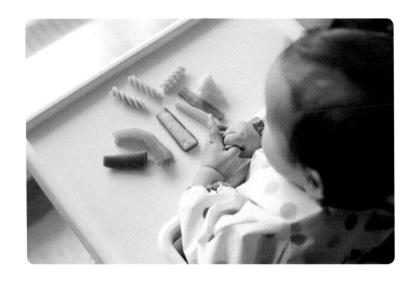

미가 시작되기 때문에 생후 10개월이 지나면 음식 맛을 알게 해주는 것이 좋다. 핑거푸드는 삶은 감자나 단호박처럼 부드러운 음식부터 시작한다. 아이가 직접 손으로 집어먹을 수 있기 때문에 자립심을 길러주며 음식의 다양한 맛을 알 수 있는 흥미로운 식사 시간이 될 수 있다. 다만 목에 걸릴 수 있는 알갱이가 있는 음식은 핑거푸드로 맞지 않다. 그리고 단맛이 너무 강한 음식은 아이가 그것에 익숙해져 다른 맛을 느끼지 않으려고 한다. 채소 본연의 단맛만을 느끼게 해주는 것이 좋다.

놀이를 통해 인지 발달을 높여요!

생후 10~11개월이 되면 아이의 기억력과 인지 능력이 더욱 발달한다. 그리고 활발하게 몸을 움직이면서 호기심과 자율성이 점점 높아진다. 이 시기에는 잔디가 있는 공원이나 놀이방 등에서 실컷 놀게 해주는 것이 좋다. 지금보다 비교적 공기가 맑고 환경이 깨끗했을 때는 놀이공원의 모래밭에서 실컷 모래를 만지면서 촉감놀이가 가능했는데 지금은 다소 꺼리는 경향이다. 하지만 공원은 모래,

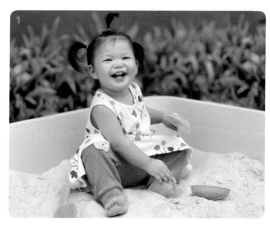
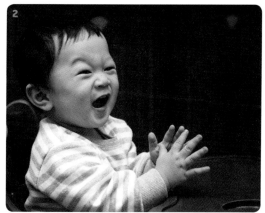

7~8개월

8~9개월

9~10개월

10~11개월

11~12개월

12~13개월

1 공원은 모래, 물, 바람 등의 촉감을 느낄 수 있는 곳이다.

2 짝짝꿍은 생후 10개월이 되어야 할 수 있는 어려운 놀이다.

물, 바람 등의 촉감을 느낄 수 있기 때문에 공원에서 놀게 해주는 것만으로도 아이의 오감이 발달한다. 요즘은 놀이방 시설이 좋아서 그곳에서 실컷 촉감놀이를 해주는 것도 인지 발달에 도움이 된다.

★ **짝짝꿍을 하면서 좋아해요**

생후 10개월이 지나면 손가락을 능숙하게 사용하고 손힘도 강해진다. 그리고 양손을 부딪쳐 소리를 낼 수 있다. 그래서 이 시기에 엄마아빠는 아이와 함께 '짝짝꿍 놀이'를 자주 하면 성장 발달에 도움이 된다.

굉장히 단순해 보이는 동작이지만 양손을 동시에 부딪쳐 소리를 낸다는 것은 생각보다 어렵다. 손뼉도 맞닿아야 소리가 나듯 양손이 서로 닿아야 하는데 생후 10개월이 지나야 아이가 손을 움직이는 속도나 손의 위치를 미세하게 조정할 수 있기 때문이다. 그래서 이 동작은 생후 10개월이 지나야 가능하다. 손뼉을 맞추는 것은 신체 각 기관의 기능을 활성화시키기 때문에 아이뿐만 아니라 엄마아빠도 자주 하면 건강해지니, 아이와 자주 이 놀이를 해보자.

여기서 엄마아빠가 놀라워해야 할 부분은 곤지곤지나 짝짝꿍을

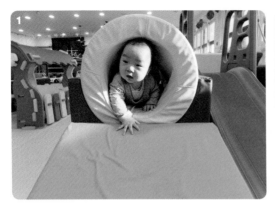
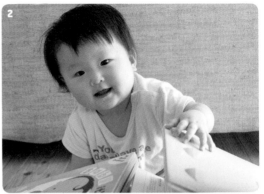

1 아이는 미끄럼틀에 올라가는 것을 재미있어하면서 좋아한다

2 종종 이 시기의 아이들은 그림책을 입으로 가져가 맛을 본다.

계속 해주면 아이는 짝짝궁이나 곤지곤지의 의미를 이해한다는 사실이다. 그래서 엄마아빠가 행동으로 보여주지 않고 "짝짝궁을 해볼까?" 하고 말을 건네면 아이는 바로 양손을 친다. "곤지곤지 해볼까?" 하고 말을 건네면 손바닥에 손가락을 누르는 동작을 한다. 이는 반복학습을 통해 놀이 명칭과 사용법을 배운 것이다.

★ 미끄럼틀에 올라갈 수 있어요

엄마아빠가 아이를 공원이나 놀이방에 데려가면 아이는 유독 미끄럼틀에 흥미를 보인다. 아이 관점에서 보면 거대하고 뱅뱅 돌아가는 모습이 매우 신기한 것이다. 그래서 그곳에 가 미끄럼틀을 타고 내려오는 게 아니라 거꾸로 타고 올라가려고 한다. 미끄럼틀에 올라간다는 것은 중력을 이기고 올라가야 하는 힘이 필요한 행동이다. 손과 팔의 힘, 다리의 힘, 허리의 힘이 세졌기 때문에 손으로 잡고, 팔로 당기고, 다리로 밀면서 높은 곳으로 올라가는 것이다. 그만큼 운동능력이 발달했다는 의미다.

★ 책은 입으로 읽어요

이 시기의 아이들에게 그림책은 인지 발달에 매우 도움이 되는 도

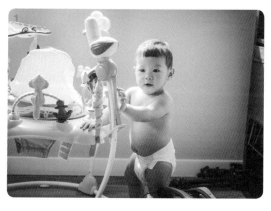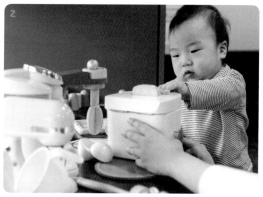

7~8개월

8~9개월

9~10개월

10~11개월

11~12개월

12~13개월

1 이 시기의 아이들은 장난감에 달린 작은 장신구에도 관심을 보인다.

2 아이는 버튼을 누르면 소리가 나온다는 것을 경험한 후 다음에 도 그 동작을 반복한다. 기억을 한다는 의미다.

구다. 처음 그림책을 펼치면 그림에 눈이 가고, 그것을 손으로 만져보고, 마지막으로 입으로 맛을 본다. 이는 감각놀이에 해당할 수 있으니 아이가 종이만 먹지 않는다면 아이의 행동을 저지하지 않는 것이 좋다. 아이의 자율성을 존중하는 의미에서 어느 정도는 아이 마음대로 하도록 해주는 것도 아이 정서에 도움이 된다.

★ 장난감 사용법을 숙지해요

생후 9개월부터 아이는 단순한 모형의 장난감이 아니라 여러 기능이 있는 복잡한 장난감에 호기심을 보인다. 특히 버튼이 있고, 그것을 누르면 소리가 나는 장난감을 좋아하는데 이때 아이의 행동을 유심히 살펴보면 경험에 의해 지식을 체득하는 것을 알 수 있다. 예를 들어 아이가 장난감을 이리저리 만져보고 눌러보다가 한 버튼을 눌러 소리가 나오면 그것을 기억하고, 다음에 그 버튼을 또 누르는 것이다. 이는 기억력이 발달하는 것뿐만 아니라 경험으로 얻은 정보를 인지한다는 의미다.

또한 장난감에 붙어 있는 장신구들을 유심히 관찰하면서 관심을 보인다. 이처럼 작은 부분까지 관심을 갖는 것을 보면 인지 능력이 더욱 발달했음을 알 수 있다.

목욕하면서 아이는 물의 감각을 느끼며 목욕의 재미를 느낀다.

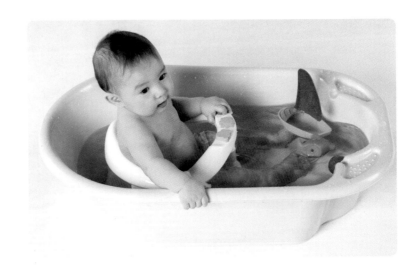

★ 목욕하면서 놀아요

아이가 생후 10~11개월이 되면 베이비 욕조에서 놀이를 하는 것을 좋아한다. 손으로 물의 감촉을 느껴보거나 발로 물을 첨벙첨벙 치면서 수중 상태를 즐긴다. 목욕할 때 욕조에서 가지고 놀 수 있는 장난감을 주면 목욕하는 것에 재미를 붙일 수 있다.

생후 10~11개월 아이, 이렇게 생활해요

생후 10개월이 지나면 아이는 총 4개의 앞니가 난다. 유치는 비뚤게 나오기도 하는데 이가 바르지 않게 나더라도 영구치가 아니기 때문에 큰 걱정을 하지 않아도 된다.

★ 자기주장이 강해져요

아이가 생후 10개월이 지나면 좀더 자기주장이 강해진다. 그리고 좋고 싫은 것을 확실하게 표현한다. 원하는 물건이 있으면 가져야 하고, 그것을 누군가가 말리면 언짢아하면서 강력하게 불만을 표현한다. 갑 휴지 뽑기에 재미가 들리면 한 통을 다 뽑아야 직성이 풀린

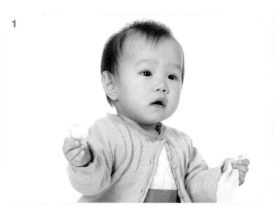

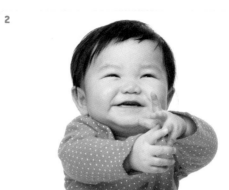

7~8개월

8~9개월

9~10개월

10~11개월

11~12개월

12~13개월

1 아이가 생후 10개월이 지나면 자기주장이 강해지면서 자기가 하고 싶은 일은 꼭 해야 한다. 갑 휴지 뽑기가 대표적이다.

2 생후 10개월이 지나면 아이는 몸짓을 통해 자신의 의사를 표현한다.

다. 휴지를 뽑을 때마다 뽑히는 것에 시각적 자극을 받고 성취욕도 느껴서 자꾸 반복한다. 기저귀를 가는 것도 싫어해서 도망을 치거나 울면서 반항한다. 그리고 이 시기부터 혼자서 노는 시간이 늘어나기 때문에 엄마아빠는 잠시 휴식을 취할 수 있다. 다만 아이가 다칠 위험은 없는지, 다른 사람에게 피해를 주지 않는지 살펴야 한다.

이런 행동은 생후 24개월부터 시작되는 '자기주장기'나 '반항기'의 시작을 알리는 전초전이라고 생각하면 된다.

★ 옹알이에서 우주어로 변해가는 시기

이 시기의 옹알이는 "맘마", "바바", "무무"와 같이 자음이 섞인 소리를 연달아 낼 수 있다. "엄마"나 "아빠"는 정확하게 부를 수 있다. 그리고 엄마아빠가 "물"이나 "까까", "밥" 등을 정확하게 알려주고 반복하면 아이는 곧잘 그 단어를 따라 한다.

★ 몸짓을 통해 의사를 표현해요

아이가 생후 10~11개월이 되면 자신의 의사를 말로 표현하진 못하지만 몸짓으로 한다. 이때 엄마아빠는 아이의 몸짓을 언어로 바꿔 아이에게 되돌려 말해야 한다. "공이 갖고 싶어?"라거나 "감자를

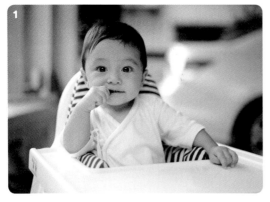

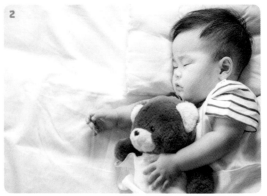

1 아이는 생후 9개월부터 음식에 흥미를 보이면서 배고픔을 절실히 느낀다.

2 이 시기의 아이들은 자다가 갑자기 깨어나 악을 쓰면서 우는 일이 잦다.

더 먹고 싶어?" 등 아이가 말로 표현하지 못하는 것을 엄마아빠가 말로 표현해줘야 한다. 그래야 아이의 언어 능력이 발달한다.

★ 배가 고프면 칭얼대요

생후 9개월부터 아이는 음식에 흥미를 느끼고 맛에 대해 조금씩 알아간다. 생후 10개월이 지나면 배고픔에 대해 절실히 느끼기 때문에 이것에 대한 의사 표현도 확실하다. 배가 고프면 밥을 빨리 달라고 손으로 테이블을 치거나 "맘마"라고 소리를 내면서 엄마아빠를 재촉한다. 배고픔에 대해 느끼고, 그것을 표현하는 법을 배우는 과정이다.

★ 통잠을 못 자고 자꾸 깨요

생후 10~11개월의 아이들은 낮에 활발하게 활동하기 때문에 밤에는 안정적으로 통잠을 잔다. 하지만 어느 순간 통잠을 자지 못하고 밤에 자주 깨는 일이 생긴다. 특히 깨면 악을 쓰면서 울 때가 있다. 도대체 왜 이런 일이 생기는 것일까? 아마도 아이마다 잠을 이루지 못하는 원인이 다를 수 있다. 이럴 때는 여러 가지 원인을 살펴보고 원인에 맞는 방법으로 해결해주는 것이 좋다.

7~8개월

8~9개월

9~10개월

10~11개월

11~12개월

12~13개월

✓ 통잠을 자지 못하는 이유

우리 한번 아이가 통잠을 자지 못하는 원인을 생각해볼까요? 생후 10~11개월이 되면 이가 올라오면서 입안이 간지럽고 아프기도 해요. 청각이 발달해 작은 소리도 크게 들려요. 아직 배변 활동이 규칙적이지 않기 때문에 배가 아프면서 배에 가스가 찰 수 있어요. 또한 낮에 있었던 일이 꿈으로 생생하게 되살아날 수 있어요. 이 모든 것이 통잠을 방해하는 요인이 될 수 있습니다. 그러니 아이가 통잠을 자지 못하고 갑자기 깨서 우는 것이겠죠. 생후 10~11개월은 그런 시기입니다. 아이가 갑자기 깨는 것은 당연한 일이니 자연스럽게 받아들이셔야 합니다. 여기서 중요한 건 대응입니다. 깨서 울 때 스스로 다시 잠들 수 있도록 일관성을 가지고 수면 교육을 시켜야 합니다.

이 시기의 메디컬 이슈들

생후 10개월이 지나면 아이의 행동을 유심히 살펴봐야 한다. 특히 생후 9~12개월까지 호명반응이 매우 중요한 판단 기준이 될 수 있다. 호명반응의 유무에 따라 자폐증 스펙트럼을 검토해야 하기 때문이다.

★ 호명반응

엄마아빠가 아이의 이름을 불렀을 때 엄마아빠를 쳐다보고 눈을 맞추는 것을 '호명반응'이라고 한다. 호명반응은 빠르면 생후 7개월부터 나타나기 시작해 생후 12개월까지 뚜렷해진다. 앞 장에서 언급했듯이 호명반응은 무언가에 집중하고 있으면 나타나지 않을 수도 있기 때문에 생후 12개월까지 반응을 살펴봐야 한다.

★ 자폐증 · 자폐 스펙트럼 장애

호명반응이 중요한 이유는 자폐증을 진단하는 단서가 되기 때문이다. 자폐성 장애의 증상은 매우 다양한데 대표적으로 다른 사람과 상호작용하고 소통하는 데에 의욕이 떨어지거나 상대방이 소통

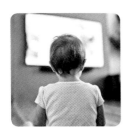

호명반응이 중요한 이유는 자폐증을 진단하는 단서가 되기 때문이다.

하려는 시도를 해도 원활하게 이뤄지지 않는 경우를 말한다. 대개 3세 이전에 또래 친구들과의 발달상 차이점을 발견할 수 있는데 생후 18개월까지 언어 발달이 늦어지면 많은 엄마아빠들이 걱정하기도 한다. 자폐증은 각각의 문제 행동이 광범위한 수준에 걸친, 복잡한 스펙트럼을 가지고 있어서 '자폐 스펙트럼 장애'라고 부른다.

최근 자폐증에 대해서 물어보는 엄마아빠들이 급증했다. 그래서 이 자리에서 미국 보스턴대학교 쉬리버센터 린다 반디니 박사의 조기 진단을 위한 10가지 징후를 소개하고자 한다. 린다 반디니 박사는 10년 동안 자폐증을 앓고 있는 아이들을 관찰했다.

🍼 자폐증 조기 진단 10가지 징후

번호	내용	체크
❶	엄마아빠나 가족들 또는 아는 사람이 접근했을 때 웃는 경우가 드물다.	☐
❷	간단한 사회적 교류 중 다른 사람이 하는 소리와 움직임을 따라 하려고 하는 경우가 드물다.	☐
❸	또래 아이들에 비해 옹알이를 늦게 시작한다.	☐
❹	생후 7개월부터 생후 12개월까지 점점 더 일관성 있게 자신의 이름에 반응을 하지 않는다(호명반응이 없다).	☐
❺	생후 10개월이 되도록 소통할 때 몸짓을 보이지 않는다.	☐
❻	눈을 잘 맞추지 않는다.	☐
❼	사람들에게 그다지 관심을 받고 싶어하지 않는다.	☐
❽	팔, 손, 다리를 뻣뻣하게 하는 등의 비정상적인 자세를 반복적으로 한다.	☐
❾	안아주려고 하면 손을 뻗거나 엄마아빠에게 안기려고 하는 반응을 보이지 않는다.	☐
❿	뒤집기, 기어다니기, 일어나기 등의 운동신경에도 발달 지연이 발생한다.	☐

* 문항 중 해당되는 사항이 있다면 전문가의 상담을 받아야 한다.

✓ 꼭 체크하고 넘어가세요! 10~11개월

❶ 집 안을 기어다니다가 계단에 오를 수 있나요?　　　YES ☐　　NO ☐

❷ 무언가를 짚고 설 수 있나요?　　　YES ☐　　NO ☐

❸ 짝짝꿍을 할 수 있나요?　　　YES ☐　　NO ☐

❹ 미끄럼틀에 올라갈 수 있나요?　　　YES ☐　　NO ☐

❺ 그림책을 보고 만지고 입으로 맛을 보나요?　　　YES ☐　　NO ☐

❻ 장난감의 사용법을 인지하나요?　　　YES ☐　　NO ☐

❼ 목욕하면서 손이나 발로 장난을 치나요?　　　YES ☐　　NO ☐

❽ 좋고 싫음에 대한 의사 표현이 확실한가요?　　　YES ☐　　NO ☐

❾ "엄마"나 "아빠"를 정확하게 부르나요?　　　YES ☐　　NO ☐

❿ 몸짓을 통해 자기 의사를 표현하나요?　　　YES ☐　　NO ☐

⓫ 배가 고프면 칭얼대나요?　　　YES ☐　　NO ☐

⓬ 아이 이름을 부르면 쳐다보나요?　　　YES ☐　　NO ☐

아이가 잘 크고 있는지 확인해보는 체크리스트입니다. 해당 항목에 체크를 해주세요. 'yes'에 체크하는 개수가 많을수록 아이가 잘 크고 있고, 아이를 잘 케어하고 있다는 뜻입니다.

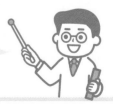

7~8개월

8~9개월

9~10개월

10~11개월

11~12개월

12~13개월

11~12개월

첫걸음과 첫돌을 맞이하기

생후 11개월 표준성장도표		
성별	몸무게	키
남	9.4kg	74.5cm
여	8.7kg	72.8cm

첫걸음과 첫돌

생후 11~12개월 사이에는 '첫'이라는 관형사를 많이 사용한다. 첫걸음을 떼기도 하고, 처음 생일상을 받기도 한다. 이 시기에는 아이도 바쁘지만 엄마아빠도 바쁘다. 내 아이의 첫돌을 맞이해서 가족이나 친지, 지인들의 응원을 받기 위해 준비를 하는 기간이기 때문이다.

★ 첫걸음 떼기

무언가를 잡고 서 있다가 슬슬 옆으로 이동하면서 아이는 첫걸음을 떼기 시작한다. 또 아무것도 짚지 않고 혼자서 일어나 2~3초간 서 있다가 첫걸음을 떼기도 한다.

무언가를 잡고 서 있다가 슬슬 이동하면서 첫걸음을 떼는 아이들이 많다.

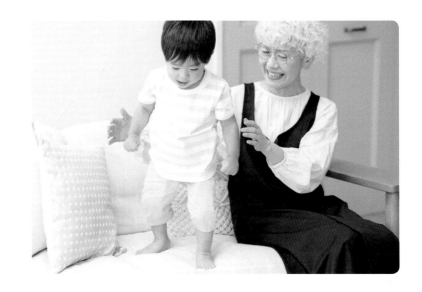

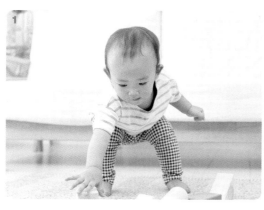
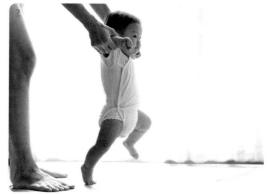

7~8개월

8~9개월

9~10개월

10~11개월

11~12개월

12~13개월

1 이 시기의 아이들은 바닥에 있는 장난감을 무릎을 굽혀 잡을 수 있다.

2 걷기를 반복하다 보면 아이는 혼자서 균형을 잡으며 걷는다.

특히 생후 12개월(첫돌) 전후로 첫걸음을 떼기 시작하는 아이들이 많은데 이것이 절대적인 것은 아니다. 걸음마를 시작하는 시기는 아이마다 다를 수 있기 때문에 생후 11~12개월 사이에 첫걸음을 떼지 못한다고 해서 크게 걱정할 필요는 없다. 진료를 하다 보면 생후 18개월에 걷기 시작하는 아이들도 종종 있다. 만약 걸음이 늦는다면 대근육 운동을 꾸준히 해주면서 기다려보자. 소파를 디딤대로 삼아 옆으로 이동하는 운동을 자주 해주는 것도 도움이 된다.

특히 이 시기에는 작은 의자나 유아용 자동차를 잡고 걷기도 하는데 밀 수 있는 유아용 자동차는 아이의 걸음마를 촉진시키는 데 도움이 된다.

사실 아이의 운동능력은 성격과도 관계가 깊다. 아이의 첫걸음이 빠르다면 활동적인 성격일 수 있고, 아이의 첫걸음이 늦는다면 조금 신중한 성격일 수 있다.

★ **첫걸음을 떼기 위한 조건**

아이가 첫걸음을 떼기 위해선 운동능력의 조건이 필요하다. 첫째 다리와 허리 근육이 강해야 한다. 둘째 손의 반사 능력이 높아야 한다. 만약 걸음마를 떼다가 넘어졌을 때 손을 반사적으로 내밀어 몸을 받쳐야 할 정도로 힘이 있어야 한다. 셋째 균형을 잡기 위해 소

177

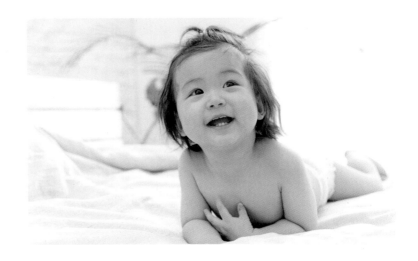

아이가 생후 11~12개월이 되면 기어다니거나 서 있거나 걸으면서 근육이 생긴다.

뇌가 발달해야 한다. 넷째 걷고 싶은 욕구가 있어야 한다. 즉, 운동 능력과 성격이나 욕구가 결합해야만 아이가 걸음마를 시작할 수 있다. 생후 10개월부터 아이의 자율성이 강해지기 때문에 걸음마도 아이의 선택이 필요하다. 그래서 운동능력이 성격과 깊은 관계를 맺는 것이다.

만약 운동능력은 갖추고 있는데 아이가 걸음마를 떼지 못한다면 아직 아이는 걷고 싶은 욕구가 일지 않은 것이다.

★ 첫걸음을 떼더니 어느새 걷기까지

아이가 걷고 싶다는 욕구가 일고 운동능력을 갖췄다면 아이는 첫걸음을 떼고, 그것에 재미가 들려 계속 걸으려고 할 것이다. 걷기를 반복하다 보면 어느새 아이는 균형을 잡으며 걷는다. 첫걸음이 주는 감동은 엄마아빠에게 쉽사리 잊히지 않는다. 그 감동이 지속될 시간도 주지 않고 아이는 부쩍 자라 좌우 다리를 번갈아 움직이면서 걸을 것이다. 이때 엄마아빠는 아이의 욕구와 선택에 큰 박수를 보내며 칭찬해줘야 한다. 아이가 자신의 선택에 보람을 느낄 수 있도록 최대한 아이를 응원해주자.

7~8개월
8~9개월
9~10개월
10~11개월
11~12개월
12~13개월

★ 체형이 단단해져요

아이가 생후 11~12개월이 되면 기어다니거나 서 있거나 걸으면서 근육이 생긴다. 그래서 몸이 단단해진다. 포동포동했던 살이 단단한 근육으로 변하는 시기다. 그러면서 살이 빠지기도 한다.

놀이를 통해 인지 발달을 높여요

생후 11~12개월이 되면 아이의 인지 능력은 더욱 발달한다. 장난감을 가지고 혼자서 놀기 시작하고, 장난감 사용 방법도 터득하게 된다. 버튼이 있는 장난감은 다 눌러보고 그 후의 상황을 즐긴다. 그리고 컵 속에 작은 장난감이 들어갈 수 있다는 것을 인지하고, 작은 장난감을 컵 속에 넣을 수 있다. 예측 능력이 높아진 것이다.

★ 스위치나 버튼이 있는 장난감을 잘 조작해요

생후 11개월이 지나면 조작해야 하는 장난감을 다루는 데 능숙해진다. 스위치나 버튼이 있는 장난감이 있다면 자연스럽게 손가락을 사용해 버튼을 누른다. 특히 장난감 악기는 버튼을 누르면 소리

생후 11개월이 지나면 아이는 스위치나 버튼이 있는 장난감을 잘 조작한다.

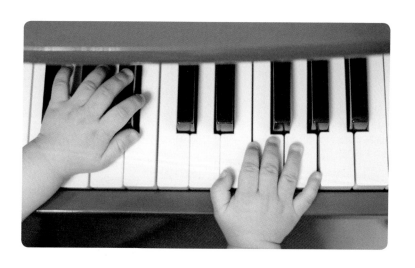

가 나기 때문에 꽤 진지하게 눌러보고 소리를 듣기 위해 집중한다. 그 모습만 보면 천재 음악가가 탄생한 것 같다.

★ 동요를 따라 불러요

이 시기의 아이들에게 동요를 틀어주면 손으로 박자를 맞추거나 어깨를 덩실덩실하며 리듬을 탄다. 그리고 옹알이 수준이지만 따라 부르기도 한다.

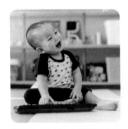

아직은 옹알이 수준이지만 동요가 나오면 열심히 따라 부르며 흥을 발산한다.

★ 선을 그릴 수 있어요

이 시기의 아이들은 손가락을 능숙하게 사용하기 때문에 색연필이나 크레용을 쥘 수 있다. 그래서 색연필과 스케치북이 있다면 색연필을 쥐고 의미 없는 선을 긋는다. 그 모습이 매우 진지하다. 그럴 수밖에 없는 것이 아이에게 색연필을 쥐고 선을 긋는 것은 아이 인생에서 굉장히 놀라운 일이다. 엄마아빠가 보기엔 아주 간단한 동작이지만 생후 24개월 전까지 아이는 매 순간 새로운 일에 도전하는 모험가다. 그러니 진지할 수밖에 없는 것이다.

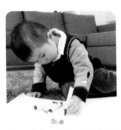

힘든 자세로 앉아 색연필을 쥐고 선을 긋는 아이의 모습은 매우 진지하다.

★ 감각 놀이를 즐겨요

이전부터 감각 놀이를 통해 아이의 오감을 발달시켰는데 이 시기도 마찬가지다. 다만 아이가 생후 11~12개월이 되면 감각 놀이에 적극적으로 임한다. 채소나 밀가루나 콩, 쌀 등 식재료를 이용해 아이의 시각이나 청각, 촉각 등을 자극시켜 감각을 발달시킬 수 있다. 집에서 준비하기 힘들다면 문화센터나 놀이카페를 이용하는 것도 좋다.

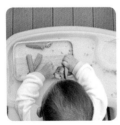

채소나 콩이나 쌀 등 식재료를 이용해 아이의 시각이나 청각, 촉각 등을 자극시킬 수 있다.

7~8개월
8~9개월
9~10개월
10~11개월
11~12개월
12~13개월

생후 11~12개월 아이, 이렇게 생활해요

생후 11개월부터 아이의 첫돌을 준비하느라 엄마아빠는 분주할 것이다. 아이도 엄마아빠를 도우려는 것인지 하루가 다르게 성장한다.

★ 혼자서도 잘 놀아요

이 시기의 아이들은 사물에 대한 관심이 높기 때문에 혼자서 무언가에 집중할 때가 많다. 그래서 아이에게 장난감을 주면 여기저기 살펴보느라 바쁘다. 하지만 이는 아이가 엄마아빠가 옆에 있다는 것을 알기 때문에 가능한 것이다. 자신이 안전하다고 느끼면서 자신만의 시간을 갖는 것이다.

만약 엄마아빠가 아이 눈에서 사라지면 아이는 바로 알아채고 불안한 표정을 지을 것이다. 급한 일로 아이 옆을 비워야 할 땐 아이에게 설명을 해줘야 한다. "세탁기 좀 돌리고 올게. 오래 안 걸리니깐 잠깐만 혼자 있어도 될까?"라며 설명하고 양해를 구한 다음에 자리를 비워야 한다. 아이가 엄마아빠의 전체 말을 다 이해하지 못해도, 어느 정도는 인지를 할 수 있다. 엄마아빠가 아이 옆에 있지 못할 때는 아이를 버리고 어디론가 가는 것이 아니라는 점을 분명하게 알려줘야 한다. 그래야 아이가 불안해하지 않는다.

아이는 혼자 잘 놀다가도 엄마아빠가 곁에 없다는 걸 알아채면 분리불안이 시작된다.

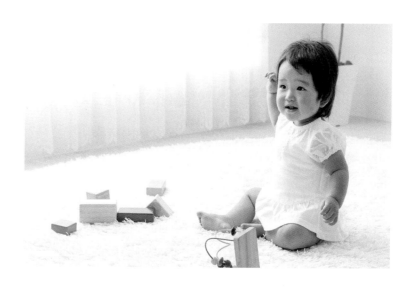

아이가 생후 11개월이 지나면 소근육의 발달과 함께 자유이지도 높아져 목이 마르면 직접 빨대컵을 이용해 물을 마신다.

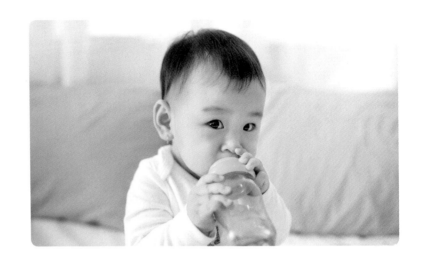

★ 성격이 조금씩 나타나요

아이가 생후 11~12개월이 되면 조금씩 성격이나 개성이 나타나기 시작한다. 고집이 센 아이가 있는가 하면 고집을 부리지 않는 아이도 있다. 신중한 아이가 있는가 하면 조금 대담한 아이도 있다. 조금씩 아이 성향이 나타나는데 그렇다고 일찍부터 아이의 개성을 미리 단정하면 안 된다. 언제 어떻게 바뀔지 모르는 게 아이의 개성일 수 있다. 그리고 신기하게도 이즈음부터 엄마와 아빠의 성격이 아이에게도 나타나기도 한다. 그래서 친조부모는 "아빠 꼭 닮았네"라고 하고, 외조부모는 "엄마 꼭 닮았네"라고 하기도 한다.

★ 혼자서 물을 마셔요

생후 7개월 이후부터 아이가 빨대컵을 사용하는 연습을 했다면 생후 11개월이 지나면서 목이 마르면 직접 빨대컵을 들고 물을 마실 수 있다. 빨대컵이 아니라 젖병에 물이 있다면 그것을 들고 마실 수 있다. 저월령일 때는 목이 마르면 우는 것으로 표현을 했지만 이젠 목이 마르면 직접 마실 정도로 성장한 것이다. 이는 손잡이를 쥘 수 있을 정도로 소근육의 발달과 함께 자유의지가 높아졌다는 의미다.

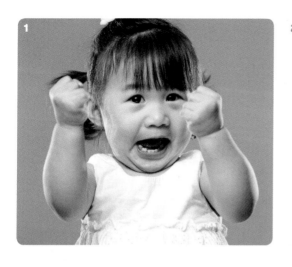
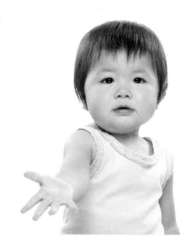

7~8개월
8~9개월
9~10개월
10~11개월
11~12개월
12~13개월

1 생후 12개월이 지난 아이는 자신의 목소리가 신기한지 소리를 지르기도 한다.

2 이 시기의 아이들은 물건 달라는 시늉을 할 수 있는데 이 동작의 의미를 이해하고 있다.

★ 돌고래 소리를 내요

이 시기의 아이들은 자신의 목소리가 신기한지 소리를 엄청 지른다. 옹알이를 하는 발음도 좀더 정확해지고 크게 말하기도 한다. 자신의 목소리를 인지하는 과정이고, 앞으로 말을 하기 위한 전초전이기 때문에 아이가 소리를 지르는 것을 자연스럽게 받아들여야 한다.

★ 동작과 말을 연결해요

인지 능력이 발달하면서 아이는 엄마아빠와 주고받기 놀이가 가능해진다. 엄마아빠가 다 먹은 그릇을 "주세요"라고 말하면 아이는 그것을 주려는 동작을 한다. 그리고 간식을 줄 때 "여기 간식 받아요"라고 하면 받는 동작을 한다. 말과 동작이 연결되는 것이다. 기억력과 예측 능력이 높아지고 있다는 의미다.

1 이 시기의 아이들은 또래 친구들에게 관심을 보인다.

2 아이가 생후 11~12개월이 되면 낯가림이 최고조에 달하지만 사회성도 발달한다.

3 이 시기의 아이들은 엄마아빠의 관심을 얻으려고 엄마아빠가 좋아하는 행동을 하기도 한다.

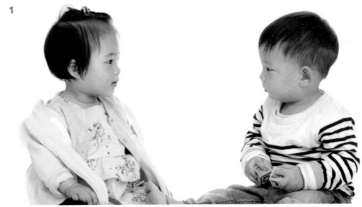

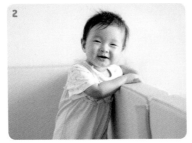
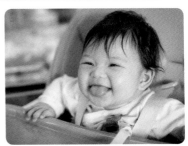

★ 사회성이 발달해요

아이마다 다를 수 있겠지만 생후 11~12개월 사이에 낯가림이 최고조에 달한다. 낯선 사람을 보면 경계하고 바로 울어버리는데 그래서 더욱 엄마아빠에게 착 달라붙어 있다. 그래서 엄마아빠 껌딱지라고 한다. 다만 아이마다 다를 수 있어서 낯을 가리지 않는 아이들은 낯선 사람에게도 방긋방긋 웃으며 친화력을 발휘하기도 한다.

또 이 시기의 아이들은 엄마아빠가 좋아하는 행동을 인지하기 때문에 그것을 통해 엄마아빠의 관심을 얻으려고 한다. 다만 이것도 아이마다 차이가 있을 수 있다. 어른의 성격이 제각각 다르듯 아이도 마찬가지다. 그럼에도 사회성은 점점 발달한다. 옆에 또래 친구가 있으면 관심을 가지고 슬며시 다가간다. 그리고 뜻이 맞으면 서로를 쳐다보며 어른들은 알아듣지 못하는 옹알이로 대화를 하곤 한다.

생후 11개월부터 아이는 좋아하는 음식은 많이 먹고, 좋아하지 않는 음식은 먹지 않으려고 한다.

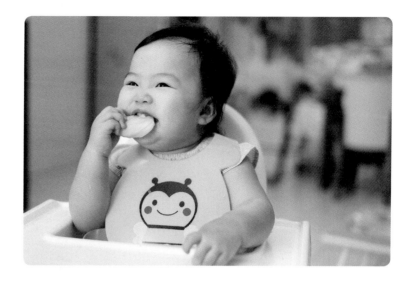

7~8개월

8~9개월

9~10개월

10~11개월

11~12개월

12~13개월

★ 이유식 외의 유아식을 즐겨요

생후 10개월부터 아이는 음식에 대한 욕구가 생기기 때문에 이유식 외에 유아식을 먹이는 것이 좋다. 이 시기의 아이들은 잇몸으로 음식을 으깨 먹는데 간혹 으깨지 못해 그냥 삼킬 수 있다. 부드러운 음식이라면 상관없지만 딱딱한 음식이면 삼킬 확률이 높기 때문에 제대로 으깨서 먹는지 살펴봐야 한다. 이 시기에는 철분이 부족해질 수 있기 때문에 철분이 가득한 고기나 생선을 이용한 음식을 먹이는 것이 좋다.

생후 10개월 이후부터 아이에게 선호하는 음식이 생길 수 있다. 그래서 좋아하는 음식은 많이 먹지만 좋아하지 않은 음식은 먹으려고 하지 않는다. 편식하는 습관을 들이지 않도록 골고루 먹일 수 있는 레시피를 만들어두는 것이 좋다. 특히 식사 시간을 규칙적으로 정하는 것이 좋다. 그리고 그 시간에 맞춰 아이에게 식사를 주고 먹지 않으면 강제로 먹이지 않도록 한다.

☑ 돌고래 소리 발사

진료실에서 아이들을 진찰하다 보면 생후 11~12개월의 아이를 둔 엄마아빠들이 아이가 소리를 너무 지른다고 걱정합니다. 귀가 먹먹할 정도로 큰 소리를 낸다고 하는데 이는 크게 걱정할 일이 아닙니다. 지극히 정상적인 모습이고 성장 발달이 잘 진행되고 있다는 의미지요. 발성에 필요한 근육들이 잘 발달해 말을 하기 위한 준비가 착실히 되고 있다고 생각해주세요.

이 시기의
메디컬 이슈들

생후 12개월부터 생우유를 시작하는 시기이다. 아이의 소화 능력이 충분히 발달했고, 분유보다 칼슘의 함량이 높아 생후 12개월 이후에는 우유가 아이의 성장에 더 도움이 된다. 그런데 분유에서 우유로 바로 변화를 주는 것을 두려워하는 분들이 많아 바로 갈아타지 않고 다른 제품들을 거쳤다 가는 분들이 많다.

그런데 아이가 12개월이 지나면 우유를 소화하고 분해, 흡수할 수 있기 때문에 크게 걱정할 필요는 없다. 간혹 생우유를 먹고 나서 설사를 하는 아이들이 있다면 우유를 데워주거나 유당의 함량이 적은 우유를 추천한다.

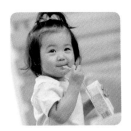

아이가 생후 12개월이 지나면 우유를 소화하고 분해, 흡수할 수 있다.

✔ 꼭 체크하고 넘어가세요! 11~12개월

❶ 무언가를 짚고 설 수 있나요?	YES	NO
❷ 무언가를 짚고 옆으로 이동할 수 있나요?	YES	NO
❸ 혼자서 설 수 있나요?	YES	NO
❹ 첫걸음을 뗐나요?	YES	NO
❺ 아이가 혼자서 걸으려고 하나요?	YES	NO
❻ 살이 조금씩 단단해지나요?	YES	NO
❼ 장난감 조작법을 알고 있나요?	YES	NO
❽ 동요가 나오면 리듬을 타거나 따라 부르나요?	YES	NO
❾ 색연필이나 크레용을 손에 쥐고 선을 그을 수 있나요?	YES	NO
❿ 감각 놀이에 흥미를 보이나요?	YES	NO
⓫ 혼자서 장난감을 가지고 노나요?	YES	NO
⓬ 물을 먹고 싶으면 젖병이나 빨대컵을 쥐고 스스로 먹나요?	YES	NO
⓭ 소리를 지르거나 옹알이를 크게 하나요?	YES	NO
⓮ 엄마아빠와 주고받기 놀이가 가능한가요?	YES	NO
⓯ 또래 친구에게 관심을 보이나요?	YES	NO
⓰ 유아식을 먹기 시작했나요?	YES	NO

아이가 잘 크고 있는지 확인해보는 체크리스트입니다. 해당 항목에 체크를 해주세요. 'yes'에 체크하는 개수가 많을수록 아이가 잘 크고 있고, 아이를 잘 케어하고 있다는 뜻입니다.

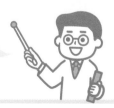

12~13개월

첫돌을 축하해요

생후 12개월 표준성장도표		
성별	몸무게	키
남	9.6kg	75.7cm
여	8.9kg	74.0cm

처음 맞는 생일

생후 12개월이 되면 처음 맞는 생일을 기준으로 아이의 활동성이 매우 증가한다. 가족과 친지, 지인들의 축하를 받기 위해 엄마아빠와의 외출이 빈번해지기 때문이다. 이때 꼭 준비해야 할 것이 아이의 신발이다. 물론 엄마아빠는 그 전에 미리미리 준비해뒀겠지만 슬슬 걸음을 떼기 시작하고, 외출 빈도가 높아지면 아이에게 꼭 신발을 신겨야 한다.

★ 체중은 3배, 키는 1.5배 자라요

생후 12개월이 지나면 아이가 부쩍 자란다. 포동포동했던 얼굴은 살이 빠져 갸름해 보이고, 통통했던 몸은 젖살이 빠지면서 홀쭉

아이는 생후 12개월이 됨과 동시에 첫돌을 맞이한다.

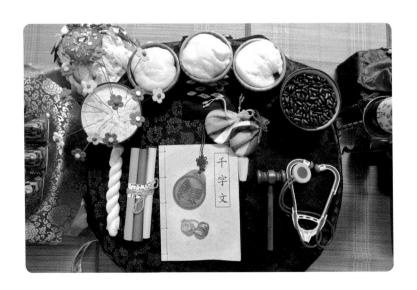

생후 12개월이 되면 아이는 출생시에 비해 체중은 3배, 키가 1.5배 자란다.

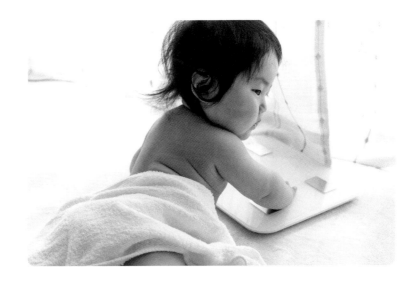

해 보인다. 평균적으로 출생시에 비해 체중은 3배, 키는 1.5배로 자란다. 인생을 통틀어 이렇게 성장하는 경우는 이 시기뿐이다. 또한 시각과 청각도 발달한다. 특히 시각은 생후 12~13개월이 되면 원색(빨강, 노랑, 파랑) 이외의 색도 구별할 수 있다. 다만 이 부분은 아이마다 시기가 다를 수 있다.

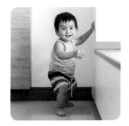

첫걸음은 아이마다 다르기 때문에 시기가 다를 수 있다.

★ 아장아장 걸어요

아이마다 운동능력의 차이로 걸음을 뗄 수 있는 시기는 매우 다르지만 평균적으로 첫돌이 지나면 대부분의 아이들이 걸음마를 시작한다. 그리고 걸음마를 시작한 후 몇 주 안에 걸음이 꽤나 능숙해진다.

다만 'Step 12'에서 설명했지만 아이의 운동능력은 성격과도 깊은 관계가 있어 성격이 행동이나 걸음에 영향을 미칠 수 있다. 그러니 아이의 운동능력이 평균보다 조금 더디게 발달하더라도 크게 걱정하지 않아도 된다.

7~8개월
8~9개월
9~10개월
10~11개월
11~12개월
12~13개월

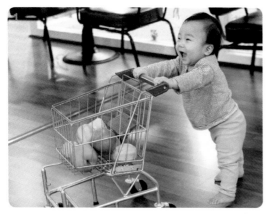
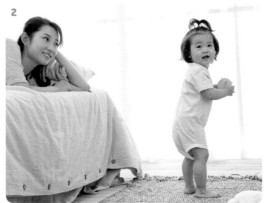

1 아이는 장난감이 든 카트를 밀면서 걷기도 한다.

2 걷기가 안정화되면 아이는 장난감을 들고 걷기도 한다.

이 시기에 걷지 않더라도 무언가를 잡고 일어서려고 한다든가 혼자서 일어서려고 힘을 쓴다든가 하면 곧 걸음을 걸을 수 있을 것이다. 아이가 무언가를 잡고 계속 서 있거나 옆으로 이동하려고 하면 엄마아빠는 최대한 칭찬해줘야 하는데 이것이 아이의 걷고 싶은 욕구를 돋우는 데 도움이 된다. 특히 유아용 자동차나 카트를 이용해 걸어 다니는 것도 걸음을 떼는 데 도움이 되니, 걸음이 늦으면 도구를 사용하도록 권해보는 것도 한 방법이다. 엄마아빠는 항상 아이를 사랑하는 마음으로 아이의 성장을 여유롭게 지켜보는 자세로 육아에 임해야 한다.

★ 한 손에 무언가를 들고 걷기가 가능해져요

걷기가 안정화가 되면 아이는 장난감을 들고 걷기도 한다. 저런 힘이 어디서 나왔을까 싶지만 아이는 장난감을 놓치고 싶지 않은 마음에 장난감을 들고 걸으려고 한다. 이는 팔과 다리의 힘이 강해졌다는 의미다. 또한 소근육이 발달하면서 물건을 집어 자신이 원하는 곳에 놓아둘 수 있다. 엄마아빠가 식기를 달라고 하면 그것을 집어 엄마아빠에게 준다. 손의 운동능력과 인지 능력이 더욱 발달했다는 의미다.

또래 친구와의 만남을 통해 사회성이 길러진다.

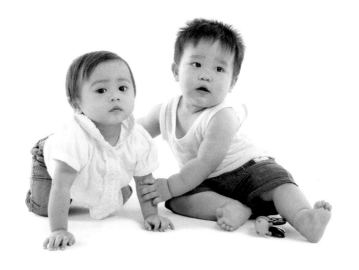

7~8개월

8~9개월

9~10개월

10~11개월

11~12개월

12~13개월

놀이를 통해 인지 능력과 사회성을 높여요

아이가 생후 12개월이 지나면 놀이를 통해 아이의 여러 능력을 발달시킬 수 있다. 특히 공원이나 놀이방은 사회성을 높임과 동시에 인지 발달을 촉진시킬 수 있으니, 가급적 자주 가서 아이를 또래 친구들과 만나게 하거나 놀이 도구를 이해하고 활용할 수 있도록 도와줘야 한다.

★ 미끄럼틀에 관심이 많아요

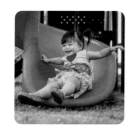

미끄럼틀에 올라갔다 내려오는 것이 재미있는지 이 동작을 반복한다.

아이는 특히 공원에 있는 미끄럼틀에 관심을 보인다. 그래서 아장아장 걸어서 미끄럼틀을 타려고 기어 올라갈 수 있다. 그러다가 미끄러져 내려오면 그것이 재미있는지 이 동작을 반복한다. 아이에게는 높은 곳에 올라가고 싶은 욕구가 있어 그곳에서 먼 곳을 바라보기를 좋아한다. 먼 곳을 바라볼 만큼 시력도 발달했다는 의미다. 첫돌이 지나면 엄마아빠는 아이를 데리고 자주 공원에 놀러가 또래 친구나 놀이 도구에 친숙하게 해주는 것이 좋은데 이는 아이의 사회성에 도움이 된다. 만약 여유가 된다면 실내 미끄럼틀을 설치해 아이의 운동능력을 높이는 것도 좋다.

책을 많이 읽은 아이들은 그렇지 않은 아이보다 문해력이 높은 편이기 때문에 어릴 때부터 책과 친해져야 한다.

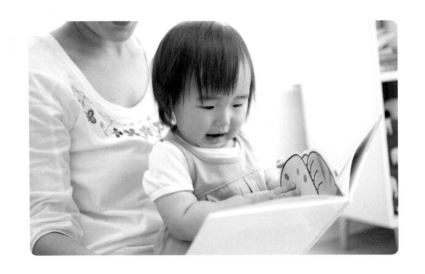

★ 책장을 넘겨요

많은 엄마아빠들이 생후 12개월에 아이에게 책을 읽어주는 것이 너무 시기상조라고 생각하곤 한다. 하지만 일찍부터 책을 접한 아이들은 사고력이 높아질 수 있기 때문에 어릴 때 책에 익숙해지는 것이 좋다. 아이는 생후 8개월이 지나면 그림책을 인지한다.

물론 그것이 책이라는 것을 안다기보단 그저 알록달록한 뭔가를 보거나 만지거나 먹는 대상으로 인식한다. 하지만 엄마아빠가 반복적으로 그림책을 보게 해주거나 읽어주면 아이는 어렴풋이 그것이 재미있는 그림과 이야기가 있다는 것을 인식하게 된다. 그 과정을 계속 되풀이하면 아이는 책과 친해지고 그 효과는 초등학교 때 발휘된다. 책을 많이 읽은 아이들은 그렇지 않은 아이보다 문해력이 높은 편이다.

그림책을 보는 과정에서 아이는 스스로 책장을 넘기는데 이것은 소근육이 발달하면서 손가락이 좀더 유연해졌다는 것을 의미한다. 이때 아이를 자세히 관찰해보면 책의 모서리를 넘긴다. 책의 모서리를 잡고 넘겨야 책장이 넘어간다는 것을 혼자서 터득한 것이다. 이는 굉장히 놀라운 발견이다. 그것을 이해했다는 것은 사고력이 높아졌다는 것을 의미한다.

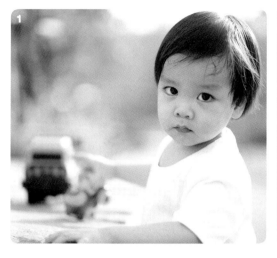

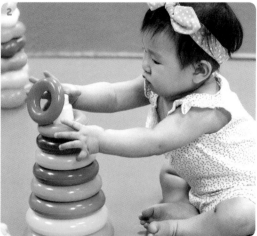

7~8개월

8~9개월

9~10개월

10~11개월

11~12개월

12~13개월

1 이 시기의 아이들은 장난감 자동차에 힘을 주고 밀어서 자동차를 앞으로 나아가게끔 할 수 있다.

2 생후 12개월이 지나면 아이는 큰 장난감 속에 작은 장난감을 넣을 수 있을 정도로 인지력이 발달한다.

★ 장난감 자동차를 밀 수 있어요

생후 12~13개월의 아이들은 장난감 자동차를 많이 갖고 노는데 그 이전 월령이었다면 보고 만지고 입으로 가져갔는데 이 시기부터는 장난감 자동차에 힘을 주고 밀면서 자동차를 앞으로 나아가게끔 한다. 엄마아빠가 미리 시범을 보였다면 모르겠지만 아이가 혼자 터득해서 민 것이라면 점점 더 사고력이 높아지고 있다는 증거다.

★ 작은 장난감을 큰 장난감 안에 넣어요

생후 12개월이 지나면 아이는 크고 작다의 개념을 알기 때문에 큰 물건 안에 작은 물건이 들어가는 것을 인지한다. 엄마아빠가 요리하는 것을 보고 기억해뒀다가 음식 만들기 놀이를 하면서 냄비 뚜껑을 닫을 정도로 기억력도 발달한다.

생후 12~13개월 아이, 이렇게 생활해요

첫돌이 지나면 아이는 또다시 부쩍 자란다. 이도 6~7개가 나서 겉으로 보기엔 앞니가 다 나와 있는 것처럼 보이기도 한다. 감정이 한층 복잡해져 부끄러워하거나 삐치기도 한다.

★ 나도, 원하는 것이 있다고요!

생후 12~13개월이 되면 아이에게 개성이 생기면서 원하는 것도 많아진다. 원하는 물건 혹은 원하는 곳이 있으면 손가락으로 가리킨다. 간혹 이전까진 순했지만 생후 12개월이 지나면서 아이 성격이 달라졌다고 느껴진다면 바로 이때가 자유의지와 고집이 더욱 세지는 시기기 때문이다.

자신이 원하는 것을 갖지 못하거나 원하는 곳에 가지 못하면 바로 울어버리거나 보챈다. 만약 형제나 남매 혹은 자매가 있다면 그들의 물건을 만지다 많이 싸울 수도 있다. 특히 오빠나 형의 장난감을 갖고 놀다가 혼날 수도 있는데 아이는 울면서까지 그 물건을 사수하려고 할 것이다. 이때 잘 훈육해야 한다.

이 시기의 아이들은 원하는 것이 있으면 손으로 가리킨다.

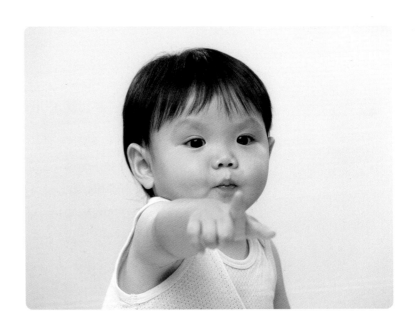

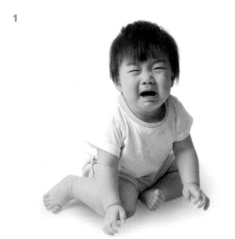

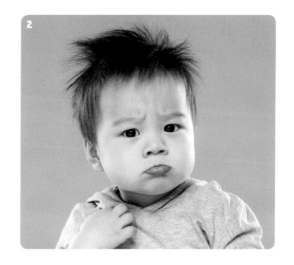

7~8개월
8~9개월
9~10개월
10~11개월
11~12개월
12~13개월

1 생후 12개월이 지나면 아이는 고집이 더욱 세진다.

2 아이가 생후 12개월이 지나면 삐치거나 부끄러워하는 등 '2차 정서'가 나타나기도 한다.

★ 나도, 감정이 있다고요!

이 시기가 되면 이전의 '1차 정서'에 해당하는 기쁨, 슬픔 등의 감정 말고 복합적인 요소가 결합된 '2차 정서'가 나타날 수 있다. 그래서 부끄러움이나 삐치는 등의 감정이 나온다. 이는 아이의 정서 발달이 높기 때문에 나오는 감정이라고 받아들였으면 한다.

★ 엄마아빠의 말을 이해할 수 있어요

언어 발달에는 이해하는 것과 말하는 것이 있다. 생후 12~13개월이 되면 아이는 엄마아빠의 말을 어느 정도 이해할 수 있다. "밥 먹자"나 "이리 오세요", "주세요"의 의미를 이해하기 때문에 엄마아빠가 그런 말을 하면 그에 맞는 행동을 한다. 아이가 싫으면 고개를 도리도리 하면서 싫다고 표현하고, 좋으면 방긋 웃으며 좋다고 표현한다.

아이를 바로 울게 만드는 말이 엄마아빠의 "이제 그만"일 것이다. 자신의 존재를 부정당하는 것 같아서 서러운 것이다. 어느 아이의 경우, 문을 열고 닫는 것에 재미가 들려 계속 그것을 반복하다, "그

195

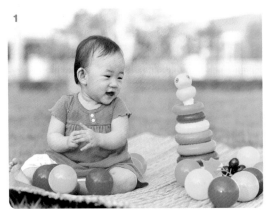

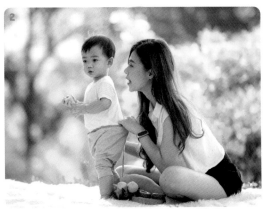

1 아이가 생후 12~13개월이 되면 엄마아빠의 말을 다 이해할 수 있다.

2 아이가 말을 하지 못하더라도 엄마아빠의 말을 이해하는 것만으로도 언어가 발달한다.

저 안 돼요"라는 말을 들었다고 마치 하늘이 무너져 감당할 수 없는 슬픔을 견디듯 방바닥에 주저앉아 울기도 했다.

엄마아빠의 말을 알아들어도 그 속에 숨은 의미를 이해하지 못하기 때문에 아이에게 말을 건넬 때는 아이 입장에서 자신이 부정당하고 있다고 느낄 수 있는 말들을 가급적 삼가는 것이 좋다. "안 돼"라고 말할 때는 왜 안 되는지를 자세하게 설명해줘야 한다. 아이가 바로 이해하지 못하겠지만 아이의 정서를 위해선 반복적으로 설명해주는 것이 좋다. 아이를 키우는 것은 온 우주의 섭리를 다 이해하는 것만큼 어려운 일일 수도 있다. 그래서 거저 엄마아빠가 되는 것은 아닌가 보다.

이 시기의 아이들은 간단한 단어를 정확하게 말할 수 있다. 대체적으로 생존욕구에 해당하는 단어인 "맘마"나 "밥" 등은 정확하게 발음한다. 그리고 엄마아빠가 손을 흔들면 아이도 손을 흔들며 "빠이빠이"라고 말할 수 있다.

다만 엄마아빠의 말을 알아들을 수는 있지만(수용 언어) 직접 말로 표현하진(화용 언어) 못한다 하더라도 크게 걱정할 필요는 없다. 이 시기 아이들의 언어 발달은 꼭 '말을 한다는 것'에 초점을 맞추지 않아도 된다.

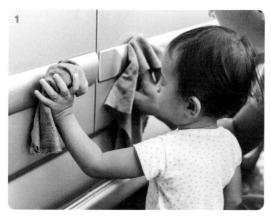 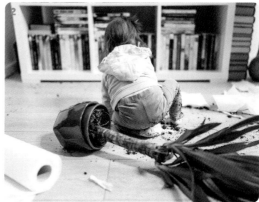

7~8개월

8~9개월

9~10개월

10~11개월

11~12개월

12~13개월

1 아이의 역할모델은 엄마아빠다. 그래서 엄마아빠의 표정과 행동을 따라 하거나 흉내를 낸다.

2 생후 12~13개월은 호기심이 점점 강해지는 시기이기 때문에 아이의 안전사고에 주의해야 한다.

★ 엄마아빠의 행동을 따라 해요

이 시기 아이들의 역할모델은 엄마와 아빠다. 그래서 엄마아빠의 표정과 행동을 따라 하거나 흉내를 낸다. 엄마아빠가 열심히 방바닥을 닦고 있으면 아이도 물티슈를 뽑아 방바닥을 닦는다. 엄마아빠의 모습을 기억하고 있다가 따라 하는 것이기 때문에 이때 엄마아빠는 좀더 행동을 조심해야 한다. 특히 나쁜 언어나 행동을 하면 아이는 기억해뒀다고 따라 할 수 있다.

★ 호기심이 생기면 다 해봐야 해요

생후 12~13개월은 자유의지와 호기심이 점점 강해지는 시기이기 때문에 아이가 하고 싶은 것은 다 해봐야 한다. 집 안 이곳저곳을 다니면서 서랍을 하나씩 다 열어 그 안에 무엇이 들어 있는지 확인한다. 장난감 박스도 뒤집어엎어서 다 흐트려놓고 그 안에서 이것저것 탐색해야 한다. 만약 갑 휴지를 뽑는 재미에 빠졌으면 다 뽑아야 만족한다. 박스 혹은 공간이 있으면 꼭 들어가서 탐색해야 한다. 이는 호기심으로 일어나는 과정으로 정상적인 행동이다. 다만 아이가 소파에 올라가는 것은 괜찮으나 서랍장이나 식탁에 올라가려고 하는 것은 낙상의 위험이 높을 수 있으니 아이의 안전사고를 미연에 방지해야 한다.

하지만 엄마아빠가 이를 강압적으로 통제하면 아이는 위축이 될 수 있으니 고생이 되더라도 어느 정도는 받아들이는 것이 좋다. 다만 심하게 행동할 때는 그런 행동을 해서는 안 되는 이유를 정확하게 설명하면서 강경하게 행동을 제지하는 것도 한 방법이다.

이 시기의 메디컬 이슈들

생후 12개월은 아이가 급성장하는 시기다. 작은 몸이 급격하게 커지다 보니 이런저런 문제들이 발생하기도 한다. 또한 생후 12개월까지 호명반응이 일어나지 않으면 전문의와 상담하는 것이 좋다.

★ 호명반응 체크

호명반응은 아이를 부르면 돌아보며 눈을 맞추는 것을 말하는데 평균적으로 생후 10개월부터 호명반응이 나타난다. 그리고 늦더라도 생후 12개월까지는 아이의 호명반응이 정확하게 나와야 한다. 만약 호명반응이 없다면 우선 소아청소년과 의사와 상담을 해

1 소파에 올라가는 것은 괜찮으나 서랍장이나 식탁 위에 올라가면 낙상 위험성이 높아진다.

2 아이가 생후 12개월까지 호명반응을 보이지 않으면 전문가와 상담하는 것이 좋다.

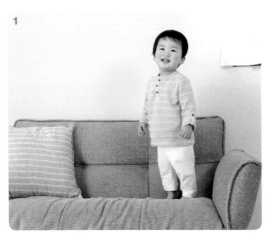

1

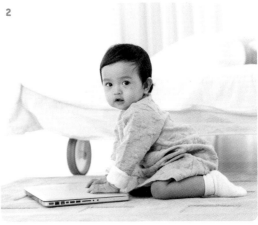

2

보는 것이 좋다. 'Step 11'에서 설명했듯이 호면반응은 자폐 스펙트럼 장애와도 연결이 되기 때문에 엄마아빠가 진지하게 아이의 상태를 관찰하는 것이 좋다.

★ 수면 장애

생후 12개월이 지나면서도 통잠을 자지 못하고 자꾸 깨거나 보채는 아이들이 많다. 급격하게 성장하다 보니 아이도 성장통을 겪는 과정에 수면 장애가 나타날 수 있다. 이 시기의 아이들은 렘수면의 비율이 성인에 비해 높기 때문에 꿈을 많이 꾸고 잠을 푹 자지 못하고 자다 깨다를 반복할 수 있다.

이럴 때 엄마아빠가 가장 많이 하는 실수는 아이가 잠을 자지 못하는 이유를 알려 하기보단 얼른 다시 재우기에 급급해서 수유를 하거나 잠이 들 때까지 계속 안고 있는 걸로 위기를 모면하려고 한다.

이렇게 하다 보면 자다 깨서 먹는 습관으로 아이는 낮 동안에 밥을 잘 먹지 않으려고 할 것이다. 이것이 반복되면 식이장애가 생기고 충치도 생길 수 있다. 여기서 그치지 않고 수면 습관이 깨져 스

이 시기의 아이들은 성장통으로 수면 장애가 있을 수 있다.

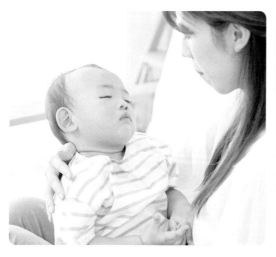
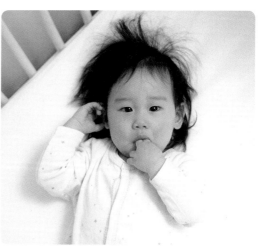

스로 잠을 자지 못해서 엄마아빠가 항상 안고 재워야 하는 불상사가 생길 수 있다.

그렇다고 자다 깨서 우는 아이를 다그쳐서도 안 된다. 엄마아빠의 기분만 좋지 않을 뿐 오히려 아이를 수면에서 깨게 만들 수 있다. 이러면 재우기가 더 힘들어진다.

철분이 부족해서 통잠을 자지 못한다고 생각하시는 엄마아빠들이 많지만 이것이 절대적인 원인은 아니다. 철분을 보충해도 해결되지 않는 경우가 훨씬 많기 때문에 철분 부족은 작은 원인에 불과하다.

엄마아빠는 아이에게 무엇이 부족한지, 무엇이 잘못된 것인지를 확인하고, 아무 이상이 없다면 성장통의 한 과정이라고 생각하고 아이의 잠자리를 쾌적히고 편안하게 만들어주는 것에 더 관심을 쏟는 것이 좋을 것이다. 그리고 아이를 훈육하는 과정에선 좋은 습관을 심어주는 것이 가장 중요하다. 당장은 힘들 수 있으나 좋은 습관이 길러지면 아이 또한 편해진다.

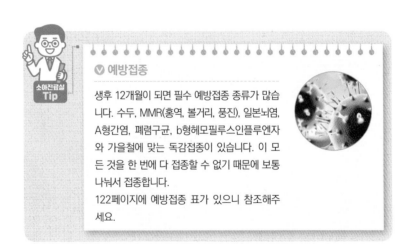

소아진료실 Tip

♥ 예방접종

생후 12개월이 되면 필수 예방접종 종류가 많습니다. 수두, MMR(홍역, 볼거리, 풍진), 일본뇌염, A형간염, 폐렴구균, b형헤모필루스인플루엔자와 가을철에 맞는 독감접종이 있습니다. 이 모든 것을 한 번에 다 접종할 수 없기 때문에 보통 나눠서 접종합니다.
122페이지에 예방접종 표가 있으니 참조해주세요.

7~8개월
8~9개월
9~10개월
10~11개월
11~12개월
12~13개월

✓ 꼭 체크하고 넘어가세요! 〔12~13개월〕

❶ 체중이 3배, 키는 1.5배 늘었나요?   YES ☐   NO ☐

❷ 원색 이외의 색을 구별할 수 있나요?   YES ☐   NO ☐

❸ 무언가를 짚고 설 수 있나요?   YES ☐   NO ☐

❹ 무언가를 짚고 옆으로 이동할 수 있나요?   YES ☐   NO ☐

❺ 혼자서 설 수 있나요?   YES ☐   NO ☐

❻ 첫걸음을 뗐나요?   YES ☐   NO ☐

❼ 한 손에 무언가를 들고 걷기가 가능한가요?   YES ☐   NO ☐

❽ 미끄럼틀에 관심을 보이나요?   YES ☐   NO ☐

❾ 책장을 넘길 수 있나요?   YES ☐   NO ☐

❿ 고집이 생기거나 세졌나요?   YES ☐   NO ☐

⓫ 엄마아빠의 말을 이해하나요?   YES ☐   NO ☐

⓬ 간단한 단어를 말할 수 있나요?   YES ☐   NO ☐

⓭ 엄마아빠의 행동을 따라 하나요?   YES ☐   NO ☐

⓮ 호기심이 높아졌나요?   YES ☐   NO ☐

⓯ 엄마아빠와 주고받기 놀이가 가능한가요?   YES ☐   NO ☐

⓰ 또래 친구에게 관심을 보이나요?   YES ☐   NO ☐

⓱ 유아식을 먹기 시작했나요?   YES ☐   NO ☐

아이가 잘 크고 있는지 확인해보는 체크리스트입니다. 해당 항목에 체크를 해주세요. 'yes'에 체크하는 개수가 많을수록 아이가 잘 크고 있고, 아이를 잘 케어하고 있다는 뜻입니다.

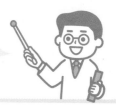

Q 생후 8개월이 된 아이가 너무 활동성이 높아요. 잘 때도 이리저리 자세를 바꿔 가며 요란하게 잡니다. 어떨 때는 고개를 바닥에 대고 엎드려 자는데 혹시 숨이 막히지는 않을까 걱정이 되는데 괜찮을까요?

생후 8개월이 되면 근력이 좋아져 엎드려 자도 큰 문제는 없습니다.

영아돌연사의 호발 월령은 생후 1~4개월입니다. 이 시기가 지나면 영아돌연사의 빈도는 점점 줄어듭니다. 특히 생후 8개월이 됐다면 근력이 좋아져 엎드려 자도 큰 문제는 없습니다. 다만 푹신한 이불은 주의하고, 침대와 벽 사이처럼 아이가 낄 수 있는 공간을 쿠션으로 메꿔주는 게 좋습니다.

Q 아이가 생후 8개월이 됐는데 아직 유치가 나지 않았어요. 6개월 전후에 이가 난다고 되어 있는데 병원에서 검사를 받아봐야 할까요?

생후 12개월까지 시간을 가지고 지켜보세요.

일반적으로 생후 6개월이면 유치가 나기 시작하지만 아이마다 다를 수 있어요. 생후 12개월이 다 돼서야 첫니가 나는 아이도 있습니다. 이가 늦게 나는 아이의 치아 엑스레이를 찍어보면 잇몸 안에 이빨이 잘 자라고 있으나 아직 잇몸을 뚫고 나오지 않은 상태인 경우가 많습니다. 그러므로 생후 6개월에 이가 나지 않는다고 조급해하지 않아도 됩니다. 생후 12개월까지는 시간을 가지고 지켜보세요.

Q 아이가 생후 8개월이 되면서 기기 시작했는데 그 모습이 이상해요. 한쪽 다리를 질질 끌면서 기어다니는데 아파하는 기색은 없어요. 이대로 지켜봐도 될까요?

아직 근력이 발달하지 못해 일어나는 현상입니다.

아이가 기기 시작하면서 엄마아빠들이 기는 모습이 많이 이상하다고 상담을 요청하는 사례가 많습니다. 아직 근력이 완전하게 발달하지 못해 일어나는 현상입니다. 간단하게 해결법을 알려드릴게요.

배밀이를 할 때 양쪽 발로 번갈아가면서 바닥을 밀어야 하는데, 한 발만 바닥을 밀고 다른 발은 그냥 끌면서 배밀이를 하면 이상한 모습으로 기게 됩니다. 이럴 경우 바닥을 밀지 못하는 쪽의 발에 디딤손을 대주면 디디는 느낌을 받기 시작합니다.

그리고 '네발기기'를 해야 하는데 양팔과 한쪽 무릎으로만 기고, 한쪽 무릎은 지면에 닿지 않고 끌고 다니면서 기는 경우가 있어요. 이럴 때는 다리에 걸리는 하중을 좀 줄여주는 것이 좋습니다. 수건을 아이 몸통에 감고 기중기처럼 위로 올려줍니다. 이것을 반복하면 다리에 걸리는 하중이 줄어 양쪽 무릎으로 기는 모습을 곧 볼 수 있을 것입니다.

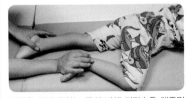

바닥을 밀지 못하는 쪽의 발에 디딤손을 대주면 디디는 느낌을 받는다.

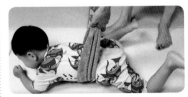

'네발기기'가 이상할 경우 수건으로 아이 몸통을 감아 기중기처럼 위로 올려주면 다리 하중을 줄여주면서 정상적인 '네발기기'가 가능하다.

생후 10개월이 된 아이가 소파에 올라갈 정도로 대근육이 발달했어요. 그러다가 머리를 바닥이나 벽에 쿵쿵 부딪히는 경우가 많은데 이렇게 자주 부딪히면 지능에 영향을 미칠까요?

머리뼈가 말랑해지지 않으면
큰 문제가 일어나지 않습니다.

하루에 한 명 이상은 낙상 혹은 머리 부딪힘으로 병원을 찾습니다. 이 시기의 아이들은 워낙 활동적인데 아직 몸을 잘 조절하지 못해 일상다반사로 일어나는 것이지요. 우리의 인체는 매우 신비로워서 아이의 뇌는 머리뼈가 단단히 보호하고 있습니다. 쿵 소리가 나게 바닥에 머리를 부딪혀서 온 아이도 머리뼈가 멀쩡한 경우가 많습니다. 일단 머리뼈가 말랑말랑해지는 경우가 아니면 대부분은 괜찮습니다. 많이 부딪혔다고 하더라도 지능이 떨어지는 일은 없으니 걱정하지 마세요. 다만 의식의 소실이나 머리뼈가 말랑해지는 경우는 반드시 병원에서 진료를 받으셔야 합니다.

생후 9개월이 된 아이 머리 모양이 울퉁불퉁해요. 마치 밭의 고랑처럼 움푹 들어간 부분도 있고, 계단처럼 단차가 있는 부분도 있어요. 머리가 눌려서 그런가요?

자연스런 증상이니
걱정하지 않으셔도 됩니다.

이런 질문을 생각보다 많이 듣습니다. 우선 이런 증상을 이해하기 위해선 머리의 성장 과정을 이해해야 합니다. 머리는 하나의 뼈로 된 것이 아니라 여러 뼈가 붙어 있는 형태로 되어 있는데 뼈와 뼈 사이를 '봉합선'이라고 합니다. 머리뼈마다 성장 속도가 동일하진 않기 때문에 봉합선을 사이에 두고 머리뼈 사이에 단차가 지기도 하고 봉합선 부분이 약간 융기되어 있기도 합니다. 머리뼈는 만 4돌까지 계속 성장하기 때문에 점점 자랍니다. 그렇기 때문에 울퉁불퉁한 것이니 걱정하지 않으셔도 됩니다.

생후 12개월이 된 아이가 손을 엄청 빨아요. 대부분의 아이들이 손을 빤다고 하지만 너무 빨아서 손에 상처가 나고 굳은살도 생겼어요. 손을 빨지 못하게 하는 방법이 있을까요?

손을 빨지 않게 하는
방법을 활용해보세요.

소아가 손을 빠는 것은 자연스러운 행위입니다만 손에 상처가 생겼다면 빨지 않게 하는 것이 좋을 것입니다. 완벽한 해결책은 아닐 수 있지만 아이가 손을 빨지 않도록 하는 방법 몇 가지를 소개할게요. 첫 번째 방법은 '겁 주기'인데 손을 빨면 병원에 가서 주사를 맞는다고 겁을 주는 것입니다. 아쉽게도 성공률은 그리 높지 않습니다. 두 번째 방법은 '설득하기'인데 귀여운 동물 모양이 그려진 밴드를 손에 붙여주고, 손을 계속 빨면 동물이 아파할 수 있으니 손을 빨지 말라고 설득하는 것입니다. 세 번째 방법은 '아이템 이용하기'인데 실리콘으로 된 손빨기 방지캡이 있습니다. 이걸 씌우고 난 후 아이가 손을 빨지 않게 됐다는 엄마아빠의 후기가 있어 소개합니다.

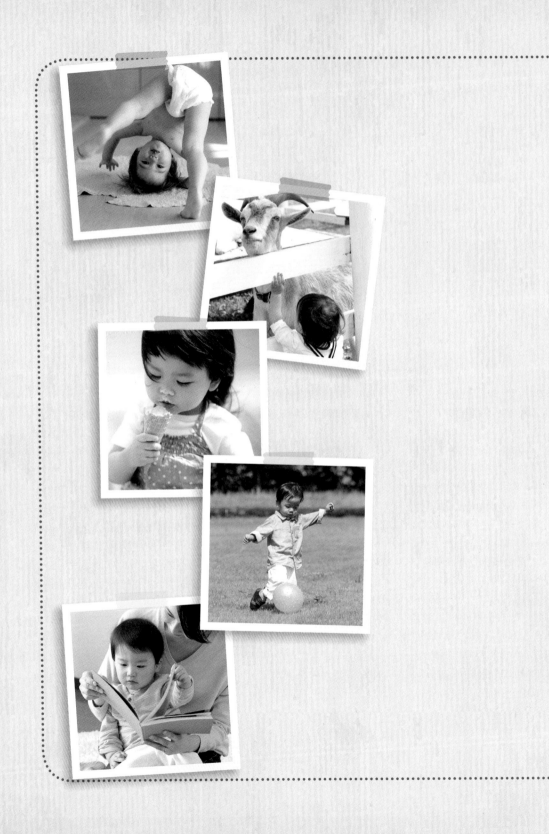

Chapter# 03

평생 아끼고 사랑할게

내 아이 월령별 성장발달
'꼼꼼' 가이드

[13~24개월]

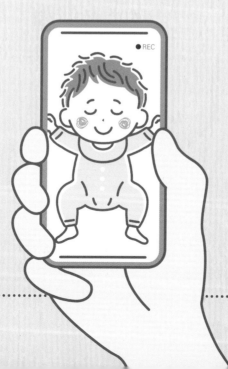

13~15개월

친구가 생겼어요

생후 15개월 표준성장도표		
성별	몸무게	키
남	10.3kg	79.1cm
여	9.6kg	77.5cm

기본적인 운동능력이 완성되는 시기

'Step 14'부터는 한 달 사이의 성장을 설명하지 않고 13~15개월 과 16~18개월, 19~24개월로 나누려고 한다. 걸을 수 있다면 기본 적인 운동능력은 거의 완성된 것이고, 아이의 성장이 안정적으로 진 행되기 때문에 그저 사랑하는 마음으로 키우면 되기 때문이다. 물 론 엄마아빠의 육아 고충이 있을 테지만 그것 또한 아이가 무럭무 럭 자라는 것만으로 큰 보상이 될 것이다. 아이의 방긋 웃는 모습 은 육아의 피로도 한방에 날려줄 수 있는 묘약이기도 하다.

★ 혼자서도 잘 걸어요

생후 13~15개월 사이의 아이들은 걷기가 발달해 엄마아빠가 손 을 잡아주면 곧잘 따라서 아장아장 잘 걷는다. '걷기'라는 건 근력

이 시기 발달이 빠른 아이는 '조금 빠른 걷기'와 '살짝 뛰기' 까지 가능하다.

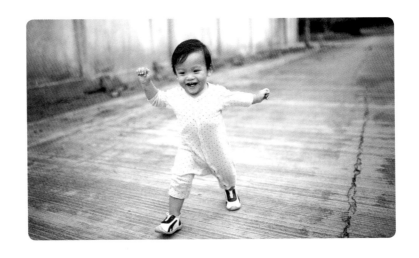

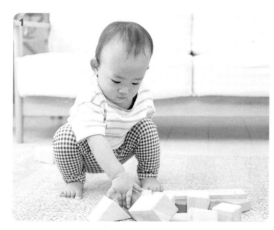

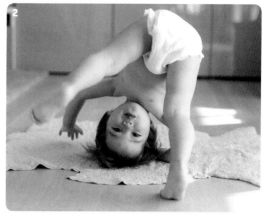

1 생후 13~15개월 사이에 아이는 쪼그려 앉기가 가능하다.

2 아이가 머리를 숙이는 자세를 하면 조부모님들은 동생을 갖고 싶다는 의미로 받아들인다.

과 균형감각이 모두 발달해야 가능한 운동이다. 전신운동이라고 해서 하체 근육만으로는 걸을 수 없고 복근과 엉덩이, 가슴의 근육까지 발달해야 제대로 된 걷기가 가능하다. 생후 12개월이 넘어가면서 아이의 걷기가 점점 발달한다. 발달이 빠른 아이는 '조금 빠른 걷기'와 '살짝 뛰기'까지 가능하다. 아이의 뛰기는 어른의 뛰기와는 다르다. 뒤뚱거리면서 뛰기 때문에 언제 넘어질지 몰라 불안하다. 이 시기에 '뛰기'가 가능하다는 것은 발달이 빠른 편에 속한다.

★ 쪼그려 앉을 수 있어요

생후 13개월이 되면 아이는 아무것도 잡지 않고 다리를 굽혀 쪼그려 앉기가 가능하다. 일명 '스쿼트'라는 자세인데 이것은 서기와 앉기를 반복하는 대표적인 하체운동법이다. 스쿼트의 기본인 앉기는 하체의 근육이 튼튼하게 몸을 지탱해줘야 가능하다. 안정적인 쪼그려 앉기가 가능하다는 것은 다리와 코어 근육이 많이 발달했다는 뜻이다. 이 상태에서 다시 일어서는 건 더 큰 힘이 필요하니 아직 불가능할 수도 있다.

이 시기에는 머리를 숙이는 자세를 곧잘 하는데 어르신들이 "동생을 보고 싶어서 그래?"라고 물을 수 있는 동작이다. 과학적인 사실로 말하는 것이 아니라 이전부터 두 살이나 세 살 터울의 형제나 남매를 갖는 것이 일반적이라서 나온 것 같다. 사실 이런 이야기는 육아의 고충으로 힘들어하는 엄마아빠에게 부담이 될 수 있다.

★ 유아용 자동차에 올라탈 수 있어요

대근육이 발달해 미끄럼틀의 계단을 혼자 오르거나 유아용 자동차에 올라탈 수도 있다. 생후 13~15개월의 아이들은 유아용 자동차에 타는 것을 좋아한다. 물론 남자와 여자의 성향에 따라 다를 수 있다. 유아용 자동차는 아이들이 좋아하는 공간을 제공한다. 이 시기의 아이들은 자신의 몸이 들어갈 공간만 있으면 틈을 비집고 들어가는 것을 좋아한다. 유아용 자동차 속의 공간이 그 욕구를 충족해준다.

생후 13~15개월의 아이들은 유아용 자동차에 타는 것을 좋아한다.

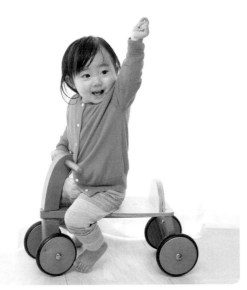
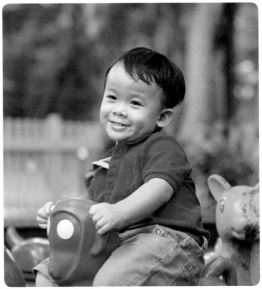

그리고 튼튼한 다리로 밀어서 유아용 자동차가 움직이기도 하고 손으로 핸들을 돌릴 수 있으니 원하는 곳으로 갈 수 있다는 자율성이 충족된다. 엄마아빠가 유아용 자동차를 밀어주면 아이가 너무 좋아하는데 계속 밀어달라고 할 수 있다. 이럴 때는 엄마아빠의 체력이 받쳐줘야 한다.

생후 13개월이 지나도 아이가 잘 걷지 못하거나 서지 못한다면 엄마아빠의 고민이 많을 것입니다. 그리고 또래 친구들보다 발달이 늦은 것을 보면 한없이 불안해지지요.

"아직 걷지를 못해요."
"걸을 수는 있는데 한쪽 발이 바깥으로 더 벌어지는 것 같아요."
"걷기는 하는데 몇 걸음 못 가 넘어져요."

생후 13~15개월의 아이를 둔 엄마아빠들이 진료실에 찾아와 이런 문의를 하는 경우가 많은데 그때마다 세심하게 진찰해봐도 특별한 문제가 없는 것이 대부분입니다. 엄마아빠의 불안이 심할 경우 정형외과에 검사를 의뢰하는데 결과는 정상이었지요.
제 경험상 이 시기의 걷거나 걸음걸이에 대한 이슈는 대부분 문제가 없는 것들입니다. 분명 아이마다 성장에 차이가 있는 것이 사실입니다. 성장이 빠른 아이가 있는가 하면 성장이 늦은 아이가 있습니다. 성장이 늦은 아이가 나중에 더 잘 뛰기도 할 수 있으니 아직 걱정할 단계는 아닙니다.
아이는 지금 열심히 성장하기 위해 노력하고 있는 중입니다. 그리고 엄마아빠의 기대에 맞춰 나름 최선을 다해 걸으려고 노력할 것입니다. 그 모습에 박수를 치며 응원해주세요. 그리고 '걷기'에 좋은 운동능력을 높여주는 것도 좋은 방법입니다. 아직 아이는 발달 과정 중에 있기 때문에 미숙한 것이 사실이니 느긋하게 지켜봐주세요.

놀이를 통해 인지 능력과 사회성을 높여요

아이가 생후 13~15개월이 되면 소근육이 발달하면서 손가락을 자유자재로 움직인다. 안정적으로 걷게 되면서 도구를 사용하는 행동도 보인다.

★ 손가락을 자유자재로 움직여요

이 시기의 아이들은 손가락의 기능이 더욱 발달해 야무지게 물건을 잡을 수 있다. 물건을 집어 자신이 원하는 곳에 놓기도 한다. 이는 그만큼 소근육 조절 능력이 발달했다는 의미다.

또한 블록 놀이를 하면서 홈이 파인 블록을 막대에 꽂아 넣기도 하고, 스스로의 힘으로 블록 위에 다른 블록을 쌓아 올려서 쓰러지지 않게 한다. 균형이라는 개념을 알아가는 과정이다.

1,2 아이가 생후 13개월이 지나면 손가락을 자유자재로 움직일 수 있다.

3,4 이 시기의 아이들은 블록을 2개 정도 쌓을 수 있는데 이는 균형감각이 발달했기 때문에 가능한 행동이다.

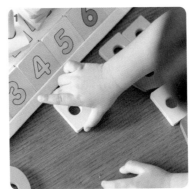
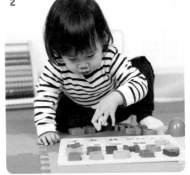
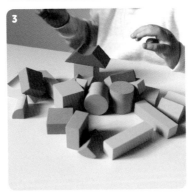
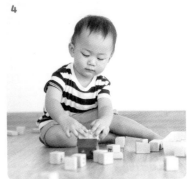

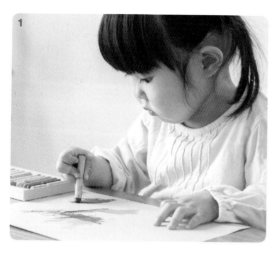

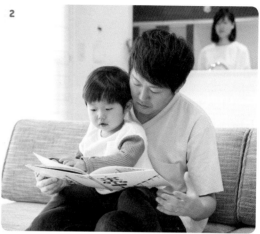

1 이 시기의 아이들은 색연필을 야무지게 쥐고 선을 그린다.

2 아이가 생후 13개월이 지나면 기억력과 인지 능력이 한층 더 높아지기 때문에 그림책을 통해 언어 능력을 높이는 것이 좋다.

★ 선을 마구 그어요

생후 11~12개월부터 아이는 색연필을 잡고 선을 긋는데 13개월이 지나면 좀더 능숙하게 선을 긋는다. 물론 아직 색연필을 잡는 모습은 서툴지만 제법 선과 선을 이어가면서 그린다. 아마도 엄마 아빠가 노트에 필기하는 모습을 보고 기억했다가 따라서 하는 모방행동일 것이다.

★ 그림책을 통해 기억력과 인지 능력을 높여요

고월령이 되면 기억력과 인지 능력이 한층 높아지기 때문에 아이에게 그림책을 많이 읽어주는 것이 좋다.

엄마아빠가 아이에게 "멍멍이 어디 있을까?"라고 하면 강아지가 나온 그림책을 기억하고 그것을 가져와 읽어달라고 한다. 그리고 그림책 속에 나온 강아지를 보고 손으로 가리킨다. 아이의 기억력과 인지 능력을 높이기 위해선 그림책에 나오는 동물이나 음식의 그림을 많이 보여주고, 해당 명칭을 설명해주는 것이 좋다. 그것을 반복하면 아이의 언어 능력이 높아진다.

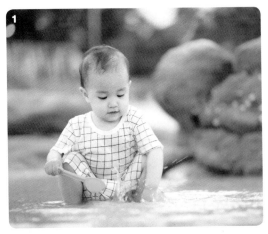 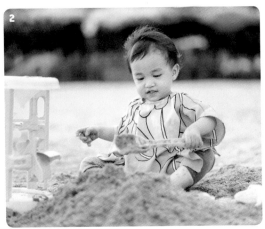

1 물가에서 아이에게 바가지
를 주면 물을 퍼서 버리는 동
작을 한다.

2 이 시기의 아이들은 도구를
사용해 모래놀이를 할 수 있다.

★ 혼자서 모래놀이를 할 수 있어요

고월령이 되면 공원이나 놀이방에 가서 노는 일이 많아진다. 생후 13개월이 지나면 아이가 도구를 이용해 흙을 퍼내면서 모래놀이를 할 수 있다. 모래를 퍼내는 도구를 주면 그것을 가지고 모래를 퍼내기도 하는데 이는 도구의 쓰임새와 기능을 안다는 의미다. 얕은 물가에서 바가지를 주면 물을 퍼서 버리기도 한다. 도구를 사용할 수 있을 정도로 인지 능력이 발달한 것이다.

★ 소꿉놀이를 좋아해요

소꿉놀이나 그것을 할 수 있는 장난감은 남자아이든 여자아이든 상관없이 좋아한다. 아마도 엄마아빠가 요리하는 모습을 많이 봐서 그런지도 모르겠다. 형형색색의 음식과 접시, 냄비 장난감은 아이의 호기심을 불러일으키는 데 좋은 놀이 도구다.

때론 실제 식사 도구를 가지고 장난을 치기도 한다. 수저나 젓가락, 국자로 냄비를 열심히 두드리는데 이때 나는 경쾌한 소리가 청각을 자극한다. 다소 시끄럽더라도 아이에게 충분한 오감 발달이 되도록 내버려두는 것이 좋다.

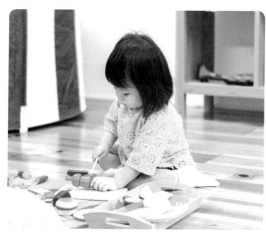
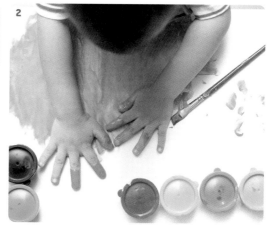

1 아이들은 소꿉놀이를 좋아
한다.

2 물감놀이를 하는 동안 아이
의 뉴런(신경세포)은 폭발적
으로 성장한다.

다만 숟가락이나 젓가락으로 인해 아이가 다칠 수 있으니 안전사
고에 주의해야 한다. 또한 숟가락이나 젓가락으로 식탁이나 상을
세게 치면 사물의 소중함을 느낄 수 있도록 설명해주고 제지를 하
는 것도 좋다. 특히 공공장소에선 이런 행동은 다른 사람에게 방해
가 될 수 있으니 주의해야 한다.

★ 물감놀이를 통해 오감을 자극해요

물감놀이는 아이의 시각적, 촉각적, 경험적 자극을 높인다. 그래
서 이때 물감놀이를 많이 시켜주는 것이 좋다. 놀이를 하는 동안 아
이의 머릿속 뉴런(신경세포)이 폭발적으로 성장한다. 다만 아이는
이리저리 돌아다니며 물감놀이를 하기 때문에 벽지나 소파 그 외 가
구에 물감을 묻혀 놓을 수 있다. 엄마아빠에게 고된 집안일을 늘릴
수 있지만 아이의 오감을 자극하는 데 매우 도움이 될 수 있다.

물감놀이를 할 때는 비닐을 깔고 베이비 가드를 쳐서 아이가 이
곳저곳을 돌아다니지 못하도록 주의를 기울이면 조금은 집안일을
줄일 수 있을 것이다. 혹은 공원에 가서 또래 친구들과 함께 돗자리
를 깔고 하는 것도 한 방법이다.

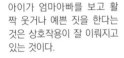

생후 13~15개월 아이, 이렇게 생활해요

생후 13개월이 지나면 아이는 언어 능력이 좀더 향상되면서 엄마아빠와 상호작용을 한다. 그리고 엄마아빠의 행동을 유심히 보면서 흉내를 내기도 한다. 그 과정을 통해 사회성이 길러진다. 그리고 이전보다 호기심과 자율성이 더욱 강해지기 때문에 엄마아빠가 먹는 뜨거운 커피에 손을 대는 등 화상 사고가 많이 일어난다. 생후 13~15개월 차에 화상으로 병원에 오는 아이들이 많다.

★ 엄마아빠와 말을 주고 받아요

생후 13개월이 지나면 아이는 "엄마"와 "아빠"라고 부르는 것 말고도 다른 단어를 말할 수 있다. 이 시기의 아이들이 많이 사용하는 단어는 "맘마", "멍멍", "까까", "네~", "주~", "물~" 등이다. 그리고 엄마아빠가 "물 마셔"라고 말을 건네면 물을 마시고, "밥 먹을 시간이야"라고 말을 건네면 밥을 먹을 채비를 한다. 기분이 좋으면 "네~"라고 답하기도 한다.

그리고 아이는 각 동물의 명칭과 자신의 신체부위를 1개 이상 알고 있다. 엄마아빠가 "코 어딨어?"라고 물으면 자기 코를 손으로

아이가 엄마아빠를 보고 활짝 웃거나 예쁜 짓을 한다는 것은 상호작용이 잘 이뤄지고 있는 것이다.

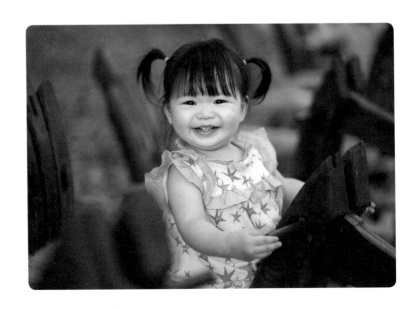

가리킨다. 이는 아이가 자신의 신체부위를 어느 정도 인지하고, 엄마아빠가 묻는 말에 적절한 반응을 보임으로써 상호작용이 잘 이뤄지고 있다는 의미다.

그래서 그런지 아이는 엄마아빠를 쳐다보고 활짝 웃기도 한다. 그리고 엄마아빠의 관심을 끌기 위해 윙크나 일명 '예쁜 짓' 등을 할 수 있다. 또한 엄마아빠가 사진을 찍는다고 하면 적극적으로 포즈를 취하기도 한다.

★ 단체활동을 할 수 있어요

맞벌이를 하는 엄마아빠라면 첫돌을 맞이하고 직장에 복귀하기 위해 아이를 어린이집에 보낸다. 혹은 엄마아빠의 고된 육아에서 잠시라도 해방되기 위해 오전 시간에만 어린이집에 보내기도 한다. 엄마아빠는 어린 아이를 어린이집에 보내는 것에 죄책감을 느끼거나 유치원에서의 단체활동이 아이에게 부정적 영향을 미칠까 싶어 걱정이 들 수 있다. 하지만 아이는 생후 12개월부터 또래 친구에게 관심을 보이고, 그들이 행동하는 모습을 유심히 관찰하고, 그들과 함께

또래 친구들과의 어울림은 아이의 사회성을 높일 수 있다.

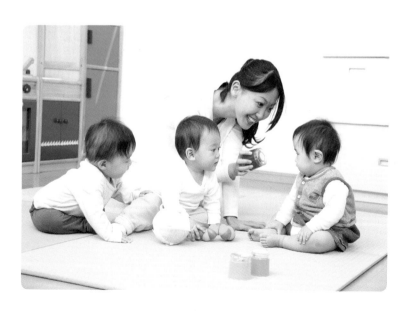

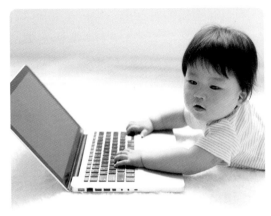
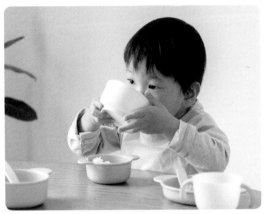

생후 13개월이 지나면 아이는 자율성이 높아지기 때문에 스스로 무언가를 하려고 한다.

행동하는 것을 즐긴다. 또래들과 보내는 시간을 통해 아이의 사회성이 높아질 수 있으니 큰 걱정을 하지 않아도 된다.

★ 자유롭게 행동하고 싶어요

생후 13개월이 지나면 아이는 자율성이 점점 발달해 혼자서 스스로 하려고 한다. 밥을 먹는 것도 혼자서 해보고, 식판을 옮기는 것도 혼자서 해보고, 양치도 혼자서 해보고 싶어한다. 하지만 아직 균형감각이나 손과 다리의 힘이 부족하기 때문에 매우 위태롭게 보일 수 있다. 음식을 먹다 대부분 흘리기도 하고, 식판을 옮기다가 떨어뜨리기도 한다. 하지만 아이도 자신의 실수를 인지하면서 다음에는 그러지 않으려고 노력한다. 그러니 엄마아빠는 아이의 위태로운 모습도 편안하게 봐주고, 여유롭게 기다려줘야 한다. 아이는 혼자서 스스로 해냈다는 성취감을 느끼면서 더 잘하려고 노력할 것이다.

★ 앞니로 끊어 먹을 수 있어요

생후 13개월이 지나면 아이마다 차이가 있겠지만 앞니가 거의 다 난다. 그래서 고기완자나 쌀밥 같은 부드럽지만 씹는 맛이 있는 음

아이가 생후 13개월이 지나면 슬슬 이유식을 완료하고 영양을 맞춘 유아식을 먹여야 한다.

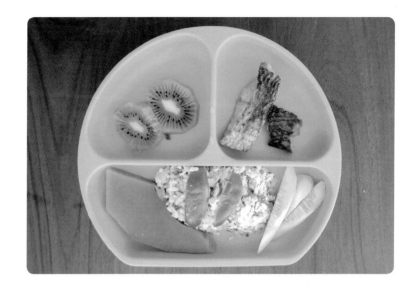

식도 먹을 수 있다. 이 시기에는 이유식을 완료하는 시기라서 조금씩 유아식에 적응하는 식단을 준비하는 것이 좋다. 단백질 섭취를 위해 생선, 소고기나 닭고기에 삶은 감자나 고구마, 당근, 브로콜리 등 채소, 과일 등을 곁들여 영양 균형을 맞추는 것이 좋다. 그리고 이때부터 숟가락 사용법을 연습하는 것이 좋다.

이 시기의 메디컬 이슈들

생후 13~15개월의 아이들은 주로 감염에 의한 질환이 많다.

★ 귀두포피염 & 질염

이 시기의 아이들은 사물에 대한 호기심뿐만 아니라 자기 몸에 대한 호기심 또한 커져간다. 그래서 알게 모르게 자신의 성기를 만지는 일이 흔하다. 그러다 보면 손에 의해 상처가 나고 세균에 감염되어 염증이 생기는 일이 자주 일어난다. 남자아이는 귀두포피염, 여자아이는 질염이 자주 생긴다.

217

남자아이가 귀두포피염에 걸리면 엄마아빠들이 이렇게 말한다.

"아이 고추 끝이 빨개져요. 고추 끝에서 진물이 나와요, 기저귀를 갈아주는데 고추가 아프다는 듯 자꾸 만져요."

여자아이가 질염에 걸리면 엄마아빠들이 이렇게 말한다.

"기저귀를 갈아줄 때 아프다고 울어요."

이는 흔한 질환이지만 반드시 소아청소년과 의사의 진료를 받아야 한다. 치료는 간단한데 처방된 연고를 염증이 있는 부위에 발라주면 금방 호전된다.

★ 모기알레르기(스키터증후군)

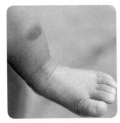

성인과는 다르게 아이가 모기에 물리면 그 부위가 퉁퉁 붓고 빨개지고 진물까지 나오기도 한다.

여름은 모기의 계절이다. 그래서 여름철만 되면 아이 피부가 울긋불긋 발진이 생기는데 상당수 원인이 모기한테 물렸기 때문이다. 어른이야 모기에 물리면 조금 부어오르면서 약간의 가려움증이 생기는데 소아의 경우 모기에 물린 부위가 유난히 퉁퉁 붓고 빨개지고 진물까지 나는 경우도 흔하다. 이를 모기알레르기인 '스키터증후군 Skeeter syndrome'이라고 한다. 정확한 원인은 밝혀지지 않았지만 모기 효소에 대한 자가면역반응이 원인일 것이라고 추측하고 있다. 스키터증후군은 갑자기 나타날 수 있는데 이런 경우 소아청소년과 의사의 진료를 받은 후 처방된 약을 먹거나 연고를 바르면 완화된다.

소아진료실 Tip

✔ 예방접종

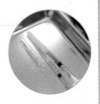

생후 15개월이 되면 DTaP 접종을 해야 합니다. DTaP는 디프테리아, 파상풍, 백일해 이렇게 3가지의 혼합백신입니다. 생후 15개월부터 18개월까지 시행하니 DTaP 접종을 준비해주세요.

✓ 꼭 체크하고 넘어가세요! `13~15개월`

❶ 아이가 혼자 걷나요?   YES ☐   NO ☐

❷ 혼자 걷지 못해도 잡아주면 걷나요?   YES ☐   NO ☐

❸ 유아용 자동차 속에 들어가는 걸 좋아하나요?   YES ☐   NO ☐

❹ 머리를 숙여 뒤를 보는 자세를 하나요?   YES ☐   NO ☐

❺ 물건을 잡아 원하는 곳으로 옮길 수 있나요?   YES ☐   NO ☐

❻ 장난감 자동차를 손으로 미나요?   YES ☐   NO ☐

❼ 색연필이나 크레용을 쥐고 선을 그리나요?   YES ☐   NO ☐

❽ 블록을 쌓을 수 있나요?   YES ☐   NO ☐

❾ 도구를 이용해 모래놀이나 물놀이를 할 수 있나요?   YES ☐   NO ☐

❿ "엄마"와 "아빠" 외에 다른 단어를 말할 수 있나요?   YES ☐   NO ☐

⓫ 또래 친구들과 잘 어울려 노나요?   YES ☐   NO ☐

⓬ 엄마아빠를 보고 활짝 웃거나 예쁜 짓을 하나요?   YES ☐   NO ☐

⓭ 엄마아빠와 말을 주고받을 수 있나요?   YES ☐   NO ☐

⓮ 호기심이 많아 온 집 안을 어질러놓나요?   YES ☐   NO ☐

아이가 잘 크고 있는지 확인해보는 체크리스트입니다. 해당 항목에 체크를 해주세요. 'yes'에 체크하는 개수가 많을수록 아이가 잘 크고 있고, 아이를 잘 케어하고 있다는 뜻입니다.

16~18개월

피어나라! 자유의지

생후 18개월 표준성장도표		
성별	몸무게	키
남	10.9kg	82.3cm
여	10.2kg	80.7cm

걷기를 넘어 뛰기까지

생후 16개월이 지나면 아이의 걷기는 완성된다. 걷기가 완성되면 다음 운동능력을 발달시켜야 한다. 달리기, 뜀뛰기, 계단 오르고 내려오기, 언덕 걷기 등 고난도의 걷기 운동이 시작된다. 특히 아이의 온몸을 사용해서 운동을 시켜야만 아이가 자신의 몸을 움지이는 방법을 제득할 수 있다. 이 시기는 영아에서 유아로 가는 과정에 해당한다.

1 생후 16개월이 지나면 걷기가 완성된다.

2 생후 16개월이 지났는데도 아이가 걸으려고 하는 의지가 없다면 전문의와 상담을 해보는 것이 좋다.

★ 종종거리며 걸어요

이 시기에는 아이의 운동능력과 균형감각이 발달해서 걷는 모습이 매우 자연스럽다. 다만 운동능력은 아이마다 달라서 지금까지도 아장아장 걷는 아이가 있는가 하면 혼자서 종종거리며 걷는 아이도

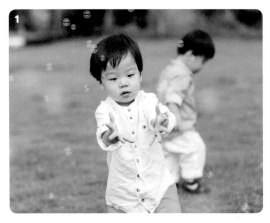

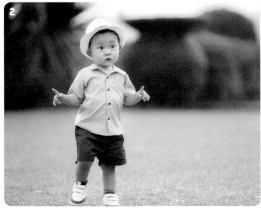

아이가 생후 16개월이 지나면
계단을 걸어서 올라가거나 내려
올 수 있다.

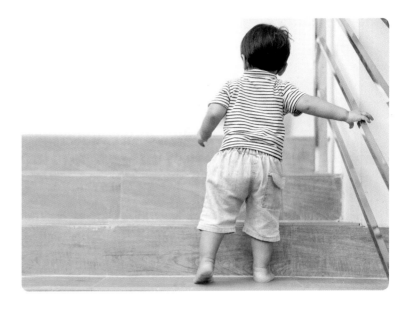

있다. 성장이 빠른 아이는 몸의 균형감각을 맞추며 뛰듯이 걷기도
한다. 혹시라도 아이가 아직도 걷는 의지가 부족하거나 걷는 것이
불편해 보인다면 전문의와 상담을 해보는 것이 좋다.

★ 계단을 오르내릴 수 있어요

아이가 생후 16개월이 지나면 계단을 기어서 올라가는 것이 아니
라 걸어서 올라간다. 조심조심 계단을 오르고 내려갈 정도로 운동
능력이 발달한 것이다. 다만 어른처럼 양발을 번갈아 움직이면서 계
단을 오르지 못한다. 오른발로 위의 계단에 올라서고 그 다음 왼발
이 따라 올라가 바로선 자세가 된다. 그리고 또 오른발로 한 계단
오르고 왼발이 따라가서 바로서기를 반복한다. 계단에 오르는 것은
조금 쉽지만 내려오는 것은 어렵다. 잘못하면 쿵하고 넘어질 수 있
기 때문에 계단을 오르락내리락할 때는 엄마아빠가 옆에서 지켜보
거나 도와줘야 한다.

놀이를 통해 성장 발달을 촉진시켜요

생후 16~18개월이 되면 아이는 소근육이 너욱 발달하면서 안정적으로 손가락을 사용한다. 그리고 이 시기의 아이들은 조금씩 유아기로 이행하면서 부쩍 성장한 모습을 보인다.

★ 장애물 놀이를 통해 운동능력을 높여요

생후 16개월이 지나면 아이는 키즈카페나 놀이터에 있는 장애물 놀이 도구나 경사진 언덕을 활용해 팔, 다리, 온몸을 이용해 열심히 올라갔다 내려오기를 반복한다. 아이의 운동능력이 점점 발달하고 자신의 몸을 자유자재로 사용할 수 있다는 자신감이 붙어 활동성이 급격히 증가한다.

★ 공을 차고 놀 수 있어요

놀이터나 공원에서 아이에게 공을 주면 그것을 바닥에 놓고 차기도 한다. 이때 아이는 몸의 균형을 잡으면서 공을 차는데 그 힘으로 공이 앞으로 굴러간다. 공을 차는 힘은 세지 않지만 발로 공을 맞춰 차고 굴러가게 만드는 것은 아이의 운동능력과 균형감각이 높아졌다는 의미다.

1 생후 16개월이 지나면 아이는 자신의 팔과 다리의 힘을 이용해 장애물 놀이를 할 수 있다.

2 공이라는 목표물을 발로 차는 동작은 높은 균형감각이 필요하다.

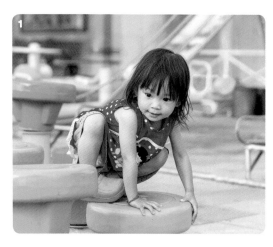

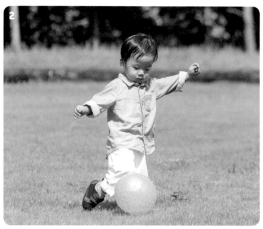

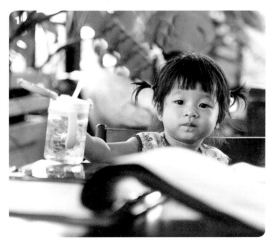
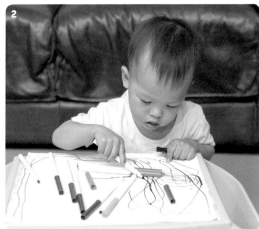

1 이 시기의 아이들은 컵을 안정적으로 잡고 물을 마신 뒤 내려놓는다.

2 성장 발달이 좋은 아이는 색연필의 윗부분이 아니라 중간 부분을 잡고 선을 그린다.

★ 컵을 능숙하게 잡을 수 있어요

이 시기의 아이들은 양손으로 컵을 잡고 물을 마신다. 물을 마시려면 컵을 기울여야 하는데 이것을 인지하고 물을 흘리지 않고 마실 수 있다. 물을 다 먹은 후에는 안정적으로 컵을 내려놓을 수 있다. 이것 또한 아이의 균형감각이 높아졌기 때문에 가능한 것이다.

★ 펜을 잡는 위치에 따라 성장 발달을 알 수 있어요

생후 11~12개월부터 아이는 선을 그릴 수 있는데 손가락 기능이 점점 발달하면서 선의 형태가 명확해진다. 이때 아이가 색연필이나 크레용의 어느 부분을 잡는지가 중요하다. 아이가 색연필의 가장 윗부분을 잡는 것보다 중간 부분을 잡는 것이 발달이 좋은 편에 속한다. 만약 아이가 가장 아랫부분을 잡는다면 발달이 빠른 편에 속한다. 엄마아빠는 아이가 색연필의 어느 부분을 잡고 선을 그을 수 있는지 살펴보는 것이 좋다.

또한 이 시기의 아이들은 선을 그릴 수 있어야 하는데 혹여 아직 선을 그리지 못한다면 자주 선을 긋는 연습을 시켜야 한다.

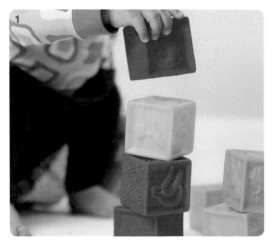

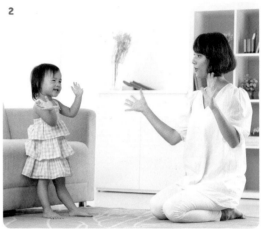

1 생후 16~18개월이 되면 아이가 블록을 3~4개 쌓을 수 있다.

2 생후 16개월이 지나면 아이는 리듬에 맞춰 몸을 흔들 정도로 균형감각이 좋아진다.

★ 블록을 3~4개 쌓을 수 있어요

생후 16~18개월의 아이들은 손가락의 기능과 균형감각이 발달해 블록을 3~4개 쌓으며 탑을 만들 수 있다. 그리고 쌓은 것을 무너뜨리고 다시 쌓으면서 재미를 느낀다. 이 과정을 통해 집중력이 높아진다.

★ 리듬에 맞춰 몸을 흔들어요

이 시기의 아이들은 흥도 많아서 동요나 음악이 나오면 몸을 둠짓둠짓 움직인다. 리듬에 맞춰 몸을 흔든다는 것은 몸의 균형감각이 발달했다는 것을 의미한다.

또한 아이의 이런 모습은 엄마아빠에게 큰 기쁨을 주는데 이때 아이에게 칭찬을 많이 해주면 아이는 자신이 칭찬받은 것을 기억하고 다시 칭찬을 받기 위해 몸을 흔들 것이다. 조금씩 인과성에 맞춰 행동하게 되는 것이다.

생후 16~18개월 아이, 이렇게 생활해요

언어 능력이 부쩍 늘면서 아이는 2개 이상의 단어를 말하기도 한다. 그리고 온도의 차이를 알게 되어 뜨거운 것을 만지면 얼굴을 찌푸리며 "앗! 뜨~"라고 말하고, 차가운 것을 만지면 얼굴을 찌푸리며 "앗! 차~"라고 말한다. 아픔에 대한 느낌도 표현할 수 있어 아프면 울 것 같은 표정으로 "아야~"라고 말한다. 자신이 느꼈던 감정을 표정뿐만 아니라 언어를 활용한다. 이는 기억력이 발달했기 때문에 가능한 것이다. 그리고 유아기로 들어가면서 사회성도 더욱 좋아진다.

또한 아이와 엄마아빠의 상호작용도 깊어져 간단한 대화를 주고받거나 엄마아빠의 간단한 지시를 이해할 수 있다. 이때 다양한 관점에서 아이에게 이런저런 말을 걸어주면 아이의 언어 능력에 도움이 된다.

그리고 자신의 의사를 확실하게 표현하고, 인지 능력도 높아져 엄마아빠의 행동을 따라 하거나 '~척'을 하는 '상징행동'을 하기도 한다.

★ 동물 소리를 흉내 내요

생후 16개월이 지나면 아이는 동물의 울음소리를 흉내 내면서 "머머~(멍멍)", "야옹", "모~(음메)", "하~(하마)"라고 소리를 내기

이 시기의 아이들은 자신이 느꼈던 감정을 표정뿐만 아니라 언어로 표현한다.

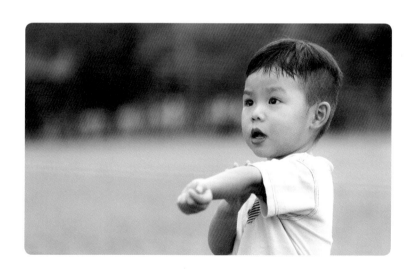

225

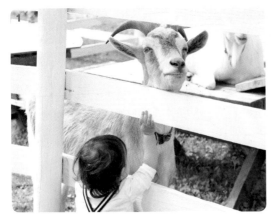
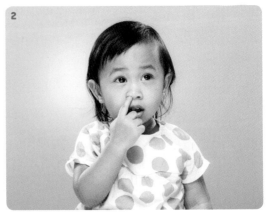

1 동물의 울음소리를 흉내 낸다.
2 자신의 신체부위를 인시한다.

도 한다. 특히 소리를 내면서 동작도 따라 하는데 "야옹"이라고 하면서 손을 입에 모으기도 하고, "하~"라고 할 때는 입과 팔을 크게 벌려 하마를 흉내 내기도 한다. '멍멍'과 '있다'라는 두 단어를 문장으로 만들어 "멍멍 있어?"라고 말을 할 수도 있다.

그리고 자신의 신체부위를 인지해서 엄마아빠가 "눈 어딨어?"라고 물으면 손으로 자신의 눈을 가리키고, "코 어딨어?"라고 물으면 손으로 자신의 코를 가리킨다. 때론 엄마아빠의 얼굴을 손가락으로 가리키면서 대답하곤 한다.

엄마아빠가 "공 어딨지?", "인형 어딨지?" 라고 아이에게 물으면 공이나 인형을 갖고 온다. 위치를 모른다면 있을 만한 곳을 쳐다보면서 무언가를 찾는 시늉을 한다. 이는 아이와 엄마아빠의 상호작용도 깊어졌다는 의미다.

★ 엄마아빠의 말을 거부해요

아이가 공원 등에서 재미있게 놀다가 그만 집에 가자고 하면 거부 의사를 표시하면서 더 놀려고 한다. 때론 드러눕거나 엄마아빠를 때리기도 한다. 그리고 "아니" 라고 자신의 의사를 확실하게 표현한다. 그 의미 또한 알고 있어서 자신이 하고 싶지 않은 일을 엄

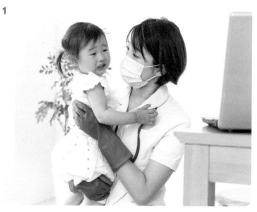
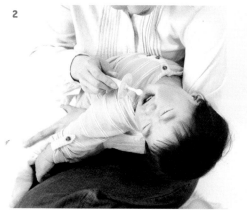

1 아이는 '아니'라는 뜻을 정확히 알고 있어 병원에서 진찰을 받을 때도 "아니아니~"라고 말하며 거부 의사를 표현한다.

2 엄마아빠의 말을 거부하며 자신의 의사를 강력하게 주장한다.

마아빠가 시킬 때 "아니~"라고 말하며 고개를 절레절레 흔든다. 이 시기의 아이들은 병원에 와서도 "아니아니~"라고 하면서 진찰을 거부하는 모습을 보이는데 이 단어의 의미를 정확히 알고 사용하고 있는 것이다.

이럴 때는 공감한다는 말로 아이를 어르고, 아이의 행동을 이해하면서 아이가 엄마아빠의 말을 들을 때까지 기다려야 한다. 하지만 아이가 계속 엄마아빠의 말을 거부하면 단호하게 아이의 행동을 제지해야 한다. 엄마아빠가 육아를 하는 데 가장 좋은 태도는 일관성이다. 항상 이 흐름을 유지하도록 하자.

★ 애착인형이 있어요

이 시기에는 애착 사물이 생기는데 대부분 인형과 이불이다. 애착을 느끼는 사물은 아이에게 정서적 안정감을 준다. 애착인형과 밥을 먹고, 애착인형과 외출하고, 애착인형과 잠을 자면서 자신이 사랑을 쏟을 대상이 있다는 것에 성취감을 느낀다. 아이도 사랑을 받으면 주고 싶은 마음이 드는 것이다.

많은 엄마아빠들이 애착을 느끼는 사물을 어느 정도까지 허용해야 하는지 문의를 하곤 한다. 애착을 느끼는 사물을 통해 아이가

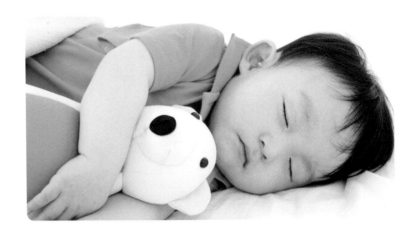

애착인형은 아이에게 정서적 안정을 준다.

안정감을 느낀다면 그것을 제한할 필요는 없다고 생각한다. 자주 세탁을 해줘서 집먼지진드기나 세균의 증식을 예방해야 한다는 것만 기억하자.

★ 엄마아빠의 행동을 따라 해요

이 시기의 아이들은 엄마아빠의 행동을 흉내 내는 것에서 그치지 않고 애착인형을 안고 재우거나 청진기로 진찰해주는 등 엄마아빠가 자신에게 했던 행동을 따라 하는 모방행동을 한다. 엄마아빠가 전화를 하면 아이도 따라서 전화기를 들고 '우주어'로 말을 건넨다. 엄마아빠가 신문을 보면 아이도 따라서 신문을 보는 척한다. 할아버지나 할머니가 뒷짐을 지고 다니면 바로 자기도 뒷짐을 진다. 엄마가 아이의 머리를 빗겨주면 아이는 자신의 인형의 머리를 빗긴다. 모방행동은 아이의 인지력과 사회성을 평가하는 좋은 방법이므로 엄마아빠가 세심하게 관찰하는 것도 아이를 이해하는 데 도움이 된다.

★ ~척 하기 시작해요

생후 16~18개월이 되면 아이는 '~척'을 하기 시작한다. 장난감 음식을 보고 '먹는 척'을 하거나 실제로 잠이 들지 않는데 '자는

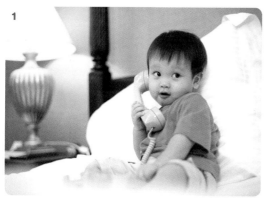 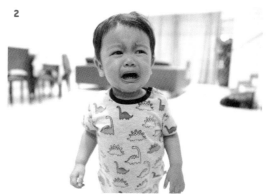

1 생후 16개월이 지난 아이들은 엄마아빠의 행동을 따라 하는 모방행동을 한다.

2 생후 16~18개월 사이에는 좌절을 배우는 시기라서 아이가 짜증을 내는 일이 많아진다.

척'을 한다. 이런 행동을 하면서 엄마아빠가 자신의 행동을 믿을 것이라고 생각하는데 이를 '상징행동'이라고 한다. 상징행동은 모방행동보다 더 상위의 인지 발달 표현이다.

★ 짜증을 내는 일이 많아져요

이 시기에는 고집이 세지고 자유의지가 발달하기 때문에 아이가 자신의 마음대로 뭔가가 진행되지 않으면 짜증을 내는 일이 많아진다. 생후 16~18개월은 아이들이 좌절을 배우는 시기이기 때문에 감정의 표현도 다양해지고 감정 기복도 크다. 좀전까지 기분이 좋았다가 갑자기 슬픈 표정을 짓곤 한다. 엄마아빠는 아이의 짜증이 심해진다고 아이를 혼내는 것으로 대응해선 안 된다.

일단 아이의 기분을 공감해주는 것이 우선이다. 그리고 아이가 자신의 감정을 추스를 때까지 기다려주자. 이 기다림의 과정이 힘들기 때문에 엄마아빠의 역할이 어려운 것이다. 아이의 짜증은 매우 자연스런 감정이고 이 과정을 통해 아이는 성장해간다.

★ 질투를 느껴요

생후 16개월이 지나면 아이에게 질투심이라는 게 생긴다. 엄마아빠가 또래 친구를 더 예뻐하거나 돌볼 때 아이는 자신에게 경쟁자

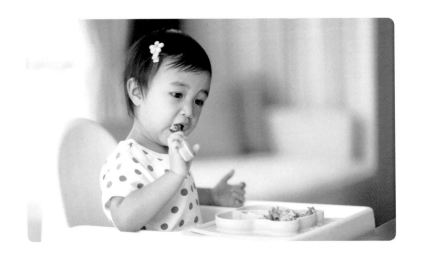

아이가 생후 16개월이 되면 숟가락을 사용해 밥을 먹는다.

가 생겼다고 생각하며 질투심을 느낀다. 좀 이른 감이 있지만 둘째를 일찍 본 가정의 경우 갓난아이를 돌보는 엄마아빠에게 투정을 부릴 수도 있다. 아이의 질투심은 심리적 불안감 때문에 일어나며 자칫 성장이 퇴행할 수도 있다. 이럴 때는 엄마아빠가 아이에게 사랑을 많이 표현해주는 것이 가장 좋은 방법이다. 그래야 아이가 불안감을 느끼지 않고 정서적 안정감을 찾는다.

★ 숟가락을 사용해요

생후 16개월 이후부터는 이유식을 졸업하고 유아식에 적응해야 한다. 다만 아이는 음식을 씹는 힘이 약하기 때문에 유아식은 되도록 부드럽게 조리하고 간은 싱겁게 하는 것이 좋다. 단 음식은 충치가 생길 수 있기 때문에 가급적 주지 않는다. 이 시기는 숟가락을 이용해서 밥을 먹는데 음식을 흘리지 않고 입속에 넣을 수 있다면 소근육 발달이 빠른 편에 속한다.

그리고 어금니가 나기 시작하면서 이가 12개 정도 되는 아이들이 많아진다. 만약 아이의 치아가 더디게 나오면 생후 18개월에 받는 구강검진 때 치과 담당의와 상의를 하는 것도 좋은 방법이다.

🔽 아이의 떼쓰기

생후 16~18개월 사이 아이의 떼쓰기가 심해집니다. 그리고 그 기간이 길어지면 엄마아빠가 많이 힘들지요. 왠지 평생 아이가 떼만 쓸 것 같은 불안감이 들기도 할 것입니다. 그래서 엄마아빠는 떼쓰기를 제지하기 위해 아이를 혼냅니다. 혹은 힘으로 아이를 억압할 때도 있을 거예요.

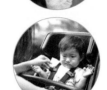

여기서 한번 아이의 입장에서 생각해보면 어떨까요? 아이는 무언가가 자기 뜻대로 되지 않으니까 화가 나거나 짜증이 나는 거겠지요. 그래서 엄마아빠에게 떼를 쓰는 겁니다. 좌절감의 한 표현인 겁니다. 엄마아빠도 마찬가지 아닐까요? 어른들도 일이 마음대로 풀리지 않으면 화가 나지요. 하지만 누군가에게 화를 내서는 안 되기에 혼자서 삭이곤 하는데 아이는 아직 그렇게 성숙하지 못했습니다. 그래서 엄마아빠에게 떼를 쓰는 것입니다.

이럴 경우 엄마아빠는 혼을 내기보단 따뜻한 시선으로 아이를 바라봐주고, 아이의 상황에 공감하면서 안아줘야 합니다. 그리고 아이 스스로 자신의 감정을 추스를 때까지 기다려주세요. 또 아이가 무엇 때문에 떼를 쓰는지 정확한 원인을 찾아 그것이 왜 안 됐는지를 설명해줘야 합니다. 특히 아이가 해서는 안 되는 행동을 하기를 원할 경우 단호하게 안 된다고 설명해야 합니다

엄마아빠가 아이의 울음이나 떼쓰기, 폭력성을 무마하기 위해 아이가 원하는 대로 해준다면 아이는 더 혼란스러워하면서 자신이 떼를 쓰면 원하는 것을 얻을 수 있다는 것을 알게 되어 계속 그 행동을 하게 될 겁니다.

따뜻한 시선으로 아이를 바라보고 공감해주되 안 되는 것은 안 된다고 설명해주는 것이 엄마아빠의 역할입니다. 아이의 떼쓰기에 힘들어하는 엄마아빠가 잘못된 선택을 하게 되면 그동안 쌓아왔던 아이와의 애착 관계가 깨질 수도 있으니, 현명하게 대처하시기 바랍니다.

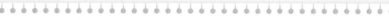

🔽 아이에게 칭찬 마구마구 해주기

엄마아빠는 아이의 말 한 마디나 작은 행동에 적극적으로 반응해주는 것이 좋습니다. 그리고 바른 행동을 할 경우 칭찬을 마구마구 해줘야 합니다. 아이 스스로 장난감을 정리하거나 거실에 있는 쓰레기를 집어 쓰레기통에 버리는 행동을 한다면 "장난감을 치우는 거야? 장하고 장해!"라고 하거나 "쓰레기를 쓰레기통에 버리다니, 거실이 너무 깨끗해졌네. 예쁘고 예뻐!"라고 칭찬을 해주세요. 별것 아닌 것 같지만 칭찬으로 아이의 자존감을 높일 수 있습니다. 아이는 엄마아빠의 칭찬을 오래도록 기억하고, 칭찬을 많이 듣기 위해 더 기특하고 예쁜 행동을 많이 할 겁니다.

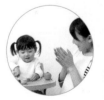

★ 혼자서 손을 씻어요

아직 완벽하게 손을 씻지는 못하지만 소근육이 발달하면서 아이는 혼자서 손을 씻을 수 있다. 특히 이 시기는 자율성이 점점 강해지기 때문에 엄마아빠가 씻겨준다고 하더라도 뿌리치고 혼자서 물을 틀고 흘러내리는 물을 느끼면서 손을 씻는다. 물을 만지는 감촉이 재미있는지 손을 씻으면서 물장난을 치기도 한다.

매번 엄마아빠가 씻겨주는 가정이 있다. 이럴 경우 아이의 자립의지를 키울 수 없으니, 아이에게 스스로 닦을 수 있는 기회를 줘야한다. 때론 엄마아빠가 보기에 부족해 보일 수 있지만 어느 정도는 감안하고 아이의 자율성에 맡기는 것이 좋다. 아이 스스로 할 수 있는 기회를 많이 줄수록 아이의 자립심이 높아진다.

만약 욕실의 세면대가 높으면 아이 키 높이에 맞춰 발받침을 놓아주고, 아이 스스로 물을 틀고 손을 씻을 수 있는 환경을 만들어주자.

혼자서 손을 씻을 정도로 소근육이 발달했기 때문에 스스로 손을 씻도록 하는 것이 아이의 자립심을 키우는 데 도움이 된다.

★ 대소변 의사를 표현해요

발달이 빠른 아이들의 경우 생후 16~18개월부터 대소변에 대한

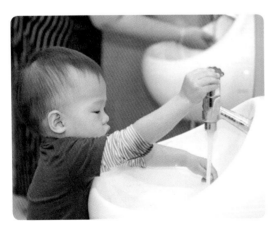
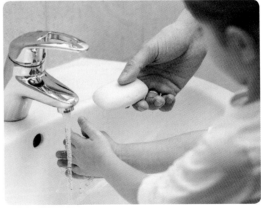

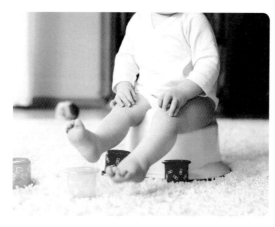
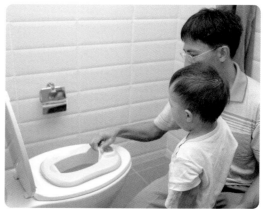

아이가 대소변 의사를 표현하는 것은 발달이 빠른 편에 속한다.

의사를 표현하기 시작한다. 다소 이른 감이 있지만 이 시기부터 아이를 위한 변기를 준비하고 기저귀를 떼는 연습을 하는 것도 좋다.

아이가 이 시기부터 다리를 꼬거나 손으로 엉덩이를 가리키거나 만지면서 대소변 의사를 표현한다면 엄마아빠가 마구마구 칭찬해줘야 한다. 그래야 아이가 좀더 자신의 의사를 정확하게 표현한다. 이때 엄마아빠는 유아용 변기를 준비해 아이 스스로 소변과 대변을 볼 수 있도록 시도하게 하는 것이 좋다. 아이가 변기에 대소변 보기를 성공했다면 이것 또한 많이 칭찬해주자. 대소변을 가릴 수 있다는 것은 아이에게 놀라운 발전이고, 엄마아빠에겐 벅찬 감동이다.

이 시기의 메디컬 이슈들

생후 16~18개월의 아이들은 이유식에서 유아식으로 이행하면서 변비나 충치 같은 질환이 나타날 수 있다. 만약 아이의 치아에 문제가 있다면 생후 18개월에 받는 구강검진 때 치과 담당의에게 진료를 받아보는 것이 좋다.

★ 변비

생후 16개월이 지나면서 변비로 고생하는 아이들이 많다. 대변을 4~5일에 한 번씩 보고 그마저도 배출하기 힘든 딱딱한 변이라서 피가 나오기도 한다. 항문의 통증으로 아이는 울면서 보채는데 이것이 '변비'다.

변비는 진료실에서 만나는 위장관질환 중 가장 흔하다. 변비가 생기면 대변을 볼 때 힘이 들고 항문이 아프기 때문에 아이는 대변을 참게 된다. 그러다 보면 대변이 더 쌓이게 되고 장은 늘어나게 된다. 이 과정이 계속 반복되면 악순환에 빠져 변비는 더더욱 심해진다. 변비는 약으로 치료하게 되면 치료 기간이 길어지게 되므로 미리미리 예방해야 한다.

변비를 예방하기 위해선 수분 섭취에 신경을 써야 한다. 생후 12개월 이후부터 아이는 하루 필요 수분 섭취량을 유지해야 한다. 그리고 유아식에 섬유질이 풍부한 채소를 포함해야 한다. 그 다음으로 아침식사를 거르지 않고, 식사 후에는 대변을 볼 수 있게끔 유아용 변기에 앉힌다. 이를 반복하면 아이의 아침 습관이 만들어진다. 그리고 엄마아빠는 아이의 배를 시계 방향으로 마사지해 장운동이 원활해지도록 도와줘야 한다. 만약 이것으로도 변비가 해결이 안 되면 소아청소년과 의사와 상담해서 약을 통해 대변을 배출해야 한다.

• 변비 예방법 •

❶ 하루 2컵의 수분을 섭취하기

❷ 섬유질이 풍부한 채소 먹이기

❸ 아침 식사 거르지 않기

❹ 아침 식사가 끝나면 유아용 변기에 앉혀 변을 보게 하기

❺ 장 마사지 하기

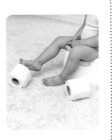

✓ 꼭 체크하고 넘어가세요! 16~18개월

❶ 혼자서 열 발자국 이상 걷나요?	YES	NO
❷ 길가에 있는 벤치에 올라가려고 하나요?	YES	NO
❸ 서서 계단 난간을 잡고 올라갈 수 있나요?	YES	NO
❹ 서서 공을 잡거나 발로 찰 수 있나요?	YES	NO
❺ 유아용 자동차에 올라타나요?	YES	NO
❻ 물컵을 안정적으로 잡고 물을 마시나요?	YES	NO
❼ 색연필이나 크레용을 쥐고 선을 그리나요?	YES	NO
❽ 블록을 3~4개 쌓을 수 있나요?	YES	NO
❾ 동물의 울음소리를 흉내 내나요?	YES	NO
❿ 자신의 신체부위를 인지하나요?	YES	NO
⑪ 엄마아빠의 말에 거부 의사를 표현하나요?	YES	NO
⑫ 애착인형 혹은 애착이불이 있나요?	YES	NO
⑬ 감정 표현이 다양해지고 감정 기복이 크나요?	YES	NO
⑭ 먹는 척이나 자는 척을 하나요?	YES	NO
⑮ 엄마아빠의 행동을 따라 하나요?	YES	NO
⑯ 숟가락을 사용해 밥을 먹나요?	YES	NO
⑰ 혼자서 손을 씻나요?	YES	NO

아이가 잘 크고 있는지 확인해보는 체크리스트입니다. 해당 항목에 체크를 해주세요. 'yes'에 체크하는 개수가 많을수록 아이가 잘 크고 있고, 아이를 잘 케어하고 있다는 뜻입니다.

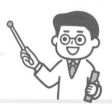

생후 24개월 표준성장도표		
성별	몸무게	키
남	12.2kg	87.1cm
여	11.5kg	85.7cm

뛰는 것은
일도 아냐

아이가 생후 19~24개월이 되면 잘 걷고 잘 뛴다.

    생후 19개월이 지난 아이들은 대부분 걷기와 뛰기가 완성된다. 그래서 잘 걷고 잘 뛰면서 공원이나 놀이방, 키즈카페에서 활발하게 돌아다닌다. 발달이 늦더라도 생후 19개월이 지나면 뒤뚱거린다는 느낌 없이 자연스럽게 걷거나 뛴다. 뛰다가 장애물이 있으면 발달된 팔과 다리 근육으로 장애물을 건너는데 그 모습이 위태롭지 않고 자연스럽다.

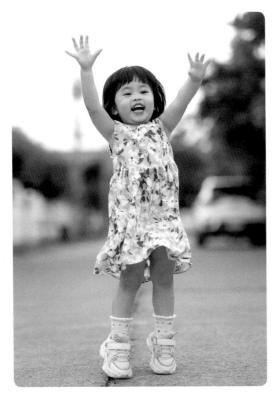

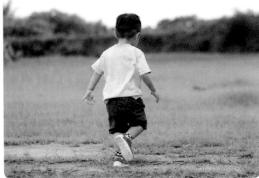

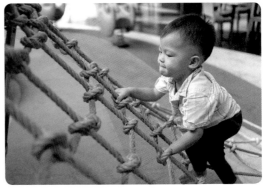

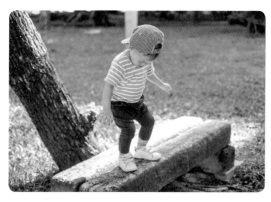
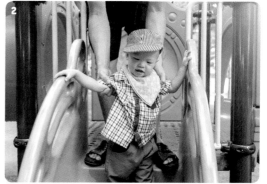

1 아이가 생후 24개월이 되면 다리 근육이 발달하면서 벤치에 올라가거나 내려오는 게 안정적이다.

2 이 시기의 아이들에게는 계단을 올라가는 것보다 내려오는 것이 더 힘들다.

★ 점프를 할 수 있어요

생후 24개월의 아이들은 다리 근육이 한층 발달하면서 혼자서 벤치에 올라가 두 다리를 모아 힘차게 점프해서 내려올 수 있다. 그리고 넘어지지 않고 두 다리로 안정적으로 착지한다. 호기심이 강해져서 길가에 놓인 벤치를 보면 꼭 올라갔다가 내려와야 할 정도로 활동적이다.

또한 침대나 소파 위에서 폴짝폴짝 뛰거나 양발을 모은 상태에서 점프가 가능하다. 특히 이 시기의 아이들은 트램폴린을 좋아하는데 키즈카페나 공원에 배치된 트램폴린에서 시간이 가는 줄 모르고 점프를 하면서 뛰어논다.

★ 계단을 오르거나 내려올 수 있어요

계단을 오르고 내려오는 것에 익숙해져 계단이 보이면 자꾸 올라가려고 한다. 그리고 내려올 때는 양발을 모으고 있다가 한 발씩 내린다. 계단을 내려오는 것은 올라가는 것보다 더 어렵다. 좀더 발달이 빠른 아이는 난간을 잡고 한 발씩 한 발씩 번갈아가면서 계단을 올라간다. 하지만 아직은 아이가 계단을 능숙하게 오르고 내려올 수 없기 때문에 잘못 발을 디뎌 쿵 사고가 날 수 있으니 엄마아빠가 옆에서 세심히 지켜봐야 한다.

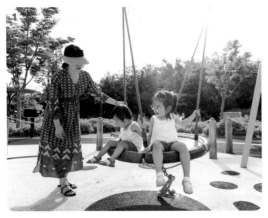
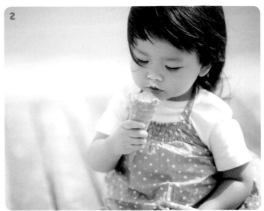

1 아이들은 공원에서 노는 것을 굉장히 좋아한다.
2 생후 19개월이 지나면 아이는 손힘이 강해진다.

★ 공원에서 노는 걸 좋아해요

생후 19~24개월이 되면 아이가 공원에서 노는 것을 굉장히 좋아한다. 특히 공원의 넓은 벌판에서 바람을 가르고 달리는 것을 좋아한다. 남자아이는 엄마아빠가 아이를 쫓아가다 힘이 빠지는 경우가 많을 정도로 활동적이다. 공 하나를 주면 공을 차는 것뿐만 아니라 공을 머리 위로 들어 던질 수 있다. 공을 차는 힘도 조금 세진다. 이 시기의 여자아이는 공보다는 놀이공원에 있는 도구를 이용해 운동능력을 높인다. 그네나 시소를 타는 등 남자아이보다는 활동성이 적은 놀이 도구를 활용하는 편이다.

★ 손힘이 강해져요

이 시기의 아이들은 가끔 괴력을 발휘하기도 한다. 자신이 가고자 하는 길이 있다면 엄마아빠를 끌고 그쪽으로 가려고 한다. 안 된다고 말리면 어디서 그런 괴력이 나오는지 엄마아빠의 힘에 밀리지 않으려고 안간힘을 쓴다. 이때 엄마아빠가 살짝 밀리기도 한다. 이는 소근육의 발달과 함께 손힘이 강해졌기 때문이다. 손을 쥐는 힘도 강해지기 때문에 콘아이스크림을 주면 놓치지 않고 잘 먹는다.

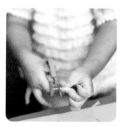

이 시기의 아이들은 가위질이 가능할 정도로 손가락을 자유자재로 움직일 수 있다.

★ 가위질을 할 수 있어요

이 시기의 아이들은 소근육의 발달로 손가락을 자유자재로 움직일 수 있기 때문에 가위질을 할 수 있다. 영유아검진 소근육 평가 항목을 보면 가위질의 가능 유무를 물어보는데 많은 엄마아빠들이 아이에게 가위질을 시켜보지 않아서 잘 모르겠다고 답변한다. 아직 한 번도 아이가 가위질을 한 적이 없다면 지금부터라도 가위질을 연습시키는 것도 소근육의 발달에 도움이 된다. 다만 이때 쇠로 된 가위보단 플라스틱으로 감싼 유아용 가위를 사용해야 안전사고를 예방할 수 있다.

놀이를 통해 성장 발달을 촉진시켜요

아이가 생후 19~24개월이 되면 일상생활 속에서 크고 작은 학습이 이뤄진다. 특히 엄마아빠는 매일매일 아이의 역할모델이 되어 아이를 훈육해야 한다. 이제부턴 아침에 일어나 밤에 잠이 들기까지 모든 일상이 아이에게 학습의 장이 된다. 이때 아이의 하루 습관을 잘 형성해야 아이가 불편함이 없이 단체생활에 적응할 수 있다. 그것을 발판으로 놀이를 통해 인지 능력과 언어 능력과 상상력을 더욱 높여야 한다.

일상의 모든 것들이 아이에게 학습의 장이 된다.

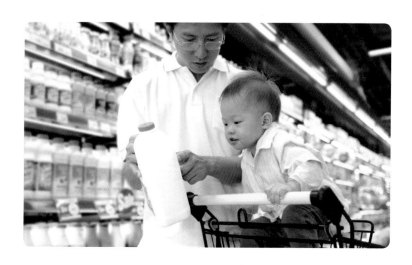

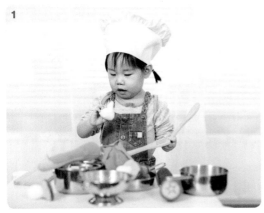
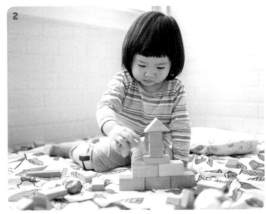

1 소꿉놀이는 아이의 상상력을 자극하는 데 도움이 된다.

2 블록 놀이는 소근육 발달을 촉진시키고, 상상력과 창의력을 높일 수 있다.

★ 소꿉놀이에 빠졌어요

이 시기의 아이들은 엄마아빠의 작은 행동에 매우 놀라워한다. 특히 엄마아빠가 부엌에서 요리하는 것을 보면 동경심까지 품는다. 그래서 그 모습을 기억해뒀다가 요리 만들기 놀이를 한다. 실제 요리 도구를 가지고 놀아도 되고, 소꿉놀이 세트를 마련해도 좋다. 그것에 빠져 시간 가는 줄 모른다.

채소 모양의 장난감을 냄비에 넣기도 하고, 칼로 채소 모양의 장난감을 자르기도 한다. 음식이 다 됐는지 확인하기 위해 냄비 뚜껑을 열었다가 아직 안 됐는지를 판단한 후 다시 닫는다. 요리 만들기 놀이는 아이의 상상력을 자극하는 데 도움이 된다.

★ 블록을 6개 쌓을 수 있어요

아이가 저월령이라면 블록 놀이는 소근육 발달을 높이는 데 도움이 된다. 반면 아이가 고월령이 되면 소근육 발달뿐만 아니라 아이의 상상력과 창의력을 높일 수 있는 촉매제가 된다. 자신이 상상한 대로 블록을 쌓다 보면 성취감까지 얻을 수 있다. 그리고 또래 친구들과 블록 놀이를 하다 보면 상호작용을 하면서 사회성을 기를 수 있다.

이 시기의 아이들은 6개의 블록을 쌓을 수 있다. 그리고 2개 이상 나란히 놓을 수 있다. 또한 나무 블록을 가지고 놀다 구멍에 맞는 형태에 맞춰 넣을 수 있다. 몇 번의 시도 끝에 이뤄진 것이긴 하지만 3조각 이상 맞춘다. 모양을 보고 형태에 맞는 곳에 넣는다는 것은 소근육의 발달뿐만 아니라 인지 능력이 높아졌다는 의미다.

★ 색을 칠할 수 있어요

생후 19~24개월의 아이들은 색연필이나 크레용으로 선을 그을 뿐만 아니라 여러 가지 색을 이용해 색칠이 가능하다. 그리고 24개월이 지나면 동그라미를 그릴 수 있다. 아이에게 시작하는 점과 끝나는 점이 만나게 하는 것은 고난도의 기술이다. 그만큼 손을 사용하는 능력이 높아졌다는 의미다. 선을 그리거나 색칠을 하거나 동그라미를 그리는 것은 아이에게 자신의 감정을 표현하는 하나의 방법이다. 그렇기 때문에 엄마아빠는 아이의 그림을 세심하게 살펴보는 것이 중요하다.

더불어 'Step 15'에서도 언급했지만 색연필이나 크레용을 잡는 위치에 따라 아이의 소근육 발달 정도를 알 수 있다. 이 시기의 아이들은 색연필이나 크레용의 위쪽 끝이 아닌 중간 부분을 잡는다. 아랫부분을 잡는다면 좀더 소근육이 발달한 아이다.

선을 그리거나 색칠하는 것은 아이의 감정을 표현하는 하나의 방법이기 때문에 엄마아빠는 아이의 그림을 세심하게 살펴야 한다.

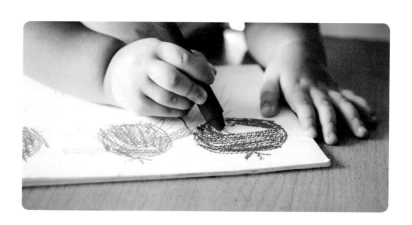

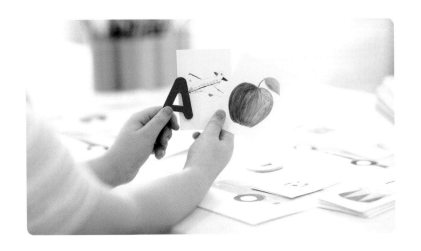

낱말 놀이를 통해 아이의 언어 능력을 높일 수 있다.

★ 낱말 놀이로 언어 능력을 높여요

조기교육의 일환으로 생후 12개월 전에 낱말 놀이를 하는 아이들이 많다. 아이에 따라 낱말 놀이 시기는 다르기 때문에 엄마아빠가 아이의 발달에 맞춰 활용하는 것이 좋다. 생후 19~24개월에 낱말 놀이를 언급하는 것은 늦어도 이 시기에 시작해야 아이의 언어 능력에 도움이 되기 때문이다. 특히 말이 늦는 아이라면 낱말 놀이를 통해 언어 자극을 받는 것이 좋다. 낱말 카드는 집에서나 야외에서 활용하기 좋아서, 일상 속에 알게 된 단어를 낱말 카드를 통해 정확하게 인지하는 계기로 삼아보자.

생후 24개월까지는 숫자나 형태, 동물 그림 카드를 활용하는 것이 좋다. 생후 16개월이 지나면서 아이는 동물의 울음소리를 흉내내기 시작하는데 이때 동물 그림 카드를 통해 소리나 형태를 명칭과 연결을 짓는 것으로 언어 능력을 높일 수 있다.

참고로 34~36개월에는 타는 것, 먹는 것, 무늬가 있는 것, 바퀴가 있는 것 등의 사물에 대한 그림을 통해 명사와 동사를 잇는 문장을 연습하는 것이 좋다. 예를 들어 '자동차'와 '타다'를 묶어 자동차를 타는 것으로 문장을 만드는 것이다. 37~40개월에는 사물을 표현할 수 있는 그림 카드를 통해 표현 능력을 높여주는 것이 좋다.

생후 19~24개월 아이, 이렇게 생활해요

생후 24개월이 되면 이제는 월령이 아니라 나이로 인식하는 경우가 많다. 친척이나 지인들도 아이를 보고 "몇 살이야?"라고 묻는다. 생후 24개월이 되면 한국 나이로 3살이 된다. 벌써 아이가 3살이 된 것이다. 지금까지 잘 키워온 모든 엄마아빠에게 박수를 보낸다.

하지만 안타깝게도 육아는 아직 끝나지 않았다. 생후 24개월이 지나면 아이는 첫 반항기에 돌입하면서 자아가 싹트고, 하고 싶은 말도 많아진다. 하지만 아직 언어 능력이 완성되지 않았기 때문에 제대로 말을 하지 못해 자신에게 화가 나고, 자신의 말을 제대로 알아듣지 못하는 엄마아빠가 원망스럽다. 그래서 엄마아빠에게 반항하는 횟수가 잦아질 것이다.

★ 아이의 짜증과 반항은 잘 크고 있다는 의미

첫 반항기에 진입하기 직전 아이의 떼쓰기는 점점 심해진다. 공원에서 신나게 놀고 있다가 그만 집에 가자고 하면 싫다는 의사를 표정부터 몸짓, 언어로 강력하게 표현한다. 두 발로 버티며 저항하는데 드러눕지 않는 것에 감사함을 느낄 정도다.

특별한 속사정이 없는 한 아이의 짜증과 반항은 자신에게 화가 나기 때문에 부리는 경우가 많기 때문에 엄마아빠는 따뜻하게 받아

생후 24개월이 지나면 아이의 첫 반항기가 시작된다. 그 전에 아이의 떼쓰기는 더 심해진다.

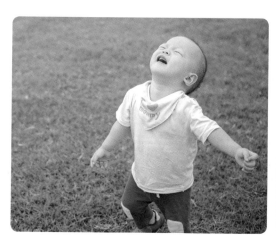

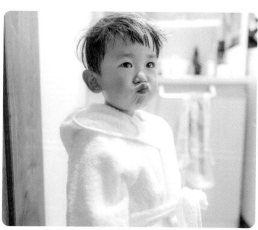

줘야 한다. 아이의 성격이 나빠서 반항하는 것이 아니라 잘 크기 위해 그러는 것이다. 반항기가 지나면 다시 온순해지는 시기가 오니, 엄마아빠는 이 점을 확실하게 인지하고 아이를 훈육해야 한다.

★ 두 단어를 모아 문장으로 말할 수 있어요

언어 능력은 아이마다 차이가 날 수 있다는 점을 전제로 한다면, 이 시기의 아이들은 단순한 단어 2개를 모아 문장으로 말할 수 있다. '나'와 '너', '이것' 등과 같은 대명사도 사용할 수 있다. 그리고 동사의 억양을 올리면 질문 형태가 된다는 것을 이해하고 질문할 때 동사의 억양을 올린다. 예를 들어 "맘마 주세요"라고 말하면서 억양을 올리지 않으나 "이거 뭐야?"라고 말하면서 뒷말의 억양을 올린다. 또한 엄마아빠가 신체부위를 물으면 자신의 신체부위 3군데 이상을 가리킬 수 있는데 이 정도면 이 시기의 발달은 정상 수준이다.

특히 이 시기에는 세상을 알아가는 것만큼 호기심도 강해진다. 그래서 무언가가 있다면 "이거 뭐야?"라고 묻는다. 이때 낱말 카드를 활용해 사물의 명칭이나 쓰임새를 알려주면 아이는 그것을 기억해뒀다가 적당한 상황에 그 명칭을 말하기도 한다.

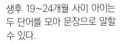

생후 19~24개월 사이 아이는 두 단어를 모아 문장으로 말할 수 있다.

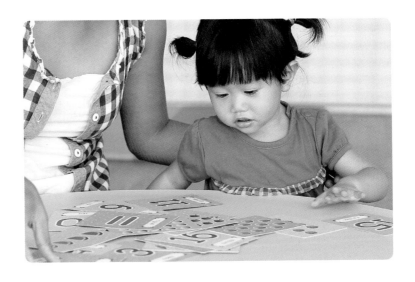

★ 혼자서 신발을 벗어요

이 시기가 되면 아이는 스스로 하려는 자립 의지가 강해져 외출하고 집에 들어오면 혼자서 신발을 벗는다. 신발끈이 있는 경우엔 신발끈을 느슨하게 풀어줘야 아이가 쉽게 신발을 벗을 수 있다. 끈이 없는 신발이나 슬리퍼의 경우 아이 혼자서 신을 수도 있다. 하지만 아직 좌우의 개념을 알지 못하기에 짝짝이로 신는 경우가 많다. 성장 발달이 빠른 아이의 경우 혼자서 옷을 갈아입기도 한다.

★ 방문을 열 수 있어요

어느새 자란 아이는 방문의 문고리를 잡고 돌릴 수 있게 된다. 그리고 방문을 연다. 방문을 모두 열 수 있으니 이제 집 안에서 가지 못할 곳은 없다. 집 안 구석구석이 아이의 활동 반경이 된다.

그리고 스위치에 손이 닿을 수 있을 정도로 자라서 전등을 끄고 켤 수 있고, 엘리베이터 숫자판을 누를 수 있다. 이는 엄마아빠의 행동을 보고 배운 것이다. 학습을 통해 스위치나 숫자판의 기능을 이해하고 기억하고 있다는 뜻이다.

1 생후 19~24개월 사이 아이는 혼자서 신발을 신거나 벗을 수 있다.

2 문고리를 돌릴 수 있을 정도로 손힘이 세진 아이는 집안의 방문은 다 열고 다닌다.

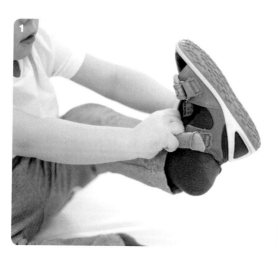

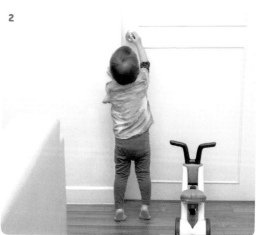

245

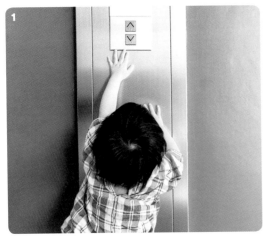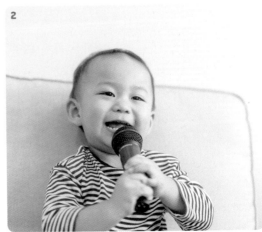

1 어느새 아이는 엘리베이터 버튼을 누를 수 있을 정도로 성장했다.

2 이 시기의 아이들은 동요를 따라 부르며 율동을 한다.

아이의 활동 반경이 넓어질수록 엄마아빠는 아이가 만지면 안 되거나 위험한 물건을 아이의 손이 닿지 않는 곳에 두고 안전사고에 주의해야 한다. 그리고 야외에선 아이의 행동을 세심하게 살펴보고, 위험한 상황에 처하지 않도록 해야 한다.

★ 엄마아빠를 위로해줘요

생후 24개월이 되면 아이는 부쩍 자란다. 그래서 엄마아빠가 아픈 표정을 지으면 옆에 와서 "호~"라고 해주면서 엄마아빠의 감정을 위로한다. 또는 엄마아빠의 슬픔에 아이도 슬픈 표정을 지으며 울어버린다. 엄마아빠의 표정을 읽을 수 있는 것이다. 아이는 잠깐 고개를 돌린 순간 성장하기도 한다.

★ 동요를 부르면서 율동을 해요

이 시기의 아이들은 동요를 들으면서 어느새 음과 가사를 외웠는지 따라서 부른다. 만약 어린이집을 다니고 있다면 그곳에서 배운

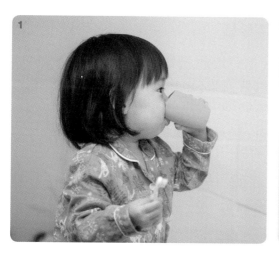
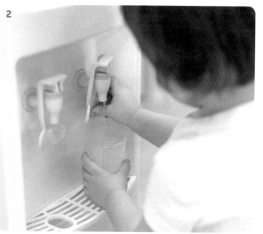

1 자율성이 강해지면서 아이는 혼자 스스로 하려는 의지가 높아진다.

2 이 시기의 아이들은 물을 마시고 싶으면 스스로 찾아 혼자 힘으로 물을 마신다.

동요를 부르기도 한다. 이때 동요를 부르면서 율동도 맞추는데 이 모습은 엄마아빠는 물론 할아버지와 할머니의 큰 기쁨이 된다.

★ 혼자서 할 수 있어요

점점 자율성이 강해지기 때문에 이 시기의 아이들은 혼자서 스스로 양치를 하려고 한다. 물론 양치질을 싫어하는 아이들은 엄마아빠와 실랑이를 벌이는데 양치 습관은 일찍부터 자리를 잡을 수 있도록 만드는 것이 좋다. 생후 36개월이 지나 유치가 다 나면 충치가 발생할 확률이 높아지기 때문에 양치질로 예방해야 한다.

그리고 물을 마시고 싶으면 부엌에 가서 물을 찾아 컵에 물을 따르고 컵을 한 손으로 잡고 마신다. 스스로의 결정에 따라 하는 행동이기 때문에 자립심이 발달했음을 알 수 있다. 부엌에서 물을 찾지 못하면 엄마아빠에게 물을 달라고 도움을 요청한다. 이 시기 혼자 스스로 무언가를 하면서 성취감을 많이 느끼는 것이 좋다. 이것이 자신감을 높이는 계기가 된다.

★ 자기중심적 성향을 보여요

생후 19개월이 지나면서 아이는 자신의 물건에 대한 애착을 갖게 된다. 그리고 소유에 대한 개념도 인지한다. 또래 친구나 형제가 자신의 물건을 만지면 뺏기지 않으려고 공격적인 태도를 보이고, 자신이 갖고 싶은 장난감이 있으면 친구의 것을 뺏는다. 이 과정에서 싸움이 일어나기도 한다.

아이의 성장 발달 과정을 보면 이 시기에 자기중심적 성향을 보인다. 특히 24~36개월이 되면 자기 마음대로 몸을 움직일 수 있고, 다른 사람과의 소통도 이뤄지기 때문에 자신이 무엇을 하든 다 괜찮다는 착각을 할 시기다. 그래서 자기 것도 내 것이고, 남의 깃도 내 것이라고 우긴다. 먹을 것도 마찬가지다. 자신이 먹을 과자는 자신의 것이라고 여기고 혼자서 먹으려고 한다. 가끔은 아이가 소중하게 생각하는 사람에게 나눠 주기도 한다.

아이가 자신의 것에 애착을 느끼는 것은 정상적인 성장 발달 과정이다. 그리고 그것으로 친구들이나 형제와 싸우는 것도 자연스러운 현상이다.

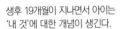

생후 19개월이 지나면서 아이는
'내 것'에 대한 개념이 생긴다.

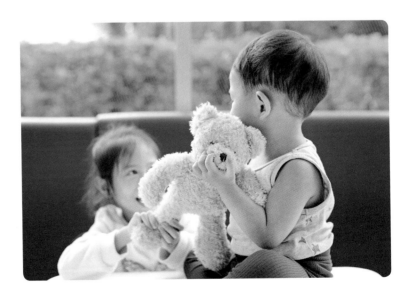

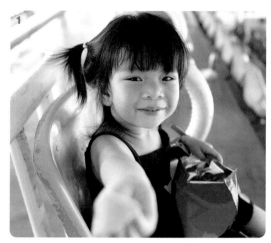

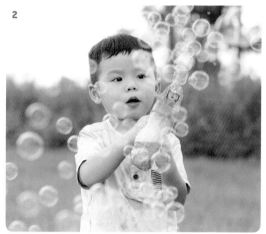

1 아이에게 양보의 미덕을 가르쳐주고 싶으면 엄마아빠가 먼저 행동으로 보여줘야 한다.

2 이 시기의 아이들에게 단순한 장난감 사용법을 알려주면 금세 따라 한다.

엄마아빠가 다정하게 '양보의 미덕'을 설명했다고 하더라도 아직 아이의 뇌 능력이 미성숙하기 때문에 이해하지 못한다. 이때는 몸소 엄마아빠가 양보하는 행동을 보여줘야 한다. 유아기의 역할모델은 엄마아빠다.

가급적 갈등이 일어나지 않도록 아이의 것을 존중해주고, 아이의 마음을 읽어주고, 조화와 양보의 미덕을 천천히 설명해주는 것이 좋다. 하루하루 아이는 성장한다. 좋은 행동을 보여주고, 좋은 말로 설명해주면 아이는 자신의 행동이 무언가 잘못됐음을 느낄 것이다. 그때가 아이의 행동을 바로잡을 적당한 시기다.

★ 나 똑똑해졌어요!

이 시기의 아이들은 비눗방울을 무척 좋아한다. 그래서 비눗방울이 나오는 놀이 도구나 버블건을 가지고 노는데 사용법을 알려주면 금세 따라 한다. 장난감의 작동 원리를 학습하고 이해한다는 건 인지 능력이 그만큼 발달했다는 뜻이다. 비눗방울이 흩어져 나오는 버블건은 시각을 자극하는 데도 도움이 된다.

소아진료실
Tip

✔ 언어 발달 지연

또래 아이에 비해 말이 느리다고 상담을 요청하는 엄마아빠들이 의외로 많습니다만 아이가 똑같이 성장하는 경우는 없습니다. 성장과 발달의 속도가 다르듯 언어의 발달 속도도 다양하지요.

'언어 발달 지연'은 2돌이 되어서도 의미 있는 단어를 1가지도 말하지 못할 때입니다. 그러나 대부분 "엄마~", "아빠~" 정도를 말할 수 있다면 언어 발달 지연이 아닌 경우가 대부분이지요.

하지만 이렇게 설명해도 엄마아빠의 불안은 쉽게 풀리지 않을 겁니다. 혹시나 신경을 많이 못 써줘서 아이의 말이 늦는 것은 아닌지 자책을 할 수도 있겠지요. 단언컨대 엄마아빠의 탓도 아니고 아이의 탓도 아닙니다.

일부 엄마아빠들은 말이 느린 아이를 느긋하게 지켜보지 못하고 또래 아이들과 비교에서 오는 불안감으로 조기 언어치료를 시작하기도 합니다.

저는 「대근육, 소근육, 인지성, 사회성 등 다른 부분에서 정상적으로 발달하고 있다면 가정 내에서 언어 자극을 충분히 주면서 기다려보는 것을 추천하고 싶습니다. 대표적인 언어 자극 방법은 '낱말 카드 놀이'와 '동화책 읽어주기'입니다. 입 주변의 근육 움직임을 향상시키기 위해 '피리 불기', '풍선 불기', '비눗방울 만들기' 등의 놀이도 적극 추천합니다.

이 시기의
메디컬 이슈들

생후 19~24개월의 아이들은 또래 친구들과 함께 노는 시간이 많아질 뿐만 아니라 바깥 활동이 잦아진다. 그래서 쿵 사고로 부상을 입거나 또래 아이들과의 다툼으로 상처가 날 확률이 높으니 주의해야 한다.

★ 호흡정지발작

생후 19~24개월이 되면 아이의 자율성이 상당히 발달하고, 소유의 개념을 인지하게 되면서 자신의 물건에 대한 애착이 강해진다. 그래서 또래 친구와 장난감을 갖고 놀다가 자신의 장난감을 친구에게 뺏기거나 친구의 장난감을 뺏으면서 다툼이 일어날 수 있다.

아이 감정이 심하게 복받칠 때 '호흡정지발작'이 일어나곤 한다.

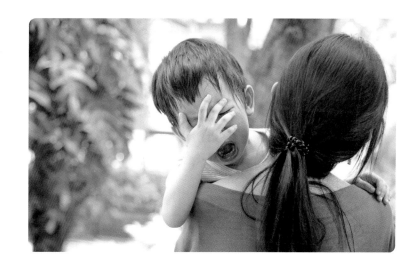

이때 아이는 자신의 마음대로 되지 않으면 바로 울어버린다. 심할 때는 울음에서 그치지 않고 자신의 몸을 때리거나 물건을 던지기도 한다. 더 심해지면 숨을 멈춘 듯한 상태에서 입 주변이 파래지는 청색증을 보이기도 한다. 이를 '호흡정지발작'이라고 한다. 이는 병적인 것이라기보단 아직 아이가 감정을 조절하는 데 미숙하기 때문에 생긴 증상이다. 성장하면서 저절로 호전되는 경향을 보인다.

아이가 '호흡정지발작' 증상을 보인다면 몸을 과하게 움직이지 않도록 해야 한다. 아이가 심한 떼를 쓰다가 쿵 사고도 일어날 수 있으니 엄마아빠는 아이가 심하게 복받쳐 울 때는 부드럽게 안아주면서 안정을 시켜야 한다.

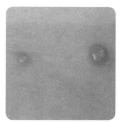

바이러스의 노출로 물사마귀가 생길 수 있다.

★ 물사마귀

생후 19~24개월의 아이들은 바깥 활동이 잦아지고 또래 친구들과 어울리는 시간이 많기 때문에 바이러스에 쉽게 노출이 될 수 있다. 특히 팔이나 다리의 오금에 여러 개의 군집을 이루는 물사마귀가 잘 생길 수 있다.

251

물사마귀는 폭스바이러스poxvirus의 일종인 물사마귀 바이러스 Mollsucum contagiosum virus 감염에 의해서 생긴다. 접촉에 의해서 전파되므로 처음에 한두 개로 시작해 수십 개로 번질 수 있다. 평소 피부의 건강 상태가 좋아야 바이러스에 노출이 되더라도 막아낼 수 있다. 그래서 아토피가 있거나 피부가 건조할 때 잘 생긴다.

평소 잠을 푹 재우고 영양을 골고루 섭취하면서 아이의 면역력을 향상시키는 것이 좋다. 그리고 피부가 건조하거나 갈라지지 않도록 보습제를 발라준다. 만약 아이에게 물사마귀가 생겼다면 병원을 찾아 진료를 받은 후 초기에 제거하는 것을 권한다.

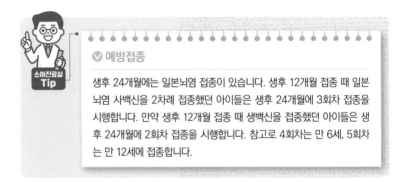

소아진료실 Tip

✓ 예방접종

생후 24개월에는 일본뇌염 접종이 있습니다. 생후 12개월 접종 때 일본뇌염 사백신을 2차례 접종했던 아이들은 생후 24개월에 3회차 접종을 시행합니다. 만약 생후 12개월 접종 때 생백신을 접종했던 아이들은 생후 24개월에 2회차 접종을 시행합니다. 참고로 4회차는 만 6세, 5회차는 만 12세에 접종합니다.

✓ 꼭 체크하고 넘어가세요! `19~24개월`

❶ 아이가 잘 뛰나요?   YES ☐   NO ☐

❷ 점프를 할 수 있나요?   YES ☐   NO ☐

❸ 제자리에서 폴짝폴짝 뛰기가 가능한가요?   YES ☐   NO ☐

❹ 계단을 오르거나 내려올 수 있나요?   YES ☐   NO ☐

⑤ 공을 머리 위로 던질 수 있나요? YES NO

⑥ 가위질을 할 수 있나요? YES NO

⑦ 블록을 6개 정도 쌓을 수 있나요? YES NO

⑧ 선을 그리거나 색을 칠할 수 있나요? YES NO

⑨ 두 단어를 모아 한 문장으로 말할 수 있나요? YES NO

⑩ "엄마"나 "아빠" 외에 10개의 단어를 말할 수 있나요? YES NO

⑪ 엄마아빠가 슬픈 표정을 지으면 같이 슬퍼하나요? YES NO

⑫ 신발끈을 느슨하게 풀어주면 혼자서 신발을 벗을 수 있나요? YES NO

⑬ 혼자서 옷을 갈아입나요? YES NO

⑭ 방문을 혼자 열 수 있나요? YES NO

⑮ 동요를 부르면서 율동을 하나요? YES NO

⑯ 혼자서 양치를 할 수 있나요? YES NO

⑰ 혼자서 물을 마실 수 있나요? YES NO

⑱ 자기 것에 대한 개념이 생겨 장난감을 뺏기지 않으려고 고집을 부리나요? YES NO

⑲ 장난감을 두고 또래 친구와 다툼이 발생하나요? YES NO

⑳ 자기 마음대로 되지 않을 때는 짜증을 내거나 우나요? YES NO

아이가 잘 크고 있는지 확인해보는 체크리스트입니다. 해당 항목에 체크를 해주세요. 1번부터 17번까지 'Yes'에 체크하는 개수가 많으면 아이가 잘 크고 있고 아이를 잘 케어하고 있다는 의미입니다. 18번부터 20번까지 'Yes'에 체크하는 개수가 많으면 엄마아빠들이 힘들 수는 있겠지만 크게 걱정하지 않으셔도 됩니다. 발달 과정에서 충분히 나타날 수 있는 일이니 조금 여유 있게 지켜봐주세요

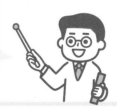

생후 13개월이 된 아이가 이가 아픈지 밤에 깨서 많이 울어요. 이앓이는 보통 언제까지 하나요?

유치가 다 나는 데 걸리는 시간은 대략 생후 20~30개월입니다.

'Step 7'에서 유치가 나는 시기를 설명한 적이 있습니다. 유치가 다 나는 데 걸리는 시간은 대략 생후 20~30개월입니다. 그때까지는 이앓이가 지속될 수 있습니다. 이가 나오는 모습을 보면 잇몸을 뚫고 나오기 때문에 피가 나기도 하는데 자다가 깨서 보챌 수 있을 정도의 통증이 생길 겁니다. 대신 아파해줄 수 없는 성장통에 해당하기 때문에 그저 엄마아빠는 아파서 깨는 아이를 잘 다독여주면 좋을 겁니다.

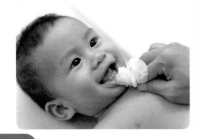

생후 15개월이 된 아이가 밥을 너무 안 먹어요. 밥을 제대로 먹지 않아 몸무게도 늘지 않고 뱃살도 없어서 걱정이에요. 밥을 먹일 때마다 힘이 들고 너무 먹지 않으니 간식으로 과일을 먹이는데 어떻게 하면 아이가 밥을 잘 먹을 수 있을까요?

간식을 중단하면 배고픔을 느껴 밥을 잘 먹을 거예요.

밥을 너무 먹지 않아 간식을 준다는 생각을 바꿨으면 합니다. 아이가 밥을 잘 먹지 않는 이유는 간단합니다. 배가 고프지 않기 때문이지요. 배가 고프지 않은 이유는 체내의 혈당이 어느 정도 유지가 되고 있다는 뜻입니다. 밥을 먹지 않는 아이가 어떻게 혈당을 유지할 수 있을까요? 바로 간식으로 먹는 과일이나 빵, 과자, 젤리, 음료수 등등이 주범입니다. 배가 고프지 않은 아이에게 식사 시간은 별로 즐겁지 않을 겁니다. 아이가 밥을 제대로 먹지 않는다면 간식을 끊어보세요. 분명 아이는 간식을 달라고 보채겠지만 단호하게 대응하셔야 합니다. 엄마아빠가 일관성 있게 간식을 제공하지 않는다면 아이는 그때부터 배고픔을 느끼기 시작할 거예요. 배고픔을 느껴야만 아이는 밥을 먹기 시작합니다. 그리고 배고픔을 해결할 수 있는 식사 시간이 행복할 겁니다.

아이가 아토피 피부염이 있어 피부를 자주 긁어요. 밤에 자다가 자기 손으로 긁어 피가 난 피부를 보면 마음이 아픕니다. 보습제를 자주 발라주면서 관리해주는데 혹시 아이가 커서도 계속 아토피 피부염으로 고생을 할까요?

알레르기의 형태는 연령에 따라 변합니다.

알레르기 행진이라는 것이 있습니다. 연령에 따라 알레르기의 형태가 변해간다는 뜻이지요. 표를 보면 아토피 피부염은 만 3세까지 증가하다가 그 이후부터 감소합니다. 천식은 만 5세를 기점으로 감소하기 시작합니다. 이와 반대로 알레르기비염은 만 5세부터 증가하기 시작해 만 7~8세 무렵부터 아토피와 천식을 앞지릅니다. 아래 표를 보면 초등학교 이후로는 아토피 피부염이 어느 정도 호전되는 경향을 보입니다.

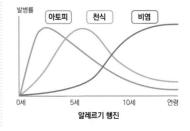

알레르기 행진

아이가 코를 훌쩍이는 증상을 보이면 바로 병원에 가서 소아청소년과 의사의 진료를 받는데 그렇다 보니 병원에 가는 횟수가 잦아요. 아이가 감기에 걸리면 초반에 가는 게 좋을까요? 아니면 심해지면 가는 게 좋을까요?

**아이의 알레르기 유무나 기저질환에
따라 치료 시기를 결정하세요.**

치료 시기는 아이의 기저질환과 그간의 병력에 따라 달라집니다. 알레르기가 있는 아이가 감기에 걸리면 부비동염에 걸릴 확률이 높고, 감기가 폐렴으로 된 경험이 있는 아이가 감기에 걸리면 진행 속도가 빨라 다시 폐렴에 걸릴 수 있어요. 만약 아이가 알레르기나 기저질환이 있었다면 맑은 콧물이 난 지 하루 만에 합병증이 동반될 수 있으므로 바로 병원에서 진료를 보는 것이 좋습니다. 반면 기저질환이 없는 아이는 맑은 콧물을 흘려도 합병증 없이 좋아집니다. 우선 아이가 어떤 상태인지 확인하고 치료 시기를 결정하는 것이 좋습니다.

생후 24개월이 된 아이가 감기에 걸려 한 달째 감기약을 먹고 있어요. 항생제도 꾸준히 먹고 있는데 좋아졌다 다시 심해지는 것을 반복하면서 한 달 이상 감기를 달고 살아요. 어떻게 하면 좋을까요?

**바이러스에 재차 감염되면
감염 기간이 계속 연장됩니다.**

생후 24개월이 된 아이는 바깥 활동이 잦아지고, 단체생활을 할 수 있는 월령인데 그러다 보면 여러 가지 바이러스에 노출될 수밖에 없습니다. 호흡기 바이러스의 경우 대략 2주의 경과를 거칩니다. 바이러스는 치료제가 없기 때문에 약을 먹어도 증상은 대략 2주간 지속됩니다. 그런데 감기가 나을 즈음에 또 다시 새로운 바이러스에 노출이 되면 다시 2주간 증상이 지속되니 거의 한 달간 감기를 앓게 되는 꼴입니다. 그런데 그것뿐일까요? 여름철 장염, 수족구병, 겨울철 독감, 코로나 바이러스까지 우리는 수백 수천 가지 바이러스에 노출되면서 살아가고 있습니다. 그러면서 항체가 생기고 점점 강해지는 것이죠.
코로나 바이러스가 한창일 때 사회적 거리두기와 마스크로 감기 환자가 많이 줄었는데 거리두기가 해제되면서 열감기, 기침감기, 장염, 수족구병까지 폭발적으로 증가했습니다. 이는 거리두기를 시행한 2년간 바이러스에 노출되지 않았던 아이들에게서 강한 반응이 나타나기 때문입니다. 이를 보면 알 수 있듯이 저는 바이러스에 아예 노출되지 않는 것보단 적절하게 노출되는 것이 더 낫다고 생각합니다.
그렇다면 항생제를 먹고 있는데 왜 감기에 다시 걸릴까요? 항생제는 세균을 죽이기 위한 약입니다. 그런데 감기는 대부분이 바이러스에 의해 걸리죠. 항생제를 아무리 먹어도 바이러스를 잡을 수 없기 때문에 항생제의 복용과 감기 예방과는 관련이 없습니다.

아이의 떼쓰기가 심해서 엄마를 때리거나 장난감을 던져요. 아이가 너무 귀여워 웃으면서 받아줬는데 점점 떼쓰기가 심해지는데 어느 정도까지 허용해줘야 하나요?

**아이가 절대 하지 말아야 행동을
할 때는 단호하게 제지해야 합니다.**

소중한 내 아이의 행동 하나하나가 너무 사랑스럽죠? 그런데 아이도 절대 하지 말아야 할 행동이 있습니다. 바로 엄마아빠를 때리거나 깨무는 것, 친구를 때리거나 깨무는 것, 물건을 다른 사람에게 던지는 행동입니다. 아이가 이런 행동을 하는 이유는 아직 잘 모르기 때문입니다. 아이의 떼쓰기가 심해지고 폭력적인 성향이 드러나면 엄마아빠는 조기에 바로잡아야 합니다. 말은 통하지 않더라도 비언어적으로 무서운 표정을 짓는다든지, 단호한 어조로 말한다든지, 행동을 저지하는 등의 방법으로 아이의 나쁜 행동을 단호하게 제지해야 합니다. 처음에는 아이가 화를 내거나 울면서 저항할 겁니다. 하지만 일관성 있게 아이가 나쁜 행동을 보일 때마다 제지하고 그것을 반복하면 아이는 엄마아빠가 그런 행동을 싫어한다는 것을 알게 됩니다. 이때 엄마아빠가 염두에 둬야 할 것은 일관성을 가지고 아이를 대해야 한다는 점입니다. 어떨 때는 제지하지 않고, 어떨 때는 제지하면 아이는 혼란을 느껴 행동이 더욱 난폭해질 수 있습니다. 훈육하는 데 있어 일관성은 아주 중요합니다.

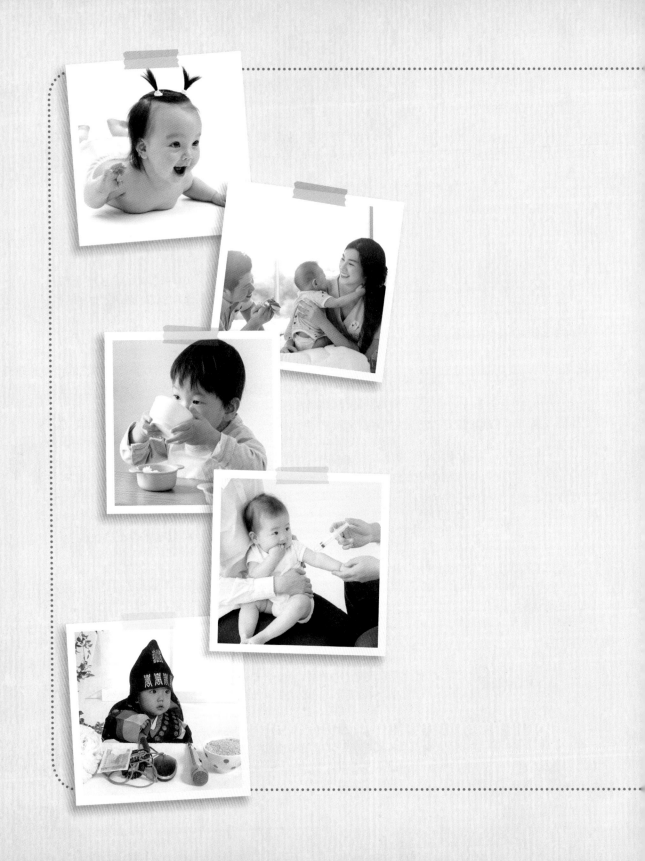

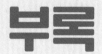

부록

- 엄마아빠가 꼭 알아야 할 가정 내 응급처치
- 대표적인 응급질환 중 가정 내 응급처치
- 4~6개월 영유아검진 미리보기
- 9~12개월 영유아검진 미리보기
- 18~24개월 영유아검진 미리보기
- 소아청소년 성장도표

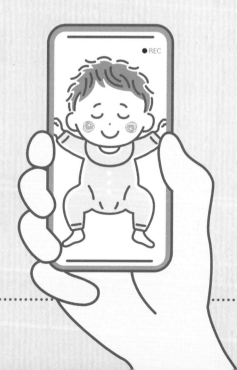

쿵 사고
(넘어지고!
부딪히고!)

아이는 머리가 무거워 몸의 균형감각을 잡기가 어렵다. 그래서 잠시 한눈을 판 사이 아이는 테이블에 찍히고, 소파에서 넘어지고, 기거나 걷다가 넘어진다. 저월령 아이의 안전사고를 미연에 예방하기 위해선 아이의 활동 반경을 중심으로 가드를 치는 것이 좋다. 하지만 고월령이 되면 주의를 한다고 해도 사고가 일어날 수 있다. 가벼운 사고라면 괜찮지만 상처가 나거나 아이가 의식을 잃을 수도 있으니 사고가 났을 경우 응급처치에 대해 알아두자.

쿵 사고가 날 때는 먼저 이렇게 하세요!

• 의식 확인

아이의 이름을 부르면서 의식 여부를 확인한다. 이때 아무 이상이 없더라도 48시간 동안 아이 상태를 지켜보고 안색이 나쁘거나 기분이 좋지 못하다면 병원에서 진료를 받아야 한다. 상태가 안 좋아 보이면 절대로 몸을 흔들거나 움직이게 해선 안 된다.

– 의식이 있는 경우

아이가 의식은 있으나 안색이 나쁘고 축 처져 있거나 손과 발이 축 늘어뜨리고 있다면 골절이나 탈골, 출혈일 수 있으니 부상을 당한 부위에 수건을 감은 후 정형외과로 간다.

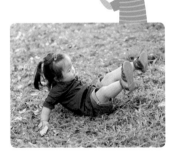

– 의식이 없는 경우

아이의 의식이 없다면 바로 병원으로 가 전문적인 응급처치를 받아야 한다.

• 출혈이나 통증 확인

피가 나거나 통증을 느끼는 곳은 없는지 몸의 상태를 확인한다. 가벼운 상처라면 연고를 바르지만 피가 많이 흘리는 심한 상처라면 깨끗한 거즈로 덮은 후 병원에 가서 치료를 받아야 한다.

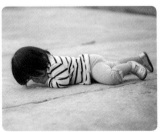

258

목에 이물질이 걸렸을 때

저월령의 아이의 경우 눈에 들어온 것은 무조건 입으로 가져가서 맛을 확인하기 때문에 이물질을 삼킬 확률이 높다. 고월령은 저월령보다 인지 능력이 높기 때문에 확률이 적지만 그렇다고 방심해선 안 된다. 아이는 직경 4cm 정도의 것이라면 삼킬 수 있기 때문에 아이 주변의 위생에 신경을 쓰고 삼키면 위험해지는 물건들은 치워야 한다.

이물질을 삼켰을 때는 먼저 이렇게 하세요!

• **입안 확인**

이물질이 입안에 있다면 바로 제거하고, 5~6시간 정도 상태를 확인한다. 이물질이 목에 걸렸다면 아이의 호흡이나 안색을 살핀다. 만약 독성이 있는 약품이라면 바로 토하게 한 뒤 병원으로 가서 처치를 받아야 한다.

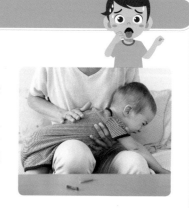

이물질을 삼켰다면 삼킨 양이나 시간을 확인한다. 아이가 적은 양을 삼켰고 시간이 얼마 지나지 않았다면 아이를 엄마아빠 팔에 엎드리게 한 뒤 견갑골 사이를 강하게 4~5회 두들긴다. 아이가 많은 양을 삼켰고, 시간이 많이 지났을 경우 바로 병원으로 가서 응급처치를 받아야 한다.

• **토하면 안 되는 이물질**

아이가 휘발성이 있는 물품(매니큐어 등), 강산성이나 강알카리성 물품(표백제나 세제 등), 전류가 흐르는 물품(버튼용 전지), 예리한 물품(압정, 바늘, 못, 유리) 등을 토하게 하면 오히려 위험할 수 있기 때문에 바로 병원으로 가서 응급처치를 받는 것이 좋다.

❌ 토하면 안 되는 이물질

휘발성 물품

강산성, 강알칼리성 물품

전류가 흐르는 물품

예리한 물품

우리나라 소아 및 청소년 사고사의 가장 흔한 원인이 물놀이다. 물놀이 사고가 무서운 이유는 물에 빠짐으로 인해서 발생하는 흡인성 폐렴, 저체온증, 혼수, 호흡정지, 심정지, 경추손상 때문이다. 아이들의 경우 위기 대처 능력과 상황 판단이 성인에 비해 현저히 미숙하기 때문에 물놀이 사고에 취약할 수밖에 없다. 만약이라도 그런 상황이 일어나면 안 되겠지만 혹시라도 일어날 경우 어떻게 해야 하는지 알아보자.

아이가 물에 빠졌을 때는 먼저 이렇게 하세요!

• 도움 요청

큰 소리로 주변에 익수사고를 알리고 119 구조대, 경찰, 수상구조대에 도움을 요청한다. 직접 구조하기 위해 물속에 뛰어드는 것은 좋지 못한 선택이다. 익수사고 구조에 대한 경험과 능력 없이 무모하게 뛰어드는 건 또 다른 익수사고를 야기할 뿐이다.

• 현장에 비치된 구조 장비 이용

사고 현장 주변에 비치된 구명 튜브, 구명 로프, 구명조끼 등의 구조 장비를 이용한다. 막상 사고가 나면 당황할 수 있으므로 물놀이를 하기 전에 미리미리 구조 장비의 위치나 종류들을 파악해놓는 것이 좋다.

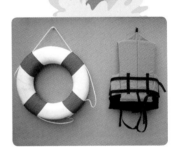

• 인공호흡이나 심폐소생술 등의 응급처치

아이를 물 밖으로 구조한 이후에는 아이에게 의식이나 호흡이 있는지를 확인한다. 의식과 호흡이 없다면 119 구조대가 도착할 때까지 인공호흡과 심폐소생술을 시행한다. 본인이 할 수 없다면 할 수 있는 사람이 없는지 큰 소리로 도움을 요청한다. 의식과 호흡이 있다면 저체온증 예방을 위해 담요를 덮어주고 체온을 유지한다.

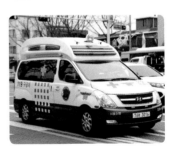

• 이때 배 누름은 금지

혹시라도 아이에게 마신 물을 토하게 하기 위해 불룩한 배를 누를 수 있는데 이는 절대로 해서는 안 된다. 만약이라도 구토를 유발해 토사물이 기도를 막을 수 있기 때문이다.

• 119로 병원 이송

119가 도착하면 아이를 근처에 가까운 응급실로 데려가 진료를 받아야 한다.

화상을 입었을 때

매년 화상사고가 꾸준히 증가하고 있다. 특히 어른보다 소아의 화상사고가 더 빈번하다. 영유아 시기는 호기심이 많아 손에 닿는 모든 것을 잡으려고 한다. 음식이 뜨거운지 혹은 위험한지에 대해 판단하는 인지 능력이 발달하지 않아 항상 위험에 노출되어 있다. 위험 요소를 미리 제거하는 것이 가장 좋으나 사고는 항상 예측할 수 없이 발생하기 때문에 응급 상황시 대처법을 알아두면 좋다.

아이가 화상을 입었을 때는 먼저 이렇게 하세요!

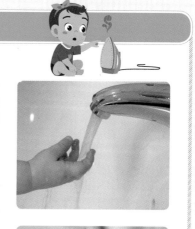

• 흐르는 물로 식히기

화상을 입으면 열에 의한 조직손상으로 염증 반응이 시작되면서 화상 부위가 붓고 발적이 생긴다. 심한 통증이 동반되므로 일단 흐르는 물이나 찬물에 15~20분 정도 식혀준다. 만약 옷 위로 화상을 입었다면 무리하게 옷을 벗기려 하지 말고 옷 위로 찬물을 부어 식혀준 뒤 가위로 옷을 자른다.

• 드레싱

멸균거즈나 깨끗한 천으로 화상 부위를 감싼다. 오이나 감자를 바르는 등의 민간요법은 상처를 악화시킬 수 있으니 주의한다. 의사의 처방 없이 임의로 연고를 바르는 행위도 하지 않는 것이 좋다.

• 병원 이송

적절한 처치를 위해 응급실이나 화상전문병원으로 이송한다.

• 얼음물에 담그는 것은 금지

화상 부위에 얼음을 대거나 얼음물에 담그는 것은 혈류가 줄어들어 조직이 손상될 수 있으니 피한다.

코피가 났을 때

코에는 혈관의 분포가 풍부하기 때문에 코를 파거나 잘못 부딪히면 코피가 잘 난다. 소아는 위험 요소를 파악하는 인지 능력이 떨어지기 때문에 성인보다 코피가 잘 날 수 있다. 특히 코딱지를 자주 파는 습관이나 균형감각이 높지 않아 코를 잘못 부딪히면서 코피를 흘린다. 또한 감기에 걸렸을 때 코를 풀지 못하기 때문에 집에서 코 석션을 해주게 되는데 그 횟수가 많아지면 점막이 손상되어 코피가 잘 날 수 있다. 아이가 갑자기 코피를 흘린다면 엄마아빠는 당황하는데 이럴 때 할 수 있는 응급처치에 대해서 알아보자.

코피가 났을 때는 먼저 이렇게 하세요!

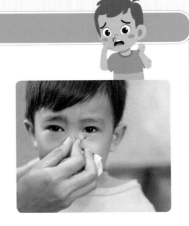

- **적절한 자세 잡기**

  아이를 의자에 앉히고 고개를 들지 않고 숙이도록 한다. 고개를 들으면 혈액이 기도로 넘어갈 수 있기 때문에 사래가 걸리거나 흡인성 폐렴이 될 수 있다. 코피가 나는 쪽이 아래에 가도록 눕는 자세도 괜찮다.

- **압박하기**

  입으로 호흡을 하도록 시키고 엄지와 검지로 양쪽 콧망울을 쥐고 압박한다. 단, 코뼈가 부어 골절이 의심될 때에는 시행해선 안 된다.

- **출혈이 심하다면 바로 병원에 가서 치료받기**

  아이가 30분이 지나서도 코피가 멈추지 않거나 의식이 혼미해진다면 바로 가까운 응급실에 가서 치료를 받아야 한다.

손 끼임 사고가 일어날 때

소아는 호기심이 많고 주의력이 낮아 엄마아빠가 예상치 못한 곳에서 손가락 끼임 사고가 잘 발생한다. 주로 발생하는 손끼임 사고는 방문이 가장 많다. 아이는 본능적으로 틈이나 좁은 곳에 호기심을 갖기 때문에 열려 있는 문틈이나 경첩 부위 틈에 손가락을 잘 넣는다. 이때 누군가 문을 닫는다면 아이 손이 끼이게 된다. 엘리베이터 문에 손이 끼어 진료실을 찾는 경우도 많다. 아이들은 위기 상황에 대한 인지가 늦어 엘리베이터 문이 닫힐 때 손을 재빨리 빼지 못해 그대로 끼이게 된다. 자동차 문에 끼는 경우도 종종 있다. 아이의 손이 자동차 문틈에 있는 걸 보지 못한 엄마아빠나 가족이 문을 닫는 경우나 아이가 스스로 문을 닫다가 손이 틈에 끼기도 한다. 손끼임 사고가 일어날 때는 아이가 많이 놀라기도 하고 아프기도 해서 갑작스런 울음을 터뜨리기 때문에 미리 대처법을 숙지하고 있지 않다면 엄마아빠가 많이 당황할 수 있다. 그러니 이때 어떻게 해야 하는지 알아보자.

손끼임 사고가 일어났을 때는 먼저 이렇게 하세요!

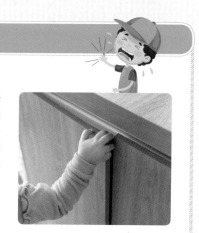

• 외상을 확인

피부가 빨갛게 변하는지, 멍이 드는지, 부어오르는지, 찢긴 상처가 있는지, 손톱의 손상이 있는지 등 외부 상처를 살펴본다. 단순히 피부가 빨개지는 상처는 상처연고만 발라줘도 충분하다. 퍼렇게 멍이 들거나 조직이 붓는 상처는 뼈의 골절이 의심되기 때문에 엑스레이 촬영이 가능한 정형외과 혹은 소아청소년과에서 검사를 받는 것이 좋다. 골절이 아니라면 빠른 회복을 위해 손가락에 스플린트를 댄 후 손가락의 움직임을 제한한다.

• 생리식염수로 세척

찢긴 상처로 피가 나는 경우에는 생리식염수로 상처 부위를 씻어낸다. 알코올이나 소독약은 조직의 손상과 통증을 유발하므로 사용하지 않는다. 깨끗한 멸균거즈로 상처 부위를 감싸 지혈함과 동시에 근처의 응급실 혹은 정형외과로 이송한다. 손톱이 빠지거나 부서진 경우는 멸균거즈로 상처 부위를 감싼 후 근처의 응급실이나 정형외과에서 치료받는다.

입안에 상처가 났을 때

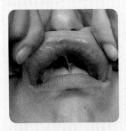

위 입술을 뒤집으면 바로 상순소대가 보이는데 잘 손상된다.

입안 점막은 약한 조직이기 때문에 외상에 약하다. 양치를 조금 세게 하는 것만으로도 상처가 날 수 있다. 그리고 이는 딱딱한 조직으로 감싸고 있어, 넘어지면서 얼굴이 탁자나 바닥에 부딪히면 이와 입안 점막이 부딪혀 잘 찢어지고 피가 난다. 특히 입안에는 세균이 많아 상처 관리를 잘해줘야 한다. 혀는 미각을 느끼는 감각세포들이 많이 존재하고 혈류량이 많아 상처가 나면 출혈량이 많다.

특히, 상순소대는 아이가 넘어지면서 잘 손상받는 부위다. 넘어지면서 탁자에 부딪혀 입에서 피가 난다고 하면 대부분 상순소대가 찢어진 것이다. 다행히 상순소대 찢김은 봉합하지 않아도 저절로 잘 회복된다.

입안에 상처가 났을 때는 먼저 이렇게 하세요!

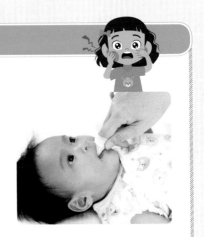

- **지혈**
  입속에서 피가 난다면 피가 나는 부위를 찾아야 한다. 입안의 점막인지, 혀인지, 상순소대인지를 찾고 출혈 부위를 적절히 지혈해야 한다. 지혈하는 방법은 깨끗한 멸균거즈로 상처 부위를 눌러 압박한다.

- **벌어지는 상처는 봉합**
  상처 부위가 벌어진다면 낫는 데 오래 걸리고 입속 세균에 의해 염증이 잘 생긴다. 그래서 벌어지는 상처는 가까운 응급실에 찾아가 봉합한다. 혀가 찢어진 경우도 출혈량이 많아 지혈이 안 된다면 봉합이 필요할 수 있다.

- **잇몸 상처나 흔들리는 치아는 치과 진료받기**
  잇몸 상처나 깨진 치아, 흔들리는 치아가 있으면 치과 진료를 받아보는 게 좋다. 잇몸에서 피가 지속적으로 흐르는 경우도 치료받는 것을 권한다.

- **상순소대 손상은 지혈만!**
  단순 상순소대 손상은 특별한 처치를 하지 않아도 괜찮다. 지혈만 된다면 경과를 관찰한다.

베이거나 긁혔을 때

아이의 활동량이 증가하면서 가위나 칼에 의한 베임이나 찔려서 상처가 나는 경우가 많다. 특히 아이는 소근육의 발달이 미숙하고, 조심성이 부족하기 때문에 이리저리 부딪히고 넘어지면서 생기는 긁힘이나 쓸림 상처가 많다. 특히 칼이나 가위 같은 금속에 의한 상처는 파상풍에 걸릴 수 있어 주의를 하는 것이 좋다. 그러나 파상풍 접종을 시작하는 생후 2개월부터 스케줄대로 예방접종을 받아왔다면 큰 걱정을 하지 않아도 된다.

베이거나 긁혔을 때는 먼저 이렇게 하세요!

• 세척 및 이물질 제거하기

생리식염수로 상처 부위를 깨끗하게 세척하고 멸균거즈로 압박해 지혈을 한다. 상처 부위를 세척할 때 이물질이 있다면 최대한 제거해줘야 한다. 이물질은 주로 쓸림, 긁힘 상처에서 생기는데 바닥의 모래, 시멘트, 페인트 등이 많다. 제거하는 방법은 집게를 이용한 직접 제거, 생리식염수 분사, 적신 멸균거즈를 이용한 제거가 있다. 이물질을 제거할 때는 통증이 발생하기 때문에 아이가 심하게 울 수 있지만 추후에 흉터를 최소화하기 위해 꼭 해야 하는 것이기 때문에 특별히 신경써야 한다.

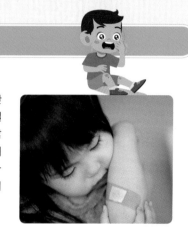

• 지혈

세척을 완료하면 깨끗한 멸균거즈로 상처 부위를 압박해 지혈한다. 출혈이 없다면 지혈 과정은 건너뛰어도 된다.

• 발적만 있는 상처는 연고만으로 충분

상처 부위가 단순 발적이라면 항생제 연고만으로도 충분하다.

• 피부 손상, 진물성 상처는 메디폼

피부가 벗겨지거나 진물이 나는 상처는 연고를 바르지 말고 메디폼으로 드레싱을 해준다. 메디폼이 진물을 흡수해주고 딱지가 생기지 않고 상처가 나을 수 있도록 도와준다. 진물이 많이 나오면 메디폼을 하루에도 여러 번 갈아주도록 한다.

• 벌어지는 상처는 봉합하기

베인 상처가 깊고 커서 조직이 벌어진다면 흉터가 크게 생길 수 있다. 이런 경우는 가까운 병원에 가서 봉합 치료를 받아야 한다.

• 상처 부위가 넓으면 항생제로 치료

상처 부위가 넓으면 드레싱만으로 잘 낫지 않는다. 열심히 드레싱을 해줘도 통증이 심해지고 진물이 줄어들지 않는다. 이런 경우는 소아청소년과 혹은 외과에서 진료를 받은 후 적절한 항생제 치료를 병행해야 한다.

대표적인 응급질환 중
가정 내 응급처치

열성경련

열성경련은 중추신경계의 감염증이나 대사질환 없이 발열로 인해 발생하는 경련성 질환이다. 호발 연령은 생후 3개월에서 만 5세 사이고, 전체 소아의 3~5% 정도에서 발생할 정도로 흔하다. 고열을 보이는 아이가 갑자기 몸이 뻣뻣해지면서 눈이 한쪽으로 몰리고, 규칙적으로 몸을 떠는 움직임을 보인다면 열성경련을 의심해봐야 한다. 아이가 이럴 경우 엄마아빠는 너무 놀라서 어떻게 해야 할지 당황하는데 이럴 때일수록 침착하게 대응해야 한다.

열성경련이 있을 때 가장 먼저 해야 할 일

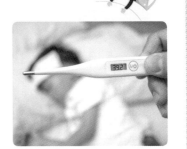

- **바로 옆으로 눕힘**
  아이가 혹시 모를 토사물이나 입안의 분비물이 기도를 막지 않고 흘러내릴 수 있게 아이를 옆으로 눕힌다. 5분 이상 지속된다면 119에 연락해 소아 진료가 가능한 응급실로 가서 치료를 받는다.

- **절대 해서는 안 될 일**
  아이의 경련을 완화하겠다고 주무르거나 손을 따는 것은 오히려 위험해질 수 있다.

기도의 이물

구강기 아이들의 특성상 뭐든 입으로 가져가기 때문에 작은 장난감이나 작은 음식을 삼켜서 기도를 막을 위험성이 항상 있다. 기도가 막히면 아이는 켁켁거리면서 숨을 쉬지 못하고 괴로워하면서 얼굴이 청색으로 변한다. 이때 가정 내에서 할 수 있는 하임리히Heimlich

법을 소개한다. 만약 이 방법으로도 해결이 되지 않으면 최대한 빨리 소아 진료가 가능한 응급실로 가서 처치를 받아야 한다.

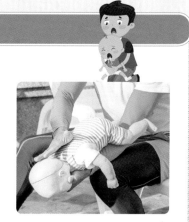
요골두 아탈구

엄마아빠가 아이의 팔을 당기면서 들어올리거나 또래 친구들끼리 팔을 잡아당기면서 놀 때 탈구가 일어날 수 있다. 팔꿈치에 위치한 요골의 머리 부분을 잡아주는 인대가 미성숙하기 때문에 그 부분에서 탈구가 자주 생기는데 이를 '요골두 아탈구'라고 한다. 호발 연령은 2~4세다. 아이가 갑자기 팔을 아파하면서 심하게 울고 팔을 움직이지 못하면 요골두 아탈구가 일어날 확률이 높다.

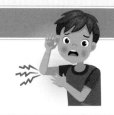

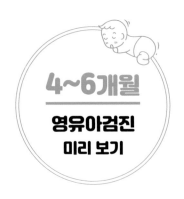

4~6개월
영유아검진 미리 보기

아이의 성장 발달에 영유아검진은 매우 중요한 일입니다. 생후 14~35일, 생후 4~6개월, 생후 9~12개월, 생후 18~24개월, 생후 30~36개월, 생후 42~48개월, 생후 54~60개월, 생후 66~71개월, 이렇게 총 8회의 영유아검진을 무료로 받을 수 있습니다. 검진을 받는 동안 아이의 발달 평가를 정확하게 하기 위해 설문을 하지요. 아이의 발달에 대한 항목들을 체크하는 설문 내용인데 막상 체크하려고 보면 엄마아빠들은 매우 당황스러울 것입니다. 염두에 두지 않은 항목들이 많기 때문이지요. 그래서 이 단락에선 엄마아빠가 좀더 아이의 성장 발달을 잘 헤아리기 위해 영유아검진 항목을 준비했습니다. 영유아검진을 받기 전에 한번 읽어보시면 설문지 작성에 도움이 될 것입니다.

🔍 영유아검진 항목 미리 살펴보기

4~6개월 영유아검진은 대근육, 소근육, 인지, 언어, 사회성 항목이 있습니다. 각기 8개의 질문이 있고, 그것에 따라 점수를 매길 수 있습니다. 영유아검진 질문에 체크할 수 있는 점수는 0점에서 3점까지입니다. 전혀 할 수 없을 때는 0점, 하지 못하는 편은 1점, 할 수 있는 편은 2점, 잘할 수 있는 편은 3점에 체크를 합니다.

3점	잘할 수 있다.
2점	할 수 있는 편이다.
1점	하지 못하는 편이다.
0점	전혀 할 수 없다.

★ 대근육

'STEP 4'에서 아이가 위를 쳐다보기 시작하면서 뒤집기 준비를 한다고 했습니다. 바로 누운 상태에서 위를 보면서 몸이 반쯤 뒤집어지는지를 확인하고, 그 다음에는 엎드려 있는 상태에서 스스로 고개를 들어올리는지 확인해보세요. 터미타임 자세가 가능한지 살펴보는 겁니다.

그 다음으로 엄마아빠가 아이와 마주본 상태에서 아이의 두 팔을 잡고 당겨서 일으켜 세울 때 목이 잘 따라오는지 확인하세요. 목이 따라오지 못하고 뒤로 늘어지면 근력저하가 있다고 볼 수 있습니다. 터미타임 자세에서 고개를 들어올리는지 살펴보셨죠? 이제는 양팔로 상체를 지탱하는지도 체크해봅시다.

자, 이제 뒤집기와 되집기가 되는지 확인해볼 시간입니다. 바로 누운 상태에서 배가 아래로 가도록 뒤집기를 할 수 있는지, 다시 바로 누운 상태로 되집기를 할 수 있는지 살펴보세요. 그 다음은 누워서 '발 만지며 놀기'입니다. 자신의 발을 만지면서 발의 존재를 느낍니다.

마지막은 팔을 잡고 앉혀주면 혼자 30초 이상 앉아 있는지 체크해보세요.

	문항	점수
✔ 대근육		
1	바로 누운 자세에서 반쯤 뒤집을 수 있다.	3 2 1 0
2	엎드린 상태에서 스스로 고개를 들어올릴 수 있다.	3 2 1 0
3	누워 있는 아이의 팔을 잡고 일으켜 세울 때 목이 잘 따라온다.	3 2 1 0
4	터미타임 자세에서 양팔로 상체를 지탱한다.	3 2 1 0
5	엎드린 자세에서 뒤집는다.	3 2 1 0
6	등 대고 누운 상태에서 엎드린 자세로 뒤집는다.	3 2 1 0
7	누워서 자기 발을 만지며 논다.	3 2 1 0
8	앉혀주면 30초 이상 혼자 앉아 있다.	3 2 1 0

* 검사지 질문과 다소 차이가 있으나 내용은 같다.

★ 소근육

3개월부턴 누워 있는 상태에서 '양손 모으기'가 가능합니다. 4~6개월 영유아검진 때는 그 것을 묻는 항목이 있으니 가정 내에서 체크해보는 것도 도움이 될 거예요.

그리고 아이에게 딸랑이를 주면 잠시 쥐고 있는지, 엄마아빠에게 안겨 있을 때 양손을 모아서 쥘 수 있는지 확인해보세요. 또한 손에 들고 있는 딸랑이를 입으로 가져가는지 묻는 질문이 있습니다.

그 다음으로 체크해봐야 할 사항으로 엄마아빠에게 안겨 있을 때 장난감이 앞에 보이면 장난감을 향해서 손을 뻗는지에 대한 질문 항목입니다. 손을 뻗어 잡으려 하는 모습이 보이면 잘하는 편에 속하는 3점에 해당합니다. 손바닥과 손가락을 이용해 감아쥘 수 있으면 잘할 수 있는 편에 속하는 2점입니다.

다음 질문은 손에 무언가를 쥐고 있을 때 다른 물건을 주는 테스트를 하는데 이때 기존의 물건을 놓고 새로운 물건을 쥔다면 잘하는 편에 속하는 3점에 해당합니다.

✔ 소근육		
문항		점수
1 누운 자세에서 가슴에 양손 모으기가 된다.		3 2 1 0
2 손으로 딸랑이를 잠시 쥐고 있다.		3 2 1 0
3 안겨 있을 때 양손을 모아 쥐거나 손가락을 만질 수 있다.		3 2 1 0
4 손에 들고 있는 딸랑이를 입으로 가져간다.		3 2 1 0
5 딸랑이를 주면 잡는다.		3 2 1 0
6 안겨 있을 때 장난감을 향해 손을 뻗는다.		3 2 1 0
7 손에 들어오는 작은 물건을 손바닥과 손가락으로 감아쥔다.		3 2 1 0
8 새 물건을 주면 기존에 쥐고 있는 물건을 놓고 새 물건을 쥔다.		3 2 1 0

* 검사지 질문과 다소 차이가 있으나 내용은 같다.

★ 인지

아이를 유심히 관찰해보면 어딘가에서 소리가 났을 때 그쪽을 쳐다보는지 알 수 있습니다. 이 항목은 평소에 자주 확인해야 합니다. 그리고 아이 눈앞에서 장난감을 들고 이리저리 움직인 뒤 아이가 움직이는 장난감을 따라 시선이 움직이는지 살펴봐야 합니다. 아이가 소리 나는 곳을 쳐다보면서 관심을 갖고 있을 때 다른 곳에서 새로운 소리가 나면 그쪽을 쳐다보는지도 확인해봐야 합니다.

그리고 자신의 손과 발을 인지하는지도 체크해봅니다. 자신의 손에 관심을 가지면서 유심히 쳐다본다면 인지 발달이 무난하게 이뤄지고 있다는 의미입니다. 장난감에 대한 인지를 체크하는 항목도 있습니다. 장난감을 주면 신기한듯 흔들어보고 맛을 보고 유심히 쳐다보는 반응이 나타나는지를 살펴보세요. 좀더 성장이 발달된 아이는 장난감이나 숟가락을 쥐고 바닥에 두드리면서 놉니다. 이 또한 체크해봐야 할 항목입니다.

다음으로 바닥에 장난감이 떨어져 있다면 그것을 관심 있게 쳐다보는지에 대한 질문 항목이 있습니다. 친숙한 사람을 인지하는지에 대한 질문으로 엄마나 아빠가 안으려고 하면 팔을 벌리는 반응을 하는지에 대한 항목이 있으니 아이의 반응을 살펴보세요.

✅ 인지

	문항	점수
1	소리가 나는 곳을 쳐다본다.	3 2 1 0
2	눈앞에 움직이는 장난감을 따라 시선이 움직인다.	3 2 1 0
3	소리를 듣다 새로운 소리가 들리면 그쪽을 쳐다본다.	3 2 1 0
4	자신의 손을 유심히 본다.	3 2 1 0
5	장난감을 주면 흔들고, 맛보고, 쳐다보면서 가지고 논다.	3 2 1 0
6	장난감으로 바닥을 두드리면서 논다.	3 2 1 0
7	장난감이 떨어져 있는 곳을 관심 있게 쳐다본다.	3 2 1 0
8	엄마아빠가 안으려고 하면 팔을 벌린다.	3 2 1 0

* 검사지 질문과 다소 차이가 있으나 내용은 같다.

★ 언어

언어 평가 항목을 보면 일단 "아~", "우~"와 같은 의미 없는 소리를 내는지 살펴봐야 하는데 소리를 내는 발화는 언어 발달의 기초입니다. 엄마아빠가 아이를 어르고 달랠 때 아이가 옹알옹알 소리를 내는지 체크해봐야 합니다.

그 다음 질문으로 소리 내서 웃는지에 대한 평가 항목이 있습니다. 엄마아빠를 보고 웃어줄 때 혹은 간지럼을 탈 때 소리를 내서 웃는다면 인지 발달이 정상입니다. 장난감이나 사람을 보고 소리를 내서 반응하는지도 살펴봐야 합니다. 그리고 입술을 마찰해 "푸" 소리를 내는지 "브", "쁘", "프", "므"와 같은 입술을 이용해서 내는 자음 소리를 낼 수 있는지 체크해봅니다.

그 다음으로 "엄마"와 "아빠"와 같은 비슷한 소리를 내는지 확인해봅니다. 엄마아빠를 찾는 상황이 아니더라도 그 소리를 낸다면 성장 발달이 잘 이뤄지고 있다는 의미입니다. 또 엄마아빠가 "안 돼요"라고 했을 때 그 소리에 반응해 행동을 멈추고 멈칫하는지에 대한 질문이 있습니다. 말하는 사람의 표정이나 언어의 느낌 등을 이해하면 그 소리에 반응한 것입니다.

	✔ 언어		
	문항		점수
1	"아~"나 "우~"와 같은 의미 없는 모음 소리를 낸다.		3 2 1 0
2	아이에게 말을 걸면 옹알이를 한다.		3 2 1 0
3	소리를 내서 웃는다.		3 2 1 0
4	장난감이나 사람을 보고 소리를 내어 반응한다.		3 2 1 0
5	두 입술을 마찰해 "푸~"와 같은 소리를 낸다.		3 2 1 0
6	"브", "프", "므"와 같은 자음 소리를 낸다.		3 2 1 0
7	"엄마"와 "아빠"와 같은 비슷한 소리를 낸다.		3 2 1 0
8	"안 돼요"라고 하면 잠시 멈칫한다.		3 2 1 0

* 검사지 질문과 다소 차이가 있으나 내용은 같다.

★ 사회성

아이와 엄마아빠의 애착 수준을 알아보기 위해 엄마아빠가 곁에 있다가 없어지면 엄마아빠를 찾으며 울다가 다시 나타나면 울음을 멈추는지 체크해보세요. 엄마아빠가 아이의 얼굴을 보면서 말을 할 때 아이가 엄마아빠의 얼굴을 쳐다보는지도 확인해보세요. 또한 엄마아빠를 보고 아이가 먼저 웃는지에 대한 질문 항목이 있습니다. 엄마아빠가 어떤 말을 하거나 웃기 전에, 아이가 먼저 웃는다면 사회성이 정상에 해당합니다.

엄마아빠의 얼굴이나 코를 만지는지, 머리카락을 잡아당기는지도 체크해보세요. 특히 거울에 비친 자신의 모습을 유심히 보면서 웃거나 옹알이 반응이 있는지 확인해봅니다. 이름을 불렀을 때 쳐다보는지도 체크해야 합니다. 호명반응이 나타나지 않는다고 해서 문제가 될 월령은 아니니 체크만 해보세요.

그 다음 질문으로 엄마아빠를 보면 다가가려고 하는지 살펴보고, 낯선 사람을 보면 낯가림(울거나 무서워함, 표정이 변함)을 하는지 확인해야 합니다.

✔ 사회성

	문항	점수
1	엄마아빠가 잠시 자리를 비우면 울다가 다시 나타나면 울음을 멈춘다.	3 2 1 0
2	엄마아빠가 아이를 보면서 말을 하면 아이도 엄마아빠의 얼굴을 쳐다본다.	3 2 1 0
3	엄마아빠가 아이를 보고 웃기 전에 아이가 먼저 엄마아빠를 보고 웃는다.	3 2 1 0
4	엄마아빠의 얼굴을 만지고 머리카락을 잡아당긴다.	3 2 1 0
5	거울에 비친 자신의 모습을 유심히 보면서 웃는다.	3 2 1 0
6	이름을 부르면 쳐다본다.	3 2 1 0
7	엄마아빠를 보면 다가간다.	3 2 1 0
8	낯가림을 한다.	3 2 1 0

* 검사지 질문과 다소 차이가 있으나 내용은 같다.

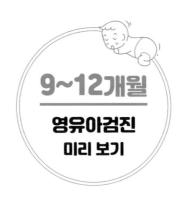

9~12개월
영유아검진 미리 보기

아이의 성장 발달에 영유아검진은 매우 중요한 일입니다. 생후 12개월은 대근육, 소근육, 인지, 언어, 사회성 등 모든 영역에서 급격한 변화를 겪는 시기입니다. 이전 검진에 비해서 아이의 변화가 많아 체크해야 할 항목이 많습니다.

그래서 이 시기엔 엄마아빠가 좀더 아이의 성장 발달을 잘 헤아리기 위해 영유아검진 항목을 미리 인지하는 것이 좋습니다. 막상 병원에서 체크하려고 보면 당황스러운 질문들이 많으니 미리 준비하고 가신다면 좀더 정확하게 아이를 평가할 수 있을 것입니다.

🔍 영유아검진 항목 미리 살펴보기

9~12개월 영유아검진은 대근육, 소근육, 인지, 언어, 사회성 항목이 있습니다. 각기 8개의 질문이 있고, 그것에 따라 점수를 매길 수 있습니다. 영유아검진 질문에 체크할 수 있는 점수는 0점에서 3점까지입니다. 전혀 할 수 없을 때는 0점, 하지 못하는 편

3점	잘할 수 있다.
2점	할 수 있는 편이다.
1점	하지 못하는 편이다.
0점	전혀 할 수 없다.

은 1점, 할 수 있는 편은 2점, 잘할 수 있는 편은 3점에 체크를 합니다.

★ 대근육

혼자 앉기가 가능한지 체크를 합니다. 이 시기에는 누가 앉혀주지 않아도 엎드려 있는 자세에서 앉기 자세로 이어질 수 있습니다. 다음은 '네발기기'입니다. 두 손과 두 무릎으로 체중을 지지한 채 손과 발이 교차로 움직여야 합니다. 다음은 '잡고서기'입니다. 소파나 탁자를 잡고 스스로 일어섭니다. 이때 두 다리는 안정적으로 체중을 지지하고 있어야 합니다. 잡고 서 있는 상태에서 바닥에 있는 무언가를 잡기 위해 앉기가 가능한지 확인해보세요.

그 다음은 '잡고 선 채로 옆으로 걷기'입니다. 한 발 한 발 옆으로 걷는 모습은 마치 꽃게가 걷는 것과 비슷합니다. 다음은 '손을 떼고 5초 이상 서 있기'입니다. 단 두 다리로만 몸의 체중을 지지해야 하고 넘어지지 않게 몸의 균형을 잡아야 합니다. 다음은 '보조 기구를 붙잡고 걷기'입니다. 바퀴가 달린 걸음마 보조기를 잡고 밀면서 걸을 수 있는지 살펴보세요. 너무 살살 밀면 걸을 수 없을 것이고, 너무 세게 밀면 넘어질 것이니 힘 조절이 필요합니다.

마지막은 '아무것도 잡지 않고 혼자서 일어나기'입니다. 마치 역도 선수가 역기를 들고 일어나 몇 초간 버티고 있듯이 자기의 체중을 혼자 힘으로 버티며 일어나 서 있을 수 있는지 확인해보는 것입니다.

✔ 대근육

	문항	점수
1	엎드려 있다가 혼자서 앉는다.	3 2 1 0
2	양손과 무릎으로 네발기기를 한다.	3 2 1 0
3	소파나 탁자를 붙잡고 일어선다.	3 2 1 0
4	무언가를 잡고 서 있는 상태에서 바닥의 물건을 잡는다.	3 2 1 0
5	잡고 선 채로 옆으로 걷는다.	3 2 1 0
6	잡고 서 있다가 손을 떼고 5초 이상 서 있다.	3 2 1 0
7	걸음마 보조기를 밀면서 걷는다.	3 2 1 0
8	아무것도 잡지 않고 혼자서 일어선다.	3 2 1 0

* 검사지 질문과 다소 차이가 있으나 내용은 같다.

★ 소근육

잡고 있는 물건을 놓고 싶을 때 놓을 수 있는 것도 중요한 체크 사항입니다. 그 방법은 장난감을 손으로 쥐고 있을 때 다른 장난감을 주면 이미 쥐고 있던 것을 놓고 새로운 것을 잡는지 확인해보는 것입니다. 아이는 새로운 장난감에 관심을 갖기 때문에 이미 잡고 있던 것을 놓으려 할 것입니다.

다음은 '양손에 각각 다른 물건 쥐기'입니다. 이 시기의 아이들은 양손에 각기 다른 장난감을 쥐고 있을 수 있어야 합니다. 다음은 '엄지손가락과 다른 손가락을 이용해 작은 물건을 집기'입니다. 엄지와 둘째, 셋째 손가락을 이용해도 되고 셋째와 넷째 손가락을 이용해도 됩니다.

다음은 '한 손에서 다른 손으로 장난감 옮겨 쥐기'입니다. 장난감을 잡고 있던 손을 놓음과 동시에 다른 손은 장난감을 움켜쥐는 것입니다. 이런 연속적인 움직임이 가능한지 체크해보는 동작입니다. 다음은 '손잡이를 이용해 컵 잡기'입니다. 컵을 잡을 때 손잡이를 사용해서 잡을 수 있으면 성장 발달이 잘 이뤄지고 있다는 의미입니다. 다음은 '우유병 혼자서 잡고 먹기'입니다. 양손으로 우유병을 균형 있게 잡아야 우유병을 놓치지 않고 잡을 수 있습니다.

다음은 엄지와 검지손가락을 이용해 '집게잡기'를 하는지 살펴보세요. 소근육이 발달하면 엄지와 검지를 마치 핀셋처럼 사용할 수 있어서 작은 물건도 잘 잡을 수 있습니다. 다음으로 바퀴가 달린 장난감 자동차를 앞으로 굴러가도록 밀 수 있는지 확인합니다. 손으로 자동차를 앞으로 굴릴 수 있으면 성장 발달이 잘 이뤄지고 있다는 것입니다.

	문항	점수
✔ 소근육		
1	장난감을 쥐고 있을 때 다른 장난감을 주면 이미 쥐고 있던 것을 놓고 새로운 것을 쥔다.	3 2 1 0
2	양손에 각각 다른 물건을 쥔다.	3 2 1 0
3	엄지와 다른 손가락을 이용해 작은 물건을 집는다.	3 2 1 0
4	한 손에서 다른 손으로 장난감을 옮겨 쥔다.	3 2 1 0
5	손잡이를 사용하여 물컵을 쥔다.	3 2 1 0
6	우유병을 혼자서 잡고 먹는다.	3 2 1 0
7	엄지와 검지를 이용해 집게처럼 작은 물건을 잡는다.	3 2 1 0
8	바퀴 달린 자동차 장난감을 잡고 앞으로 굴러가도록 민다.	3 2 1 0

* 검사지 질문과 다소 차이가 있으나 내용은 같다.

★ 인지

　엄마아빠가 아이를 안으려고 하면 팔을 벌리면서 안기려고 하는지 확인해보세요 친숙한 어른을 알아볼 수 있는지 체크하는 것입니다. 다음으로 그림책의 그림을 관심 있게 쳐다보는지 살펴보세요. 인지가 발달한 아이는 그림책을 여러 번 보고 금방 그 내용을 기억해낼 것입니다. 다음은 노래를 듣고 리듬에 맞추어 몸을 움직이는지 살펴보세요. 익숙한 노래와 리듬이 기억나면 신이 나서 엉덩이를 들썩들썩할 것입니다. 다음은 상자 안에 있는 물건을 꺼내는지 살펴봅니다. 상자 안에 있는 장난감은 밖에서 보이지 않지만 아이는 무언가 상자 안에 들어 있다는 걸 알고 있고 그걸 꺼냅니다. 다음은 아이가 내는 소리를 어른이 내면 아이가 다시 그 소리를 따라 하는지 확인해보세요. 모방은 창조의 어머니라고 했던가요? 아이가 발달을 하기 위해선 모방은 필수입니다. 다음은 장난감에 장착돼 있는 소리 나는 버튼을 누르는지 살펴보세요. 학습을 통해 버튼을 누르면 소리가 난다는 걸 기억하고 있다면 자꾸 버튼을 누르려고 할 것입니다. 다음은 관심 있는 장난감을 가지고 3~4분 정도를 혼자 노는지 확인해보세요. 이 시기 아이들은 호기심이 많기 때문에 장난감을 탐험하느라 3~4분 정도는 집중하면서 혼자 놀 수 있습니다. 다음은 아이가 보는 앞에서 작은 장난감을 컵으로 덮어둡니다. 그럼 아이가 컵을 열어 장난감을 꺼내려 하는 행동을 하는지 확인해보세요. 장난감을 컵으로 덮으면 장난감이 보이지 않은데 인지가 발달한 아이는 보이지 않는 컵 안쪽에 장난감이 들어 있다는 걸 알고 있습니다. 컵을 열고 장난감을 찾아내면 성장 발달이 잘 이뤄지고 있다는 의미입니다.

✔ 인지

	문항	점수			
1	엄마아빠가 안으려고 하면 팔을 벌리면서 반응한다.	3	2	1	0
2	그림책에 있는 그림을 관심 있게 쳐다본다.	3	2	1	0
3	노래를 듣고 리듬에 맞추어 엉덩이를 움직인다.	3	2	1	0
4	상자 안에 있는 물건을 꺼낸다.	3	2	1	0
5	아이가 내는 소리를 어른이 따라 하면 아이가 다시 그 소리를 따라 한다.	3	2	1	0
6	장난감에 장착돼 있는 소리 나는 버튼을 누른다.	3	2	1	0
7	관심 있는 장난감을 가지고 3~4분 정도 혼자 논다.	3	2	1	0
8	아이가 보는 앞에서 작은 장난감을 컵으로 덮으면 컵을 열고 장난감을 찾아낸다.	3	2	1	0

* 검사지 질문과 다소 차이가 있으나 내용은 같다.

★ 언어

아이에게 "안 돼요"라는 말을 했을 때 아이가 잠시 하던 일을 멈추고 쳐다보는지 확인해보세요. "안 돼요"라는 말을 모른다고 하더라도 언어의 느낌과 말하는 사람의 표정을 보고 잠시 멈칫 하게 되고 상대방의 표정을 살피게 됩니다. 다음은 "마", "무", "바" 등의 소리를 반복해서 내는지 확인해보세요. 입술이 부딪히면서 내는 소리를 반복적으로 낸다는 것은 소리를 내는 입 주변 근육이 발달했다는 뜻입니다.

다음은 "빠이빠이", "짝짝궁", "까꿍"을 행동 없이 말로만 시켰을 때 최소한 한 가지를 하는지 확인해보세요. 평소 엄마아빠와 이 놀이를 자주 했다면 소리만 들어도 동작이 머릿속에 떠오를 것입니다. 다음은 엄마에게 "엄마", 아빠에게 "아빠"라고 하는지 살펴보세요. 언어가 발달한 아이는 엄마와 아빠를 구분합니다. 다음은 "가", "머", "바"처럼 자음과 모음이 합쳐진 소리를 내는지 확인해보세요. "그", "므"처럼 자음만의 소리가 아닌 자음과 모음이 합쳐진 소리를 낸다는 것은 언어적 발달을 의미합니다.

다음은 "주세요", "오세요", "가자", "밥 먹자"라는 말을 동작 없이 했을 때 2가지 이상 뜻을 이해하고 있는지 살펴보세요. "주세요"라고 했을 때 손을 오므리면서 내민다던가 "오세요"라고 했을 때 엄마아빠에게 다가오면 그 말을 이해하고 있다는 뜻입니다. 다음은 원하는 것을 손가락으로 가리키는지 확인해보세요. 책을 읽어달라는 뜻으로 책을 손으로 가리키기도 하고, 선반 위에 있는 장난감을 꺼내달라고 손으로 가리키기도 합니다. 언어가 발달한 아이는 의미를 가지고 손가락으로 가리키기를 합니다. 다음은 "좋다", "싫다"를 몸으로 표현하

✔ 언어

문항		점수			
1	아이에게 "안 돼요"라고 하면 잠시 하던 행동을 멈추고 쳐다본다.	3	2	1	0
2	"무무", "바바", "다다", "마마" 등의 소리를 반복해서 낸다.	3	2	1	0
3	행동 없이 말로만 "빠이빠이", "짝짝궁", "까꿍"을 시켰을때 최소한 한 가지를 한다.	3	2	1	0
4	엄마에게 "엄마" 또는 아빠에게 "아빠"라고 말한다.	3	2	1	0
5	"가", "머", "바"처럼 자음과 모음이 합쳐진 소리를 낸다.	3	2	1	0
6	행동 없이 말로만 "주세요", "오세요", "가자", "밥 먹자"를 말하면 두 가지 이상 뜻을 이해한다.	3	2	1	0
7	원하는 것을 손가락으로 가리킨다.	3	2	1	0
8	"좋다", "싫다"를 고개를 끄덕이거나 몸으로 표현한다.	3	2	1	0

* 검사지 질문과 다소 차이가 있으나 내용은 같다.

는지 살펴보세요. 고개를 끄덕이면서 좋다는 뜻을 표현하고 몸과 팔다리를 흔들면서 싫다는 표현을 하면 성장 발달이 잘 이뤄지고 있다는 의미입니다.

★ 사회성

아이가 낯가림을 하는지 확인해보세요. 낯선 사람이 아이를 쳐다보거나 스킨십을 했을 때 울 것 같은 표정을 짓고 실제 울기도 하는 걸 낯가림이라고 하는데 이 시기의 낯가림은 자연스런 현상입니다. 다음은 엄마아빠를 보고 안아달라고 팔을 벌리는지 살펴보세요. 사회성이 발달한 아이는 애착이 형성된 어른에게 팔을 벌리면서 친근한 행동을 합니다.

다음은 다른 아이들 옆에서 노는지 확인해보세요. 이때 다른 아이와 같이 놀지 않아도 됩니다. 같은 공간에서 다른 아이와 함께 있는 걸 싫어하진 않는지 살펴보세요. 다음은 엄마를 따라 '까꿍놀이'를 하는지 확인해보세요. 수건이나 손으로 얼굴을 가렸다가 짠~ 하고 나타났을 때 재미있어 하는지 한번 해볼까요? 다음은 "빠이빠이"입니다. 엄마가 먼저 "빠이빠이~"라고 하면서 손을 흔들었을 때 아이가 반응해서 같이 손을 흔들면 사회성이 잘 발달하고 있다는 의미입니다.

다음은 어른의 관심을 끌려는 행동을 하는지 살펴보세요. 우리는 이걸 '예쁜 짓'이라고 합니다. 윙크를 하거나 엄마아빠를 보고 활짝 웃으면 엄마아빠가 너무나 좋아한다는 걸 아이는 압니다. 사회성이 발달한 아이는 이 시기에 '예쁜 짓'을 자주 합니다. 다음은 "짝짝궁", "곤지곤지"를 말로 시켰을 때 양손을 움직이는지 확인해보세요. 애착이 형성된 어른이 이런 놀이를 시켰을 때 아이는 그 말에 반응해서 행동을 하려고 할 것입니다.

✔ 사회성

문항	점수			
1 낯가림을 한다.	3	2	1	0
2 엄마아빠에게 안아달라고 팔을 벌린다.	3	2	1	0
3 엄마아빠를 따라서 손뼉을 치고 짝짝궁 놀이를 한다.	3	2	1	0
4 다른 아이들 옆에서 논다.	3	2	1	0
5 엄마아빠를 따라서 '까꿍놀이'를 한다.	3	2	1	0
6 엄마아빠가 "빠이빠이"를 하면서 손을 흔들면 같이 흔든다.	3	2	1	0
7 어른의 관심을 끌기 위해 '예쁜 짓'을 한다.	3	2	1	0
8 "짝짝궁", "곤지곤지" 같은 말을 들으면 양손을 움직인다.	3	2	1	0

* 검사지 질문과 다소 차이가 있으나 내용은 같다.

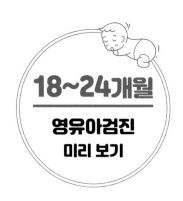

18~24개월
영유아검진 미리 보기

18~24개월은 대근육, 소근육, 인지, 언어, 사회성 부분에서 완성 단계에 이릅니다. 걷기뿐 아니라 뛰기, 제자리 점프까지 모두 가능합니다. 소근육도 발달해 가위질까지 할 수 있습니다. 단체생활을 하는 시기이므로 또래 친구와의 관계도 발전하게 됩니다. 그리고 이전에 없던 '자조'라고 하는 평가 부분이 생겼으니 이 부분도 체크해보셔야 합니다. 자조는 아이 혼자서 무엇을 할 수 있는지 알아보는 평가 항목입니다. 그리고 평가표는 '18~19개월', '20~21개월', '22~23개월'으로 나눠져 있습니다.

🔍 영유아검진 항목 미리 살펴보기

18~24개월 영유아검진은 대근육, 소근육, 인지, 언어, 사회성, 자조 항목이 있습니다. 질문의 순서는 쉬운 것부터 어려운 순으로 배열하였고 그것에 따라 점수를 매길 수 있습니다. 영유아검진 질문에 체크할 수 있는 점수는 0점에서 3점까지입니다. 전혀 할 수 없을 때는 0점, 하지 못하는 편은 1점, 할 수 있는 편은 2점, 잘할 수 있는 편은 3점에 체크를 합니다.

3점	잘할 수 있다.
2점	할 수 있는 편이다.
1점	하지 못하는 편이다.
0점	전혀 할 수 없다.

★ 대근육

• 18~19개월

뛸 때 몸을 뒤뚱거리는지 아니면 자연스럽게 뛰는지 확인해보세요. 자연스럽게 달린다면 3점에 체크합니다. 이 시기의 아이들은 다리나 팔, 허리의 힘이 좋아져서 소파에 잘 오르고 탁자에도 잘 올라가니 확인보세요. 다음은 '뒷걸음질'을 하는지 살펴보세요. 뒤로 걷는 건 앞으로 걷는 것보다 어렵지만 이 시기에는 가능해집니다. 다음은 '계단 오르기'입니다. 아직 난간을 잡고 한 번에 한 계단씩 오릅니다. 한 계단에 양발을 둔 상태에서 한 발씩 올라 다시 계단에 두 발을 모으기를 반복할 것이니 확인해보세요. 다음은 공을 발로 차는지 체크합니다. 움직이는 공을 차는 건 아니고 정지해 있는 공을 찰 수 있으면 됩니다.

다음은 쪼그려 앉은 자세에서 아무것도 붙잡지 않고 스스로 일어서는지를 체크합니다. 이전 검진에서 앉기에 대한 항목이 있었는데, 이번 검진에서는 '일어서기'에 대한 항목입니다. 앉는 것보다 일어서는 게 더 근력이 필요한 운동이기 때문입니다.

다음은 '난간을 붙잡고 계단 내려가기'를 확인합니다. 올라갈 때와 마찬가지로 내려올 때도 좌우 한 발씩 내려가는 건 아닙니다. 한 계단에 양발을 둔 상태에서 한 발씩 내려가 다시 계단에 두 발을 모으기를 반복합니다. 다음은 '제자리 점프'입니다. 양발을 모아 제자리에서 깡충 뛸 수 있는지 확인해보세요.

• 20~21개월

계단의 가장 아래에서 양발을 모아 바닥으로 뛰어내리는지 확인해보세요.

• 22~24개월

팔을 머리 위로 들어 공을 앞으로 던지는지 확인해보세요. 난간을 붙잡고 한 발에 한 계단씩 번갈아가며 오르는지 체크합니다. 까치발로 네 걸음 이상 걷는지도 살펴보세요.

✔ 대근육

문항	점수
1 뛸 때 몸을 뒤뚱거린다.	3 2 1 0
2 소파나 탁자에 올라간다.	3 2 1 0
3 뒷걸음질을 할 수 있다.	3 2 1 0
4 난간을 붙잡고 계단을 올라간다.	3 2 1 0
5 공을 발로 찬다.	3 2 1 0
6 난간을 붙잡고 계단을 내려간다.	3 2 1 0
7 제자리 점프를 한다.	3 2 1 0
8 아무것도 잡지 않고 혼자서 일어선다.	3 2 1 0
9 계단의 가장 아래에서 양발을 모아 바닥으로 뛰어내린다(20~21개월의 경우).	3 2 1 0
10 팔을 머리 위로 들어 공을 앞으로 던진다(22~24개월의 경우).	3 2 1 0
11 난간을 붙잡고 한 발에 한 계단씩 번갈아가며 오른다(22~24개월의 경우).	3 2 1 0
12 까치발로 네 걸음 이상 걷는다(22~24개월의 경우).	3 2 1 0

* 검사지 질문과 다소 차이가 있으나 내용은 같다.

★ 소근육

• 18~19개월

색연필이나 크레용을 쥐도록 했을 때 어느 부분을 잡는지 확인해보세요. 이 시기의 아이들은 보통 윗부분을 잡습니다. 중간부분이나 아랫부분을 잡는다면 3점에 체크합니다. 다음으로 색연필이나 크레용을 붙잡고 종이에 이리저리 선을 그리며 낙서를 하는지 살펴보세요. 특별한 모양을 그리진 않아도 됩니다. 의미 없는 선을 그릴 수 있으면 됩니다. 다음으로 블록을 2개 쌓는지 체크합니다. 하나의 블록 위에 다른 블록이 올라가도록 세로로 쌓아야 합니다. 다음으로 블록을 4개 쌓는지 살펴보세요. 세로로 쓰러지지 않게 쌓아야 합니다. 다음으로 블록을 2개 이상 옆으로 줄을 세울 수 있는지 확인해보세요. 이전 항목처럼 세로가 아니고 가로로 줄 세우는 것입니다.

다음으로 책장을 넘기는지 살펴보세요. 한 번에 한 장씩 넘길 필요는 없고 여러 장을 한 번에 넘겨도 됩니다. 다음으로 숟가락에 담긴 음식을 입으로 가져가는지 확인해보세요. 음식물을 흘리지 않고 입으로 가져가면 소근육이 잘 발달하고 있는 겁니다.

• 20~21개월

벽면에 붙은 전등 스위치를 켜고 끄는지 확인해보세요. 다만 손이 닿을 수 있도록 해줘야 합니다. 문의 손잡이를 돌려서 여는지 체크해보세요. 이때도 손잡이가 손에 닿을 수 있도록 해줘야 합니다.

• 20~21개월

색연필이나 크레용의 아랫부분을 쥘 수 있는지 확인해보세요. 가위질을 할 수 있는지도 체크해봅니다. 이때 실제 종이를 자르진 못해도 됩니다. 가위를 벌렸다 오므렸다 하면서 자르려는 시늉을 해도 소근육 발달이 잘 이뤄지고 있다는 의미입니다.

✔ 소근육

	문항	점수
1	색연필이나 크레용의 윗부분을 쥔다.	3 2 1 0
2	색연필이나 크레용의 중간 부분을 쥔다.	3 2 1 0
3	색연필이나 크레용으로 종이에 선을 이리저리 그리며 낙서한다.	3 2 1 0
4	블록을 2개 쌓는다.	3 2 1 0
5	블록을 4개 쌓는다.	3 2 1 0
6	블록을 2개 이상 옆으로 줄 세운다.	3 2 1 0
7	책장을 넘긴다.	3 2 1 0
8	숟가락에 담긴 음식을 입으로 가져간다.	3 2 1 0
9	손을 닿게 해주면 벽면의 스위치를 켜고 끈다(20~21개월의 경우).	3 2 1 0
10	손을 닿게 해주면 문의 손잡이를 돌려서 연다(20~21개월의 경우).	3 2 1 0
11	색연필이나 크레용의 아랫부분을 쥔다(22~24개월의 경우).	3 2 1 0
12	가위질을 한다(22~24개월의 경우).	3 2 1 0

* 검사지 질문과 다소 차이가 있으나 내용은 같다.

★ 인지

　아이가 모방행동을 할 수 있는지 확인해보세요. 애착인형을 토닥토닥하면서 재우는 행동, 젖병을 물려 수유하는 행동, 청진기로 진찰해주는 행동 등은 모방행동입니다. 다음은 동그라미, 네모, 세모 등 도형 맞추기 판에 1조각을 맞추는지 체크해보세요. 소근육이 발달해 도형을 잘 잡을 수 있고, 원하는 곳에 놓을 수 있습니다. 그리고 인지 발달로 도형의 모양을 파악해 1조각을 맞추어 넣을 수 있습니다.

　다음은 말로만 지시를 해도 간단한 심부름을 할 수 있는지 살펴보세요. 예를 들어 엄마아빠가 신생아 동생의 기저귀를 갈아줄 때 첫째에게 "저기 있는 기저귀 좀 가져다 줄래?"라고 말하면 그 말을 듣고 기저귀를 가져옵니다. 다음은 지시에 따라 신체부위 한 군데를 가리키는지 확인해보세요. 엄마아빠가 "눈 어딨어? 코 어딨어?" 라고 하면 눈이나 코를 가리킵니다.

　다음은 2개의 지시를 한 번에 알아듣는지 살펴보세요. 예를 들어 "휴지 좀 갖고 와줄래?"와 "바닥에 흘린 물 좀 닦아줄래?"라는 2개의 지시를 "휴지 가지고 와서 바닥에 흘린 물 좀 닦아줄래?"라고 동시에 했을 때 그 지시를 따르는지 확인하는 것입니다. 다음은 그림책에 나온 그림과 같은 실제 사물을 찾는지 체크해보세요. 예를 들어 책에서 칫솔이 나왔다면 실제 칫솔을 찾아오는지 지켜보세요.

　다음은 동물 소리와 동물 그림을 연결하는지 확인해보세요. 동물 소리를 들려주고 어떤 동물인지 그림 중에서 고르라고 하면 잘 골라내는지 살펴보는 겁니다. 다음은 지시에 따라 신체부위 다섯 군데 이상을 가리키는지 체크합니다. 눈, 코, 입, 귀와 같은 얼굴 부위뿐 아니라 팔, 다리, 손가락, 발가락 등 여러 부위 중에서 몇 가지를 가리키는지 확인합니다.

　2개의 물건 중 큰 것과 작은 것을 구분하는지 확인해보세요. 크고 작다의 개념을 알아서 소꿉놀이를 할 때 작은 그릇을 큰 그릇에 넣고 작은 물건들을 냄비에 넣고 뚜껑을 닫습니다. 빨강, 노랑, 파랑 블록을 섞어놓으면 같은 색의 블록들끼리 분류하는지 살펴보세요. 색을 구분하는 인지가 발달해 같은 색끼리 분류할 수 있습니다.

동그라미, 네모, 세모 등 도형 맞추기 판에 3조각을 맞추는지 확인해보세요. 연령이 증가할수록 인지 능력도 발달해 점점 맞출 수 있는 조각의 개수가 늘어납니다. 양의 개념을 이해해 '많다'와 '적다'의 의미를 아는지 체크해보세요. 또한 블록 2개와 블록 4개를 놓고 뭐가 더 많은지 물으면 블록 4개 쪽을 가리킵니다.

✅ 인지

	문항	점수
1	다른 사람을 흉내 내는 모방행동을 한다.	3 2 1 0
2	동그라미, 네모, 세모 등 도형 맞추기 판에 1조각을 맞춘다.	3 2 1 0
3	말로만 지시를 해도 간단한 심부름을 한다.	3 2 1 0
4	지시에 따라 신체부위 한 군데를 가리킨다.	3 2 1 0
5	2개의 지시를 동시에 했을 때 그 지시를 따른다.	3 2 1 0
6	그림책에 나온 그림과 같은 실제 사물을 찾는다.	3 2 1 0
7	동물 소리를 듣고 그 동물을 그림에서 고른다.	3 2 1 0
8	지시에 따라 신체부위 다섯 군데 이상을 가리킨다.	3 2 1 0
9	2개의 물건 중 큰 것과 작은 것을 구분한다(20~21개월의 경우).	3 2 1 0
10	빨강, 파랑, 노랑 블록을 섞어놓으면 같은 색끼리 분류한다(20~21개월의 경우).	3 2 1 0
11	동그라미, 네모, 세모 등 도형 맞추기 판에서 3조각 이상을 맞춘다(22~24개월의 경우).	3 2 1 0
12	양의 개념을 이해해 '많다'와 '적다'의 의미를 안다(22~24개월의 경우).	3 2 1 0

* 검사지 질문과 다소 차이가 있으나 내용은 같다.

- 18~19개월

"공이 어디 있지?" 하고 물어보면 공이 있는 곳을 쳐다보는지 확인해보세요. 공을 바닥에 놓은 채 테스트를 해봐야 합니다. 다음은 "아니", "안 돼"와 같이 싫다는 뜻을 가진 말의 의미를 알고 사용하는지 체크해보세요. 정상 발달을 보인다면 단순히 소리를 따라 하는 게 아니라 그 의미를 알고 사용합니다. 다음은 그림카드를 여러 장 깔아놓고 '자동차'나 '책'을 찾아보라고 하면 그에 맞는 그림을 찾는지 확인해보세요. 다만 아이에게 익숙한 물건으로 테스트를 해봐야 합니다. 다음은 그림카드에서 '강아지', '고양이'와 같은 동물을 찾아보라고 하면 그에 맞는 그림을 찾는지 살펴보세요. 이도 아이가 알고 있는 동물로 테스트를 해봐야 합니다.

다음은 '엄마'와 '아빠' 외에 8개 이상의 단어를 말하는지 확인해보세요. 정확하게 발음해야 하는 건 아닙니다. 과자를 "까까"라고, 할아버지를 "할부지"라고 발음할 수도 있습니다. 다음은 그림책 속에 등장하는 사물의 명칭을 말하는지 체크해보세요. 예를 들어 그림책 속의 자전거를 가리키면서 무엇인지 물으면 자전거라고 대답합니다. 다음은 두 단어로 된 문장을 따라서 말하는지 확인해보세요. 예를 들어 엄마아빠가 "맘마 주세요", "물 주세요"라고 말하면 엄마아빠의 말을 듣고 따라서 말할 수 있습니다. 다음은 대명사를 사용하는지 체크해보세요. 대명사에는 '나', '너', '우리'와 같은 인칭대명사, '이것', '저것'과 같은 사물대명사, '여기', '저기'와 같은 처소대명사, '이리', '저리'와 같은 방향대명사가 있습니다.

- 20~21개월

서로 다른 의미를 가진 2개의 단어를 붙여 말하는지 확인해보세요. 예를 들어 "물 주세요", "엄마 좋아"처럼 2개의 다른 의미를 가진 단어를 붙여 말함으로써 새로운 의미를 만들어냅니다. 다음은 단어의 끝 억양을 높임으로써 질문의 형태로 말할 수 있는지 체크해보세요. "이거 뭐야?", '엄마 아파?'와 같이 끝의 억양을 높이면 질문의 형태가 된다는 것을 알고 있습니다.

- 22~24개월

　자기 물건에 대해서 "내 것"이라는 표현을 하는지 확인해보세요. 다음으로 손으로 가리키거나 동작 힌트를 주지 않아도 "식탁 위에 컵을 놓으세요"라고 말하면 아이가 그 말을 이해하고 그렇게 행동하는지 살펴보세요.

✔ 언어

	문항	점수
1	"공이 어디 있지?"라고 물어보면 공이 있는 곳을 쳐다본다.	3 2 1 0
2	"아니", "안 돼"와 같이 싫다는 뜻을 가진 말의 의미를 알고 사용한다.	3 2 1 0
3	그림카드에서 '자동차'나 '책'을 찾아보라고 하면 그에 맞는 그림을 찾는다.	3 2 1 0
4	그림카드에서 '강아지', '고양이'와 같은 동물을 찾아보라고 하면 그에 맞는 그림을 찾는다.	3 2 1 0
5	'엄마'나 '아빠' 외에 8개 이상의 단어를 말한다.	3 2 1 0
6	그림책 속에 등장하는 사물의 명칭을 말한다.	3 2 1 0
7	2개의 단어로 된 문장을 따라서 말한다.	3 2 1 0
8	대명사를 사용한다.	3 2 1 0
9	서로 다른 의미를 가진 2개의 단어를 붙여 말하는지 체크한다(20~21개월의 경우).	3 2 1 0
10	단어의 끝 억양을 높임으로써 질문의 형태로 말한다(20~21개월의 경우).	3 2 1 0
11	자기 물건에 대해서 "내 것"이라는 표현을 한다(22~24개월의 경우).	3 2 1 0
12	손으로 가리키거나 동작 힌트를 주지 않아도 "식탁 위에 컵을 놓으세요"라고 말하면 아이가 말을 따른다(22~24개월의 경우).	3 2 1 0

* 검사지 질문과 다소 차이가 있으나 내용은 같다.

● 18~19개월

　엄마아빠에게 책을 읽어달라고 책을 건네는지 확인해보세요. 애착이 형성된 어른에게 책을 건넨다는 것은 아이에게 상대방이 책을 읽어줄 거라는 믿음이 있다는 의미입니다. 다음으로 엄마아빠가 시키면 친숙한 어른들에게 인사를 하는지 체크해보세요. 이 경우는 저도 진료실에서 겪는 일입니다. 2돌 전후의 아이들을 진료하고 나서 엄마가 인사를 시키면 아이가 저에게 고개를 숙이거나 손을 흔들어 인사를 합니다. 그리고 집에 할머니나 할아버지가 놀러왔을 때도 엄마아빠가 시키면 인사를 합니다.

　다음으로 친숙한 사람의 전화 목소리를 구분하는지 확인해보세요. 할머니 혹은 할아버지와 전화를 할 때 목소리를 듣고 누구라는 걸 구분할 수 있습니다. 다음으로 엄마아빠의 관심을 끌기 위해 주변의 물건이나 멀리 있는 사물을 손가락으로 가리키는지 살펴보세요. 선반 위에 있는 인형을 꺼내달라고 할 때 아이가 손으로 인형을 가리킨다면 아이의 요구에 적극적으로 반응해주도록 합니다. 다음으로 인형놀이를 할 때 "아이(인형)에게 맘마 주세요"라면서 인형에게 우유를 먹이는 시늉을 하는지 확인해보세요. 어른의 행동을 따라 하는 모방행동입니다. 이 시기의 모방행동으로는 전화하는 시늉, 수유하는 시늉, 진찰하는 시늉, 요리하는 시늉 등이 있습니다.

　다음으로 엄마나 아빠가 아프거나 슬퍼하는 것 같으면 다가가서 위로하는 듯한 행동이나 말을 하는지 체크해보세요. "울지 마"라고 말하기도 하고, "호~"하고 불어주기도 합니다. 다음으로 간단한 집안일을 지시에 따라서 하는지 확인해보세요. "바닥에 있는 휴지 좀 치워줄래? 장난감 좀 상자에 넣어줄래?"라고 도움을 요청했을 때 그 지시대로 휴지를 치우고 장난감을 상자에 넣는지 지켜보는 겁니다. 다음으로 사람들 앞에서 노래나 율동을 하는지 살펴보세요. 아이의 기질에 따라 차이는 있겠지만 엄마아빠를 기쁘게 해주기 위해 노래를 부르면서 그것에 맞춰 율동을 합니다.

● 20~21개월

　친구 장난감을 뺏어서 친구가 울 때 엄마아빠의 지시에 따라 "친구에게 '미안해'라고 해야지~"라고 하면 "미안해"라고 말합니다.

• 22~24개월

　자신이 하는 행동을 봐달라는 듯한 몸짓이나 행동을 하는지 확인해보세요. 엄마아빠에게 '예쁜 짓'을 하기도 하고 엄마아빠가 좋아하는 율동을 하기도 합니다. 다른 사람의 행동을 보고 놀이의 규칙을 따르는지 살펴보세요. 예를 들어 터널을 만들어놓고 한 사람씩 통과하는 놀이를 한다고 했을 때 순서를 지켜서 놀이에 참여하는지, 정해놓은 규칙을 잘 따르는지 확인해봅니다.

✔ 사회성

	문항	점수			
1	엄마아빠에게 책을 읽어달라고 책을 건넨다.	3	2	1	0
2	엄마아빠가 시키면 친숙한 어른들에게 인사를 한다.	3	2	1	0
3	친숙한 사람의 전화 목소리를 구분한다.	3	2	1	0
4	아이가 엄마아빠의 관심을 끌기 위해 주변의 물건들이나 멀리 있는 사물을 손가락으로 가리킨다.	3	2	1	0
5	"아기(인형)에게 맘마 주세요"라면서 인형에게 먹이는 시늉을 한다.	3	2	1	0
6	친숙한 사람이 아프거나 슬퍼하는 것 같으면 다가가서 위로하는 듯한 행동이나 말을 한다.	3	2	1	0
7	간단한 집안일을 지시에 따라서 한다.	3	2	1	0
8	사람들 앞에서 노래나 율동을 한다.	3	2	1	0
9	즐겁게 하던 것을 못하게 하면 "싫다"라고 말이나 동작으로 표현한다(20~21개월의 경우).	3	2	1	0
10	어른이 시키면 "미안해"나 "고마워"라는 말을 한다(20~21개월의 경우).	3	2	1	0
11	자신이 하는 행동을 봐달라는 듯한 몸짓이나 행동을 한다(22~24개월의 경우).	3	2	1	0
12	다른 사람들의 행동을 보고 (간단한) 놀이의 규칙을 따른다(22~24개월의 경우).	3	2	1	0

* 검사지 질문과 다소 차이가 있으나 내용은 같다.

★ 자조

• 18~19개월

자조는 아이 혼자서 무엇을 할 수 있는지 알아보는 평가 항목입니다. 먼저 혼자서 컵을 들고 마시는지 체크해봅니다. 물을 조금 흘려도 괜찮습니다. 다음으로 소매 입구에 팔을 대주면 소매 속으로 팔을 넣는지 확인해보세요. 처음엔 서툴더라도 스스로 해보도록 자꾸 시켜봐야 합니다. 엄마아빠가 양치하는 모습을 보고 양치하는 흉내를 내는지 살펴봅니다. 잘 닦든 못 닦든 상관없이 아이 혼자 스스로 하려는 모습을 보이면 칭찬해주세요. 다음은 손에 물을 묻혀 얼굴을 닦는 흉내를 내는지 체크해보세요. 이 또한 엄마아빠의 모습을 보고 흉내를 내면서 시작하게 됩니다.

다음으로 음식을 손으로 집어먹지 않고 포크나 숟가락을 사용해 먹는지 살펴봅니다. 음식을 흘릴 수도 있으나 스스로 해보는 연습을 통해 결국 포크나 숟가락으로 밥을 먹는 아이의 모습을 볼 수 있을 것입니다. 다음으로 혼자서 모자를 쓰고 벗는지 확인해보세요. 앞이 뒤로 가게 써도 괜찮으니 스스로 했을 때 칭찬을 많이 해주세요. 다음으로 신발 끈을 느슨하게 해주면 스스로 신발을 벗는지 체크해봅니다. 다음으로 손을 씻겨주고 나서 수건을 주면 혼자서 손의 물기를 닦는지 살펴보세요.

• 20~21개월

한 손으로 컵을 들고 마시는지 살펴봅니다. 목이 말라 물을 먹고 싶다는 스스로의 판단에 의해 한 손으로 컵을 들고 물을 마신다면 20~21개월 아이의 자조 수준에 합당합니다. 그리고 아이가 먹을 수 있는 것과 먹을 수 없는 것을 구분하는지 확인해보세요. 예를 들어 종이나 흙은 먹을 수 없다는 것을 알고 있어야 먹지 않습니다. 이 시기 그것을 분별할 수 있어야 정상적입니다.

• 22~24개월

혼자서 슬리퍼를 신는지 체크해봅니다. 슬리퍼의 좌우가 바뀌어도 상관없습니다. 스스로 신을 수 있으면 22~24개월 수준에 합당합니다. 다음으로 엄마아빠가 지시하는 것에 반응해 그대로 따르는지 확인해보세요. 예를 들어 아이의 코에서 콧물이 흐를 때 휴지로 닦으라고 한다면 아이는 스스로 휴지를 이용해 코를 닦아야 합니다.

✅ 자조

문항	점수
1 혼자서 컵을 들고 마신다.	3 2 1 0
2 소매 입구에 팔을 대주면 소매 속으로 팔을 넣는다.	3 2 1 0
3 엄마아빠의 양치하는 모습을 흉내 낸다.	3 2 1 0
4 엄마아빠의 세수하는 모습을 흉내 낸다.	3 2 1 0
5 음식을 손으로 먹지 않고 포크나 숟가락을 사용해 먹는다.	3 2 1 0
6 혼자서 모자를 쓰고 벗는다.	3 2 1 0
7 신발 끈을 느슨하게 해주면 혼자서 신발을 벗는다.	3 2 1 0
8 손을 씻겨주고 나서 수건을 주면 혼자서 손의 물기를 닦는다.	3 2 1 0
9 한 손으로 컵을 들고 마신다(20~21개월의 경우).	3 2 1 0
10 먹을 수 있는 것과 먹을 수 없는 것을 구분한다(20~21개월의 경우).	3 2 1 0
11 혼자서 슬리퍼를 신는다(22~24개월의 경우).	3 2 1 0
12 흐르는 콧물을 닦으라고 말하면 휴지로 코를 닦는다(22~24개월의 경우).	3 2 1 0

* 검사지 질문과 다소 차이가 있으나 내용은 같다.

남자아이 머리둘레 성장곡선

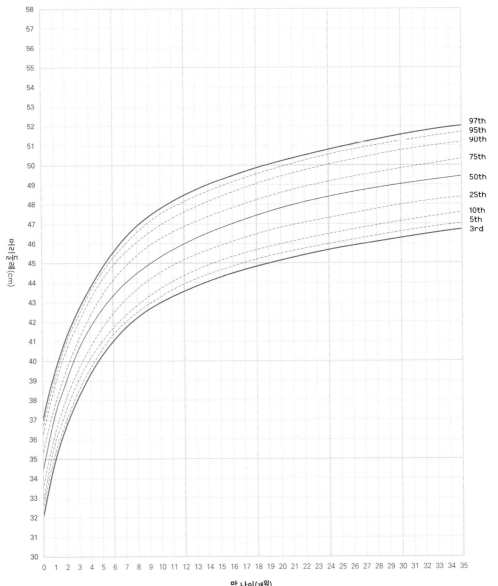

여자아이 머리둘레 성장곡선

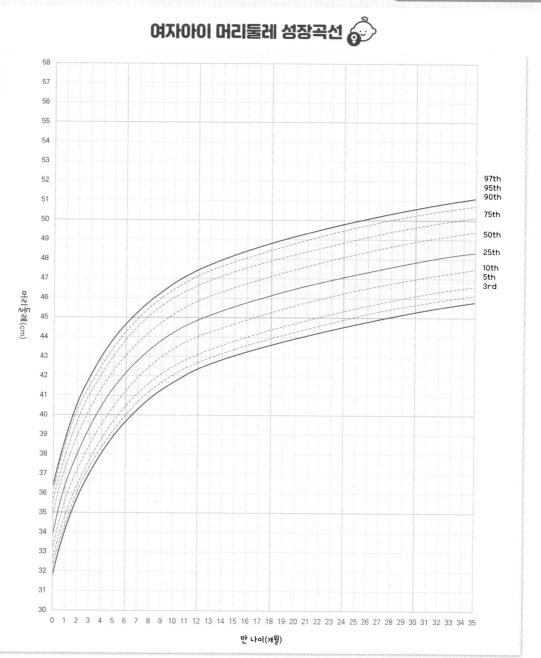

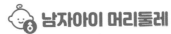

남자아이 머리둘레

단위 : cm

만나이		\multicolumn{11}{c}{머리둘레 백분위수}										
세	개월	3rd	5th	10th	15th	25th	50th	75th	85th	90th	95th	97th
0	0	32.1	32.4	32.8	33.1	33.6	34.5	35.3	35.8	36.1	36.6	36.9
	1	35.1	35.4	35.8	36.1	36.5	37.3	38.1	38.5	38.8	39.2	39.5
	2	36.9	37.2	37.6	37.9	38.3	39.1	39.9	40.3	40.6	41.1	41.3
	3	38.3	38.6	39.0	39.3	39.7	40.5	41.3	41.7	42.0	42.5	42.7
	4	39.4	39.7	40.1	40.4	40.8	41.6	42.4	42.9	43.2	43.6	43.9
	5	40.3	40.6	41.0	41.3	41.7	42.6	43.4	43.8	44.1	44.5	44.8
	6	41.0	41.3	41.8	42.1	42.5	43.3	44.2	44.6	44.9	45.3	45.6
	7	41.7	42.0	42.4	42.7	43.1	44.0	44.8	45.3	45.6	46.0	46.3
	8	42.2	42.5	42.9	43.2	43.7	44.5	45.4	45.8	46.1	46.6	46.9
	9	42.6	42.9	43.4	43.7	44.2	45.0	45.8	46.3	46.6	47.1	47.4
	10	43.0	43.3	43.8	44.1	44.6	45.4	46.3	46.7	47.0	47.5	47.8
	11	43.4	43.7	44.1	44.4	44.9	45.8	46.6	47.1	47.4	47.9	48.2
1	12	43.6	44.0	44.4	44.7	45.2	46.1	46.9	47.4	47.7	48.2	48.5
	13	43.9	44.2	44.7	45.0	45.5	46.3	47.2	47.7	48.0	48.5	48.8
	14	44.1	44.4	44.9	45.2	45.7	46.6	47.5	47.9	48.3	48.7	49.0
	15	44.3	44.7	45.1	45.5	45.9	46.8	47.7	48.2	48.5	49.0	49.3
	16	44.5	44.8	45.3	45.6	46.1	47.0	47.9	48.4	48.7	49.2	49.5
	17	44.7	45.0	45.5	45.8	46.3	47.2	48.1	48.6	48.9	49.4	49.7
	18	44.9	45.2	45.7	46.0	46.5	47.4	48.3	48.7	49.1	49.6	49.9
	19	45.0	45.3	45.8	46.2	46.6	47.5	48.4	48.9	49.2	49.7	50.0
	20	45.2	45.5	46.0	46.3	46.8	47.7	48.6	49.1	49.4	49.9	50.2
	21	45.3	45.6	46.1	46.4	46.9	47.8	48.7	49.2	49.6	50.1	50.4
	22	45.4	45.8	46.3	46.6	47.1	48.0	48.9	49.4	49.7	50.2	50.5
	23	45.6	45.9	46.4	46.7	47.2	48.1	49.0	49.5	49.9	50.3	50.7
2	24	45.7	46.0	46.5	46.8	47.3	48.3	49.2	49.7	50.0	50.5	50.8
	25	45.8	46.1	46.6	47.0	47.5	48.4	49.3	49.8	50.1	50.6	50.9
	26	45.9	46.2	46.7	47.1	47.6	48.5	49.4	49.9	50.3	50.8	51.1
	27	46.0	46.3	46.8	47.2	47.7	48.6	49.5	50.0	50.4	50.9	51.2
	28	46.1	46.5	47.0	47.3	47.8	48.7	49.7	50.2	50.5	51.0	51.3
	29	46.2	46.6	47.1	47.4	47.9	48.8	49.8	50.3	50.6	51.1	51.4
	30	46.3	46.6	47.1	47.5	48.0	48.9	49.9	50.4	50.7	51.2	51.6
	31	46.4	46.7	47.2	47.6	48.1	49.0	50.0	50.5	50.8	51.3	51.7
	32	46.5	46.8	47.3	47.7	48.2	49.1	50.1	50.6	50.9	51.4	51.8
	33	46.6	46.9	47.4	47.8	48.3	49.2	50.2	50.7	51.0	51.5	51.9
	34	46.6	47.0	47.5	47.8	48.3	49.3	50.3	50.8	51.1	51.6	52.0
	35	46.7	47.1	47.6	47.9	48.4	49.4	50.3	50.8	51.2	51.7	52.0

여자아이 머리둘레

단위 : cm

만나이		머리둘레 백분위수										
세	개월	3rd	5th	10th	15th	25th	50th	75th	85th	90th	95th	97th
0	0	31.7	31.9	32.4	32.7	33.1	33.9	34.7	35.1	35.4	35.8	36.1
	1	34.3	34.6	35.0	35.3	35.8	36.5	37.3	37.8	38.0	38.5	38.8
	2	36.0	36.3	36.7	37.0	37.4	38.3	39.1	39.5	39.8	40.2	40.5
	3	37.2	37.5	37.9	38.2	38.7	39.5	40.4	40.8	41.1	41.6	41.9
	4	38.2	38.5	39.0	39.3	39.7	40.6	41.4	41.9	42.2	42.7	43.0
	5	39.0	39.3	39.8	40.1	40.6	41.5	42.3	42.8	43.1	43.6	43.9
	6	39.7	40.1	40.5	40.8	41.3	42.2	43.1	43.5	43.9	44.3	44.6
	7	40.4	40.7	41.1	41.5	41.9	42.8	43.7	44.2	44.5	45.0	45.3
	8	40.9	41.2	41.7	42.0	42.5	43.4	44.3	44.7	45.1	45.6	45.9
	9	41.3	41.6	42.1	42.4	42.9	43.8	44.7	45.2	45.5	46.0	46.3
	10	41.7	42.0	42.5	42.8	43.3	44.2	45.1	45.6	46.0	46.4	46.8
	11	42.0	42.4	42.9	43.2	43.7	44.6	45.5	46.0	46.3	46.8	47.1
1	12	42.3	42.7	43.2	43.5	44.0	44.9	45.8	46.3	46.6	47.1	47.5
	13	42.6	42.9	43.4	43.8	44.3	45.2	46.1	46.6	46.9	47.4	47.7
	14	42.9	43.2	43.7	44.0	44.5	45.4	46.3	46.8	47.2	47.7	48.0
	15	43.1	43.4	43.9	44.2	44.7	45.7	46.6	47.1	47.4	47.9	48.2
	16	43.3	43.6	44.1	44.4	44.9	45.9	46.8	47.3	47.6	48.1	48.5
	17	43.5	43.8	44.3	44.6	45.1	46.1	47.0	47.5	47.8	48.3	48.7
	18	43.6	44.0	44.5	44.8	45.3	46.2	47.2	47.7	48.0	48.5	48.8
	19	43.8	44.1	44.6	45.0	45.5	46.4	47.3	47.8	48.2	48.7	49.0
	20	44.0	44.3	44.8	45.1	45.6	46.6	47.5	48.0	48.4	48.9	49.2
	21	44.1	44.5	45.0	45.3	45.8	46.7	47.7	48.2	48.5	49.0	49.4
	22	44.3	44.6	45.1	45.4	46.0	46.9	47.8	48.3	48.7	49.2	49.5
	23	44.4	44.7	45.3	45.6	46.1	47.0	48.0	48.5	48.8	49.3	49.7
2	24	44.6	44.9	45.4	45.7	46.2	47.2	48.1	48.6	49.0	49.5	49.8
	25	44.7	45.0	45.5	45.9	46.4	47.3	48.3	48.8	49.1	49.6	49.9
	26	44.8	45.2	45.7	46.0	46.5	47.5	48.4	48.9	49.2	49.8	50.1
	27	44.9	45.3	45.8	46.1	46.6	47.6	48.5	49.0	49.4	49.9	50.2
	28	45.1	45.4	45.9	46.3	46.8	47.7	48.7	49.2	49.5	50.0	50.3
	29	45.2	45.5	46.0	46.4	46.9	47.8	48.8	49.3	49.6	50.1	50.5
	30	45.3	45.6	46.1	46.5	47.0	47.9	48.9	49.4	49.7	50.2	50.6
	31	45.4	45.7	46.2	46.6	47.1	48.0	49.0	49.5	49.8	50.4	50.7
	32	45.5	45.8	46.3	46.7	47.2	48.1	49.1	49.6	49.9	50.5	50.8
	33	45.6	45.9	46.4	46.8	47.3	48.2	49.2	49.7	50.0	50.6	50.9
	34	45.7	46.0	46.5	46.9	47.4	48.3	49.3	49.8	50.1	50.7	51.0
	35	45.8	46.1	46.6	47.0	47.5	48.4	49.4	49.9	50.2	50.7	51.1

남자아이 키 성장곡선

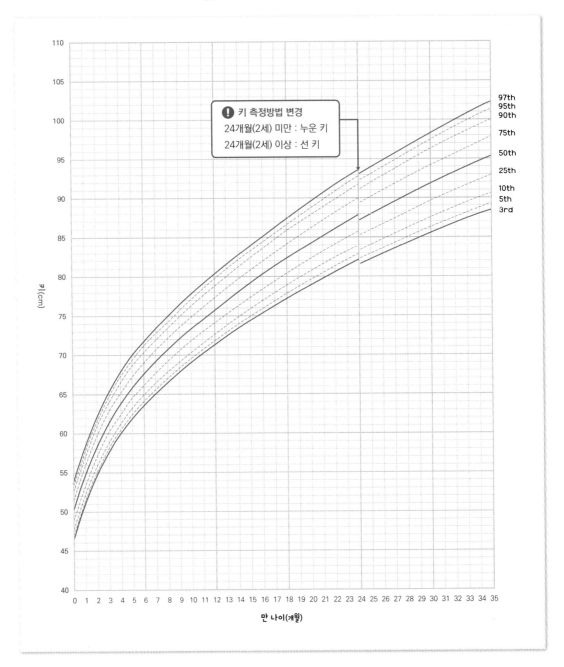

! 키 측정방법 변경

24개월(2세) 미만 : 누운 키

24개월(2세) 이상 : 선 키

키(cm)

만 나이(개월)

97th
95th
90th
75th
50th
25th
10th
5th
3rd

여자아이 키 성장곡선

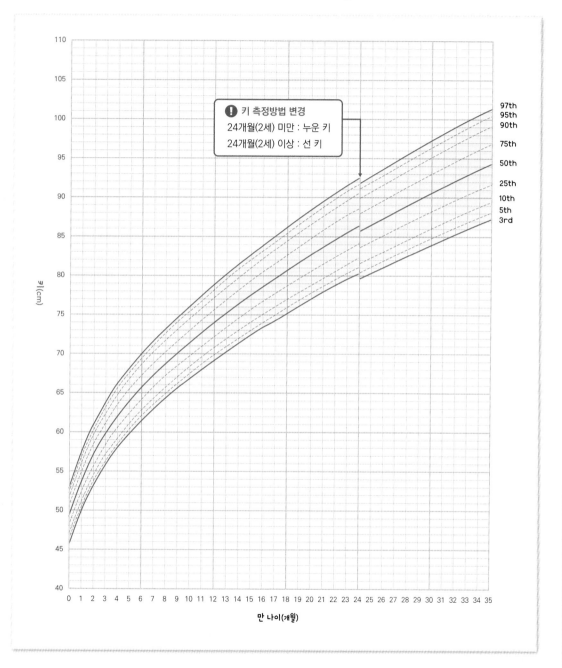

! 키 측정방법 변경
24개월(2세) 미만 : 누운 키
24개월(2세) 이상 : 선 키

키(cm)

만 나이(개월)

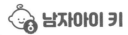

남자아이 키

단위 : cm

만나이		키 백분위수										
세	개월	3rd	5th	10th	15th	25th	50th	75th	85th	90th	95th	97th
0	0	46.3	46.8	47.5	47.9	48.6	49.9	51.2	51.8	52.3	53.0	53.4
	1	51.1	51.5	52.2	52.7	53.4	54.7	56.0	56.7	57.2	57.9	58.4
	2	54.7	55.1	55.9	56.4	57.1	58.4	59.8	60.5	61.0	61.7	62.2
	3	57.6	58.1	58.8	59.3	60.1	61.4	62.8	63.5	64.0	64.8	65.3
	4	60.0	60.5	61.2	61.7	62.5	63.9	65.3	66.0	66.6	67.3	67.8
	5	61.9	62.4	63.2	63.7	64.5	65.9	67.3	68.1	68.6	69.4	69.9
	6	63.6	64.1	64.9	65.4	66.2	67.6	69.1	69.8	70.4	71.1	71.6
	7	65.1	65.6	66.4	66.9	67.7	69.2	70.6	71.4	71.9	72.7	73.2
	8	66.5	67.0	67.8	68.3	69.1	70.6	72.1	72.9	73.4	74.2	74.7
	9	67.7	68.3	69.1	69.6	70.5	72.0	73.5	74.3	74.8	75.7	76.2
	10	69.0	69.5	70.4	70.9	71.7	73.3	74.8	75.6	76.2	77.0	77.6
	11	70.2	70.7	71.6	72.1	73.0	74.5	76.1	77.0	77.5	78.4	78.9
1	12	71.3	71.8	72.7	73.3	74.1	75.7	77.4	78.2	78.8	79.7	80.2
	13	72.4	72.9	73.8	74.4	75.3	76.9	78.6	79.4	80.0	80.9	81.5
	14	73.4	74.0	74.9	75.5	76.4	78.0	79.7	80.6	81.2	82.1	82.7
	15	74.4	75.0	75.9	76.5	77.4	79.1	80.9	81.8	82.4	83.3	83.9
	16	75.4	76.0	76.9	77.5	78.5	80.2	82.0	82.9	83.5	84.5	85.1
	17	76.3	76.9	77.9	78.5	79.5	81.2	83.0	84.0	84.6	85.6	86.2
	18	77.2	77.8	78.8	79.5	80.4	82.3	84.1	85.1	85.7	86.7	87.3
	19	78.1	78.7	79.7	80.4	81.4	83.2	85.1	86.1	86.8	87.8	88.4
	20	78.9	79.6	80.6	81.3	82.3	84.2	86.1	87.1	87.8	88.8	89.5
	21	79.7	80.4	81.5	82.2	83.2	85.1	87.1	88.1	88.8	89.9	90.5
	22	80.5	81.2	82.3	83.0	84.1	86.0	88.0	89.1	89.8	90.9	91.6
	23	81.3	82.0	83.1	83.8	84.9	86.9	89.0	90.0	90.8	91.9	92.6
2	24	81.4	82.1	83.2	83.9	85.1	87.1	89.2	90.3	91.0	92.1	92.9
	25	82.1	82.8	84.0	84.7	85.9	88.0	90.1	91.2	92.0	93.1	93.8
	26	82.8	83.6	84.7	85.5	86.7	88.8	90.9	92.1	92.9	94.0	94.8
	27	83.5	84.3	85.5	86.3	87.4	89.6	91.8	93.0	93.8	94.9	95.7
	28	84.2	85.0	86.2	87.0	88.2	90.4	92.6	93.8	94.6	95.8	96.6
	29	84.9	85.7	86.9	87.7	88.9	91.1	93.4	94.7	95.5	96.7	97.5
	30	85.5	86.3	87.6	88.4	89.6	91.9	94.2	95.5	96.3	97.5	98.3
	31	86.2	87.0	88.2	89.1	90.3	92.7	95.0	96.2	97.1	98.4	99.2
	32	86.8	87.6	88.9	89.7	91.0	93.4	95.7	97.0	97.9	99.2	100.0
	33	87.4	88.2	89.5	90.4	91.7	94.1	96.5	97.8	98.6	99.9	100.8
	34	88.0	88.8	90.1	91.0	92.3	94.8	97.2	98.5	99.4	100.7	101.5
	35	88.5	89.4	90.7	91.6	93.0	95.4	97.9	99.2	100.1	101.4	102.3

★ 2세(24개월)부터 누운 키에서 선 키로 신장측정방법 변경

여자아이 키

단위 : cm

만나이		키 백분위수										
세	개월	3rd	5th	10th	15th	25th	50th	75th	85th	90th	95th	97th
0	0	45.6	46.1	46.8	47.2	47.9	49.1	50.4	51.1	51.5	52.2	52.7
	1	50.0	50.5	51.2	51.7	52.4	53.7	55.0	55.7	56.2	56.9	57.4
	2	53.2	53.7	54.5	55.0	55.7	57.1	58.4	59.2	59.7	60.4	60.9
	3	55.8	56.3	57.1	57.6	58.4	59.8	61.2	62.0	62.5	63.3	63.8
	4	58.0	58.5	59.3	59.8	60.6	62.1	63.5	64.3	64.9	65.7	66.2
	5	59.9	60.4	61.2	61.7	62.5	64.0	65.5	66.3	66.9	67.7	68.2
	6	61.5	62.0	62.8	63.4	64.2	65.7	67.3	68.1	68.6	69.5	70.0
	7	62.9	63.5	64.3	64.9	65.7	67.3	68.8	69.7	70.3	71.1	71.6
	8	64.3	64.9	65.7	66.3	67.2	68.7	70.3	71.2	71.8	72.6	73.2
	9	65.6	66.2	67.0	67.6	68.5	70.1	71.8	72.6	73.2	74.1	74.7
	10	66.8	67.4	68.3	68.9	69.8	71.5	73.1	74.0	74.6	75.5	76.1
	11	68.0	68.6	69.5	70.2	71.1	72.8	74.5	75.4	76.0	76.9	77.5
1	12	69.2	69.8	70.7	71.3	72.3	74.0	75.8	76.7	77.3	78.3	78.9
	13	70.3	70.9	71.8	72.5	73.4	75.2	77.0	77.9	78.6	79.5	80.2
	14	71.3	72.0	72.9	73.6	74.6	76.4	78.2	79.2	79.8	80.8	81.4
	15	72.4	73.0	74.0	74.7	75.7	77.5	79.4	80.3	81.0	82.0	82.7
	16	73.3	74.0	75.0	75.7	76.7	78.6	80.5	81.5	82.2	83.2	83.9
	17	74.3	75.0	76.0	76.7	77.7	79.7	81.6	82.6	83.3	84.4	85.0
	18	75.2	75.9	77.0	77.7	78.7	80.7	82.7	83.7	84.4	85.5	86.2
	19	76.2	76.9	77.9	78.7	79.7	81.7	83.7	84.8	85.5	86.6	87.3
	20	77.0	77.7	78.8	79.6	80.7	82.7	84.7	85.8	86.6	87.7	88.4
	21	77.9	78.6	79.7	80.5	81.6	83.7	85.7	86.8	87.6	88.7	89.4
	22	78.7	79.5	80.6	81.4	82.5	84.6	86.7	87.8	88.6	89.7	90.5
	23	79.6	80.3	81.5	82.2	83.4	85.5	87.7	88.8	89.6	90.7	91.5
2	24	79.6	80.4	81.6	82.4	83.5	85.7	87.9	89.1	89.9	91.0	91.8
	25	80.4	81.2	82.4	83.2	84.4	86.6	88.8	90.0	90.8	92.0	92.8
	26	81.2	82.0	83.2	84.0	85.2	87.4	89.7	90.9	91.7	92.9	93.7
	27	81.9	82.7	83.9	84.8	86.0	88.3	90.6	91.8	92.6	93.8	94.6
	28	82.6	83.5	84.7	85.5	86.8	89.1	91.4	92.7	93.5	94.7	95.6
	29	83.4	84.2	85.4	86.3	87.6	89.9	92.2	93.5	94.4	95.6	96.4
	30	84.0	84.9	86.2	87.0	88.3	90.7	93.1	94.3	95.2	96.5	97.3
	31	84.7	85.6	86.9	87.7	89.0	91.4	93.9	95.2	96.0	97.3	98.2
	32	85.4	86.2	87.5	88.4	89.7	92.2	94.6	95.9	96.8	98.2	99.0
	33	86.0	86.9	88.2	89.1	90.4	92.9	95.4	96.7	97.6	99.0	99.8
	34	86.7	87.5	88.9	89.8	91.1	93.6	96.2	97.5	98.4	99.8	100.6
	35	87.3	88.2	89.5	90.5	91.8	94.4	96.9	98.3	99.2	100.5	101.4

★ 2세(24개월)부터 누운 키에서 선 키로 신장측정방법 변경

남자아이 몸무게 성장곡선

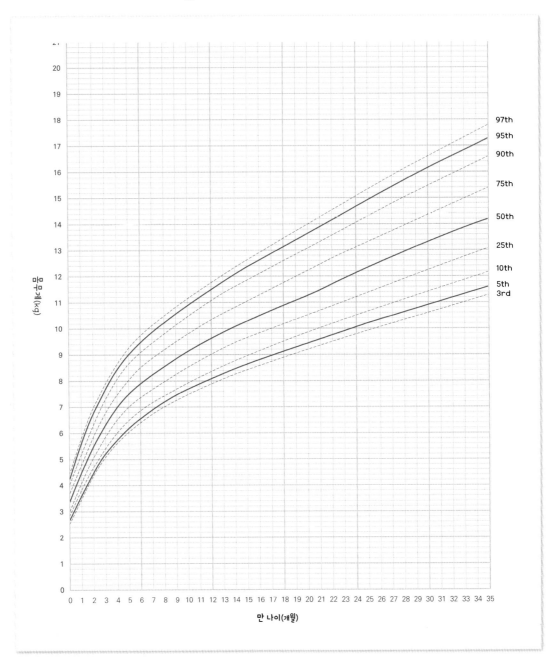

여자아이 몸무게 성장곡선

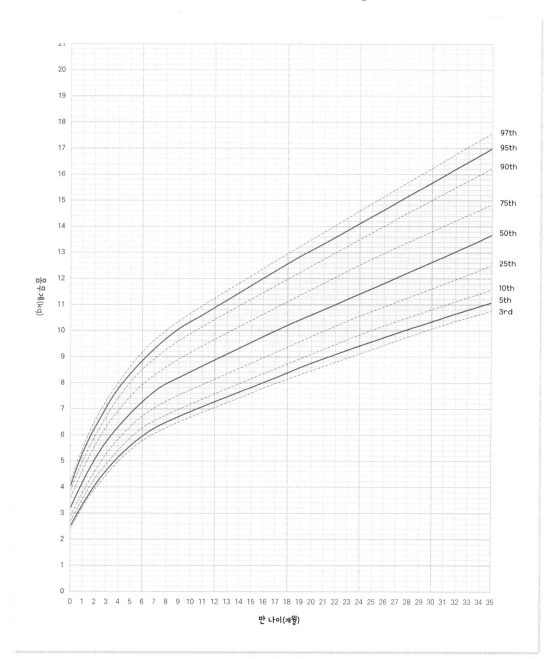

남자아이 몸무게

단위 : kg

만나이		몸무게 백분위수										
세	개월	3rd	5th	10th	15th	25th	50th	75th	85th	90th	95th	97th
0	0	2.5	2.6	2.8	2.9	3.0	3.3	3.7	3.9	4.0	4.2	4.3
	1	3.4	3.6	3.8	3.9	4.1	4.5	4.9	5.1	5.3	5.5	5.7
	2	4.4	4.5	4.7	4.9	5.1	5.6	6.0	6.3	6.5	6.8	7.0
	3	5.1	5.2	5.5	5.6	5.9	6.4	6.9	7.2	7.4	7.7	7.9
	4	5.6	5.8	6.0	6.2	6.5	7.0	7.6	7.9	8.1	8.4	8.6
	5	6.1	6.2	6.5	6.7	7.0	7.5	8.1	8.4	8.6	9.0	9.2
	6	6.4	6.6	6.9	7.1	7.4	7.9	8.5	8.9	9.1	9.5	9.7
	7	6.7	6.9	7.2	7.4	7.7	8.3	8.9	9.3	9.5	9.9	10.2
	8	7.0	7.2	7.5	7.7	8.0	8.6	9.3	9.6	9.9	10.3	10.5
	9	7.2	7.4	7.7	7.9	8.3	8.9	9.6	10.0	10.2	10.6	10.9
	10	7.5	7.7	8.0	8.2	8.5	9.2	9.9	10.3	10.5	10.9	11.2
	11	7.7	7.9	8.2	8.4	8.7	9.4	10.1	10.5	10.8	11.2	11.5
1	12	7.8	8.1	8.4	8.6	9.0	9.6	10.4	10.8	11.1	11.5	11.8
	13	8.0	8.2	8.6	8.8	9.2	9.9	10.6	11.1	11.4	11.8	12.1
	14	8.2	8.4	8.8	9.0	9.4	10.1	10.9	11.3	11.6	12.1	12.4
	15	8.4	8.6	9.0	9.2	9.6	10.3	11.1	11.6	11.9	12.3	12.7
	16	8.5	8.8	9.1	9.4	9.8	10.5	11.3	11.8	12.1	12.6	12.9
	17	8.7	8.9	9.3	9.6	10.0	10.7	11.6	12.0	12.4	12.9	13.2
	18	8.9	9.1	9.5	9.7	10.1	10.9	11.8	12.3	12.6	13.1	13.5
	19	9.0	9.3	9.7	9.9	10.3	11.1	12.0	12.5	12.9	13.4	13.7
	20	9.2	9.4	9.8	10.1	10.5	11.3	12.2	12.7	13.1	13.6	14.0
	21	9.3	9.6	10.0	10.3	10.7	11.5	12.5	13.0	13.3	13.9	14.3
	22	9.5	9.8	10.2	10.5	10.9	11.8	12.7	13.2	13.6	14.2	14.5
	23	9.7	9.9	10.3	10.6	11.1	12.0	12.9	13.4	13.8	14.4	14.8
2	24	9.8	10.1	10.5	10.8	11.3	12.2	13.1	13.7	14.1	14.7	15.1
	25	10.0	10.2	10.7	11.0	11.4	12.4	13.3	13.9	14.3	14.9	15.3
	26	10.1	10.4	10.8	11.1	11.6	12.5	13.6	14.1	14.6	15.2	15.6
	27	10.2	10.5	11.0	11.3	11.8	12.7	13.8	14.4	14.8	15.4	15.9
	28	10.4	10.7	11.1	11.5	12.0	12.9	14.0	14.6	15.0	15.7	16.1
	29	10.5	10.8	11.3	11.6	12.1	13.1	14.2	14.8	15.2	15.9	16.4
	30	10.7	11.0	11.4	11.8	12.3	13.3	14.4	15.0	15.5	16.2	16.6
	31	10.8	11.1	11.6	11.9	12.4	13.5	14.6	15.2	15.7	16.4	16.9
	32	10.9	11.2	11.7	12.1	12.6	13.7	14.8	15.5	15.9	16.6	17.1
	33	11.1	11.4	11.9	12.2	12.8	13.8	15.0	15.7	16.1	16.9	17.3
	34	11.2	11.5	12.0	12.4	12.9	14.0	15.2	15.9	16.3	17.1	17.6
	35	11.3	11.6	12.2	12.5	13.1	14.2	15.4	16.1	16.6	17.3	17.8

여자아이 몸무게

단위 : kg

만나이		몸무게 백분위수										
세	개월	3rd	5th	10th	15th	25th	50th	75th	85th	90th	95th	97th
0	0	2.4	2.5	2.7	2.8	2.9	3.2	3.6	3.7	3.9	4.0	4.2
	1	3.2	3.3	3.5	3.6	3.8	4.2	4.6	4.8	5.0	5.2	5.4
	2	4.0	4.1	4.3	4.5	4.7	5.1	5.6	5.9	6.0	6.3	6.5
	3	4.6	4.7	5.0	5.1	5.4	5.8	6.4	6.7	6.9	7.2	7.4
	4	5.1	5.2	5.5	5.6	5.9	6.4	7.0	7.3	7.5	7.9	8.1
	5	5.5	5.6	5.9	6.1	6.4	6.9	7.5	7.8	8.1	8.4	8.7
	6	5.8	6.0	6.2	6.4	6.7	7.3	7.9	8.3	8.5	8.9	9.2
	7	6.1	6.3	6.5	6.7	7.0	7.6	8.3	8.7	8.9	9.4	9.6
	8	6.3	6.5	6.8	7.0	7.3	7.9	8.6	9.0	9.3	9.7	10.0
	9	6.6	6.8	7.0	7.3	7.6	8.2	8.9	9.3	9.6	10.1	10.4
	10	6.8	7.0	7.3	7.5	7.8	8.5	9.2	9.6	9.9	10.4	10.7
	11	7.0	7.2	7.5	7.7	8.0	8.7	9.5	9.9	10.2	10.7	11.0
1	12	7.1	7.3	7.7	7.9	8.2	8.9	9.7	10.2	10.5	11.0	11.3
	13	7.3	7.5	7.9	8.1	8.4	9.2	10.0	10.4	10.8	11.3	11.6
	14	7.5	7.7	8.0	8.3	8.6	9.4	10.2	10.7	11.0	11.5	11.9
	15	7.7	7.9	8.2	8.5	8.8	9.6	10.4	10.9	11.3	11.8	12.2
	16	7.8	8.1	8.4	8.7	9.0	9.8	10.7	11.2	11.5	12.1	12.5
	17	8.0	8.2	8.6	8.8	9.2	10.0	10.9	11.4	11.8	12.3	12.7
	18	8.2	8.4	8.8	9.0	9.4	10.2	11.1	11.6	12.0	12.6	13.0
	19	8.3	8.6	8.9	9.2	9.6	10.4	11.4	11.9	12.3	12.9	13.3
	20	8.5	8.7	9.1	9.4	9.8	10.6	11.6	12.1	12.5	13.1	13.5
	21	8.7	8.9	9.3	9.6	10.0	10.9	11.8	12.4	12.8	13.4	13.8
	22	8.8	9.1	9.5	9.8	10.2	11.1	12.0	12.6	13.0	13.6	14.1
	23	9.0	9.2	9.7	9.9	10.4	11.3	12.3	12.8	13.3	13.9	14.3
2	24	9.2	9.4	9.8	10.1	10.6	11.5	12.5	13.1	13.5	14.2	14.6
	25	9.3	9.6	10.0	10.3	10.8	11.7	12.7	13.3	13.8	14.4	14.9
	26	9.5	9.8	10.2	10.5	10.9	11.9	12.9	13.6	14.0	14.7	15.2
	27	9.6	9.9	10.4	10.7	11.1	12.1	13.2	13.8	14.3	15.0	15.4
	28	9.8	10.1	10.5	10.8	11.3	12.3	13.4	14.0	14.5	15.2	15.7
	29	10.0	10.2	10.7	11.0	11.5	12.5	13.6	14.3	14.7	15.5	16.0
	30	10.1	10.4	10.9	11.2	11.7	12.7	13.8	14.5	15.0	15.7	16.2
	31	10.3	10.5	11.0	11.3	11.9	12.9	14.1	14.7	15.2	16.0	16.5
	32	10.4	10.7	11.2	11.5	12.0	13.1	14.3	15.0	15.5	16.2	16.8
	33	10.5	10.8	11.3	11.7	12.2	13.3	14.5	15.2	15.7	16.5	17.0
	34	10.7	11.0	11.5	11.8	12.4	13.5	14.7	15.4	15.9	16.8	17.3
	35	10.8	11.1	11.6	12.0	12.5	13.7	14.9	15.7	16.2	17.0	17.6

남자아이 키별 몸무게

단위 : kg

신장	몸무게 백분위수										
cm	3rd	5th	10th	15th	25th	50th	75th	85th	90th	95th	97th
45.0	2.1	2.1	2.2	2.2	2.3	2.4	2.6	2.7	2.8	2.9	2.9
45.5	2.1	2.2	2.3	2.3	2.4	2.5	2.7	2.8	2.8	2.9	3.0
46.0	2.2	2.3	2.3	2.4	2.5	2.6	2.8	2.9	2.9	3.0	3.1
46.5	2.3	2.3	2.4	2.5	2.5	2.7	2.9	3.0	3.0	3.1	3.2
47.0	2.4	2.4	2.5	2.5	2.6	2.8	3.0	3.1	3.1	3.2	3.3
47.5	2.4	2.5	2.6	2.6	2.7	2.9	3.0	3.1	3.2	3.3	3.4
48.0	2.5	2.6	2.6	2.7	2.8	2.9	3.1	3.2	3.3	3.4	3.5
48.5	2.6	2.6	2.7	2.8	2.9	3.0	3.2	3.3	3.4	3.5	3.6
49.0	2.7	2.7	2.8	2.9	2.9	3.1	3.3	3.4	3.5	3.6	3.7
49.5	2.7	2.8	2.9	2.9	3.0	3.2	3.4	3.5	3.6	3.8	3.8
50.0	2.8	2.9	3.0	3.0	3.1	3.3	3.5	3.7	3.7	3.9	4.0
50.5	2.9	3.0	3.1	3.1	3.2	3.4	3.6	3.8	3.9	4.0	4.1
51.0	3.0	3.1	3.2	3.2	3.3	3.5	3.8	3.9	4.0	4.1	4.2
51.5	3.1	3.2	3.3	3.3	3.4	3.6	3.9	4.0	4.1	4.2	4.3
52.0	3.2	3.3	3.4	3.4	3.5	3.8	4.0	4.1	4.2	4.4	4.5
52.5	3.3	3.4	3.5	3.6	3.7	3.9	4.1	4.3	4.4	4.5	4.6
53.0	3.4	3.5	3.6	3.7	3.8	4.0	4.3	4.4	4.5	4.6	4.7
53.5	3.5	3.6	3.7	3.8	3.9	4.1	4.4	4.5	4.6	4.8	4.9
54.0	3.6	3.7	3.8	3.9	4.0	4.3	4.5	4.7	4.8	4.9	5.0
54.5	3.8	3.8	4.0	4.0	4.2	4.4	4.7	4.8	4.9	5.1	5.2
55.0	3.9	4.0	4.1	4.2	4.3	4.5	4.8	5.0	5.1	5.3	5.4
55.5	4.0	4.1	4.2	4.3	4.4	4.7	5.0	5.1	5.2	5.4	5.5
56.0	4.1	4.2	4.3	4.4	4.6	4.8	5.1	5.3	5.4	5.6	5.7
56.5	4.3	4.3	4.5	4.6	4.7	5.0	5.3	5.4	5.6	5.7	5.9
57.0	4.4	4.5	4.6	4.7	4.8	5.1	5.4	5.6	5.7	5.9	6.0
57.5	4.5	4.6	4.7	4.8	5.0	5.3	5.6	5.8	5.9	6.1	6.2
58.0	4.6	4.7	4.9	5.0	5.1	5.4	5.7	5.9	6.0	6.2	6.4
58.5	4.8	4.9	5.0	5.1	5.3	5.6	5.9	6.1	6.2	6.4	6.5
59.0	4.9	5.0	5.1	5.2	5.4	5.7	6.0	6.2	6.4	6.6	6.7
59.5	5.0	5.1	5.3	5.4	5.5	5.9	6.2	6.4	6.5	6.7	6.9
60.0	5.1	5.2	5.4	5.5	5.7	6.0	6.3	6.5	6.7	6.9	7.0
60.5	5.3	5.4	5.5	5.6	5.8	6.1	6.5	6.7	6.8	7.1	7.2
61.0	5.4	5.5	5.6	5.8	5.9	6.3	6.6	6.8	7.0	7.2	7.4
61.5	5.5	5.6	5.8	5.9	6.1	6.4	6.8	7.0	7.1	7.4	7.5
62.0	5.6	5.7	5.9	6.0	6.2	6.5	6.9	7.1	7.3	7.5	7.7
62.5	5.7	5.8	6.0	6.1	6.3	6.7	7.0	7.3	7.4	7.6	7.8
63.0	5.8	5.9	6.1	6.2	6.4	6.8	7.2	7.4	7.6	7.8	8.0
63.5	5.9	6.0	6.2	6.3	6.5	6.9	7.3	7.5	7.7	7.9	8.1
64.0	6.0	6.2	6.3	6.5	6.6	7.0	7.4	7.7	7.8	8.1	8.2
64.5	6.1	6.3	6.4	6.6	6.8	7.1	7.6	7.8	8.0	8.2	8.4
65.0	6.3	6.4	6.6	6.7	6.9	7.3	7.7	7.9	8.1	8.3	8.5
65.5	6.4	6.5	6.7	6.8	7.0	7.4	7.8	8.1	8.2	8.5	8.7
66.0	6.5	6.6	6.8	6.9	7.1	7.5	7.9	8.2	8.4	8.6	8.8
66.5	6.6	6.7	6.9	7.0	7.2	7.6	8.1	8.3	8.5	8.8	8.9

★ 2세 미만(0~23개월)의 키는 누운 키로 측정

남자아이 키별 몸무게

단위 : kg

신장	몸무게 백분위수										
cm	3rd	5th	10th	15th	25th	50th	75th	85th	90th	95th	97th
67.0	6.7	6.8	7.0	7.1	7.3	7.7	8.2	8.4	8.6	8.9	9.1
67.5	6.8	6.9	7.1	7.2	7.4	7.9	8.3	8.6	8.7	9.0	9.2
68.0	6.9	7.0	7.2	7.3	7.5	8.0	8.4	8.7	8.9	9.2	9.3
68.5	7.0	7.1	7.3	7.4	7.7	8.1	8.5	8.8	9.0	9.3	9.5
69.0	7.1	7.2	7.4	7.5	7.8	8.2	8.7	8.9	9.1	9.4	9.6
69.5	7.1	7.3	7.5	7.6	7.9	8.3	8.8	9.1	9.3	9.5	9.7
70.0	7.2	7.4	7.6	7.7	8.0	8.4	8.9	9.2	9.4	9.7	9.9
70.5	7.3	7.5	7.7	7.8	8.1	8.5	9.0	9.3	9.5	9.8	10.0
71.0	7.4	7.6	7.8	8.0	8.2	8.6	9.1	9.4	9.6	9.9	10.1
71.5	7.5	7.7	7.9	8.1	8.3	8.8	9.3	9.6	9.8	10.1	10.3
72.0	7.6	7.8	8.0	8.2	8.4	8.9	9.4	9.7	9.9	10.2	10.4
72.5	7.7	7.9	8.1	8.3	8.5	9.0	9.5	9.8	10.0	10.3	10.5
73.0	7.8	8.0	8.2	8.4	8.6	9.1	9.6	9.9	10.1	10.4	10.7
73.5	7.9	8.0	8.3	8.4	8.7	9.2	9.7	10.0	10.2	10.6	10.8
74.0	8.0	8.1	8.4	8.5	8.8	9.3	9.8	10.1	10.4	10.7	10.9
74.5	8.1	8.2	8.5	8.6	8.9	9.4	9.9	10.3	10.5	10.8	11.0
75.0	8.2	8.3	8.6	8.7	9.0	9.5	10.1	10.4	10.6	10.9	11.2
75.5	8.2	8.4	8.7	8.8	9.1	9.6	10.2	10.5	10.7	11.0	11.3
76.0	8.3	8.5	8.7	8.9	9.2	9.7	10.3	10.6	10.8	11.2	11.4
76.5	8.4	8.6	8.8	9.0	9.3	9.8	10.4	10.7	10.9	11.3	11.5
77.0	8.5	8.7	8.9	9.1	9.4	9.9	10.5	10.8	11.0	11.4	11.6
77.5	8.6	8.7	9.0	9.2	9.5	10.0	10.6	10.9	11.1	11.5	11.7
78.0	8.7	8.8	9.1	9.3	9.5	10.1	10.7	11.0	11.2	11.6	11.8
78.5	8.7	8.9	9.2	9.3	9.6	10.2	10.8	11.1	11.3	11.7	12.0
79.0	8.8	9.0	9.2	9.4	9.7	10.3	10.9	11.2	11.4	11.8	12.1
79.5	8.9	9.1	9.3	9.5	9.8	10.4	11.0	11.3	11.5	11.9	12.2
80.0	9.0	9.1	9.4	9.6	9.9	10.4	11.1	11.4	11.6	12.0	12.3
80.5	9.1	9.2	9.5	9.7	10.0	10.5	11.2	11.5	11.7	12.1	12.4
81.0	9.1	9.3	9.6	9.8	10.1	10.6	11.3	11.6	11.9	12.2	12.5
81.5	9.2	9.4	9.7	9.9	10.2	10.7	11.4	11.7	12.0	12.3	12.6
82.0	9.3	9.5	9.8	10.0	10.2	10.8	11.5	11.8	12.1	12.5	12.7
82.5	9.4	9.6	9.9	10.1	10.3	10.9	11.6	11.9	12.2	12.6	12.8
83.0	9.5	9.7	10.0	10.1	10.4	11.0	11.7	12.0	12.3	12.7	13.0
83.5	9.6	9.8	10.1	10.3	10.6	11.2	11.8	12.2	12.4	12.8	13.1
84.0	9.7	9.9	10.2	10.4	10.7	11.3	11.9	12.3	12.5	12.9	13.2
84.5	9.8	10.0	10.3	10.5	10.8	11.4	12.0	12.4	12.7	13.1	13.3
85.0	9.9	10.1	10.4	10.6	10.9	11.5	12.2	12.5	12.8	13.2	13.5
85.5	10.0	10.2	10.5	10.7	11.0	11.6	12.3	12.7	12.9	13.3	13.6
86.0	10.1	10.3	10.6	10.8	11.1	11.7	12.4	12.8	13.1	13.5	13.7
86.5	10.2	10.4	10.7	10.9	11.2	11.9	12.5	12.9	13.2	13.6	13.9
87.0	10.3	10.5	10.8	11.0	11.4	12.0	12.7	13.1	13.3	13.7	14.0
87.5	10.4	10.6	10.9	11.2	11.5	12.1	12.8	13.2	13.5	13.9	14.2
88.0	10.6	10.7	11.1	11.3	11.6	12.2	12.9	13.3	13.6	14.0	14.3
88.5	10.7	10.9	11.2	11.4	11.7	12.4	13.1	13.5	13.7	14.2	14.4

남자아이 키별 몸무게

단위 : kg

신장	몸무게 백분위수										
cm	3rd	5th	10th	15th	25th	50th	75th	85th	90th	95th	97th
89.0	10.8	11.0	11.3	11.5	11.8	12.5	13.2	13.6	13.9	14.3	14.6
89.5	10.9	11.1	11.4	11.6	11.9	12.6	13.3	13.7	14.0	14.4	14.7
90.0	11.0	11.2	11.5	11.7	12.1	12.7	13.4	13.8	14.1	14.6	14.9
90.5	11.1	11.3	11.6	11.8	12.2	12.8	13.6	14.0	14.3	14.7	15.0
91.0	11.2	11.4	11.7	11.9	12.3	13.0	13.7	14.1	14.4	14.8	15.1
91.5	11.3	11.5	11.8	12.0	12.4	13.1	13.8	14.2	14.5	15.0	15.3
92.0	11.4	11.6	11.9	12.2	12.5	13.2	13.9	14.4	14.6	15.1	15.4
92.5	11.5	11.7	12.0	12.3	12.6	13.3	14.1	14.5	14.8	15.2	15.5
93.0	11.6	11.8	12.1	12.4	12.7	13.4	14.2	14.6	14.9	15.4	15.7
93.5	11.7	11.9	12.2	12.5	12.8	13.5	14.3	14.7	15.0	15.5	15.8
94.0	11.8	12.0	12.3	12.6	12.9	13.7	14.4	14.9	15.2	15.6	16.0
94.5	11.9	12.1	12.4	12.7	13.1	13.8	14.5	15.0	15.3	15.8	16.1
95.0	12.0	12.2	12.6	12.8	13.2	13.9	14.7	15.1	15.4	15.9	16.2
95.5	12.1	12.3	12.7	12.9	13.3	14.0	14.8	15.3	15.6	16.0	16.4
96.0	12.2	12.4	12.8	13.0	13.4	14.1	14.9	15.4	15.7	16.2	16.5
96.5	12.3	12.5	12.9	13.1	13.5	14.3	15.1	15.5	15.8	16.3	16.7
97.0	12.4	12.6	13.0	13.2	13.6	14.4	15.2	15.7	16.0	16.5	16.8
97.5	12.5	12.7	13.1	13.4	13.7	14.5	15.3	15.8	16.1	16.6	17.0
98.0	12.6	12.8	13.2	13.5	13.9	14.6	15.5	15.9	16.3	16.8	17.1
98.5	12.7	13.0	13.3	13.6	14.0	14.8	15.6	16.1	16.4	16.9	17.3
99.0	12.8	13.1	13.4	13.7	14.1	14.9	15.7	16.2	16.6	17.1	17.4
99.5	12.9	13.2	13.6	13.8	14.2	15.0	15.9	16.4	16.7	17.2	17.6
100.0	13.0	13.3	13.7	13.9	14.4	15.2	16.0	16.5	16.9	17.4	17.8
100.5	13.2	13.4	13.8	14.1	14.5	15.3	16.2	16.7	17.0	17.6	17.9
101.0	13.3	13.5	13.9	14.2	14.6	15.4	16.3	16.8	17.2	17.7	18.1
101.5	13.4	13.6	14.0	14.3	14.7	15.6	16.5	17.0	17.4	17.9	18.3
102.0	13.5	13.8	14.2	14.5	14.9	15.7	16.6	17.2	17.5	18.1	18.5
102.5	13.6	13.9	14.3	14.6	15.0	15.9	16.8	17.3	17.7	18.3	18.6
103.0	13.8	14.0	14.4	14.7	15.2	16.0	17.0	17.5	17.9	18.4	18.8
103.5	13.9	14.1	14.6	14.8	15.3	16.2	17.1	17.7	18.0	18.6	19.0
104.0	14.0	14.3	14.7	15.0	15.4	16.3	17.3	17.8	18.2	18.8	19.2
104.5	14.1	14.4	14.8	15.1	15.6	16.5	17.4	18.0	18.4	19.0	19.4
105.0	14.2	14.5	14.9	15.3	15.7	16.6	17.6	18.2	18.6	19.2	19.6
105.5	14.4	14.6	15.1	15.4	15.9	16.8	17.8	18.4	18.7	19.4	19.8
106.0	14.5	14.8	15.2	15.5	16.0	16.9	18.0	18.5	18.9	19.6	20.0
106.5	14.6	14.9	15.4	15.7	16.2	17.1	18.1	18.7	19.1	19.7	20.2
107.0	14.8	15.0	15.5	15.8	16.3	17.3	18.3	18.9	19.3	19.9	20.4
107.5	14.9	15.2	15.6	16.0	16.5	17.4	18.5	19.1	19.5	20.1	20.6
108.0	15.0	15.3	15.8	16.1	16.6	17.6	18.7	19.3	19.7	20.3	20.8
108.5	15.2	15.5	15.9	16.3	16.8	17.8	18.8	19.5	19.9	20.5	21.0
109.0	15.3	15.6	16.1	16.4	16.9	17.9	19.0	19.6	20.1	20.8	21.2
109.5	15.4	15.7	16.2	16.6	17.1	18.1	19.2	19.8	20.3	21.0	21.4
110.0	15.6	15.9	16.4	16.7	17.2	18.3	19.4	20.0	20.5	21.2	21.6

여자아이 키별 몸무게

단위 : kg

신장	몸무게 백분위수										
cm	3rd	5th	10th	15th	25th	50th	75th	85th	90th	95th	97th
45.0	2.1	2.1	2.2	2.2	2.3	2.5	2.6	2.7	2.8	2.9	2.9
45.5	2.2	2.2	2.3	2.3	2.4	2.5	2.7	2.8	2.9	3.0	3.0
46.0	2.2	2.3	2.3	2.4	2.5	2.6	2.8	2.9	3.0	3.1	3.1
46.5	2.3	2.3	2.4	2.5	2.6	2.7	2.9	3.0	3.1	3.2	3.2
47.0	2.4	2.4	2.5	2.6	2.6	2.8	3.0	3.1	3.2	3.3	3.3
47.5	2.4	2.5	2.6	2.6	2.7	2.9	3.1	3.2	3.3	3.4	3.4
48.0	2.5	2.6	2.7	2.7	2.8	3.0	3.2	3.3	3.3	3.5	3.5
48.5	2.6	2.7	2.7	2.8	2.9	3.1	3.3	3.4	3.4	3.6	3.7
49.0	2.7	2.7	2.8	2.9	3.0	3.2	3.4	3.5	3.6	3.7	3.8
49.5	2.8	2.8	2.9	3.0	3.1	3.3	3.5	3.6	3.7	3.8	3.9
50.0	2.8	2.9	3.0	3.1	3.2	3.4	3.6	3.7	3.8	3.9	4.0
50.5	2.9	3.0	3.1	3.2	3.3	3.5	3.7	3.8	3.9	4.0	4.1
51.0	3.0	3.1	3.2	3.2	3.4	3.6	3.8	3.9	4.0	4.2	4.3
51.5	3.1	3.2	3.3	3.4	3.5	3.7	3.9	4.0	4.1	4.3	4.4
52.0	3.2	3.3	3.4	3.5	3.6	3.8	4.0	4.2	4.3	4.4	4.5
52.5	3.3	3.4	3.5	3.6	3.7	3.9	4.2	4.3	4.4	4.6	4.7
53.0	3.4	3.5	3.6	3.7	3.8	4.0	4.3	4.4	4.5	4.7	4.8
53.5	3.5	3.6	3.7	3.8	3.9	4.2	4.4	4.6	4.7	4.9	5.0
54.0	3.6	3.7	3.8	3.9	4.0	4.3	4.6	4.7	4.8	5.0	5.1
54.5	3.7	3.8	3.9	4.0	4.2	4.4	4.7	4.9	5.0	5.2	5.3
55.0	3.9	3.9	4.1	4.1	4.3	4.5	4.8	5.0	5.1	5.3	5.4
55.5	4.0	4.0	4.2	4.3	4.4	4.7	5.0	5.2	5.3	5.5	5.6
56.0	4.1	4.2	4.3	4.4	4.5	4.8	5.1	5.3	5.4	5.6	5.8
56.5	4.2	4.3	4.4	4.5	4.7	5.0	5.3	5.5	5.6	5.8	5.9
57.0	4.3	4.4	4.5	4.6	4.8	5.1	5.4	5.6	5.7	5.9	6.1
57.5	4.4	4.5	4.7	4.8	4.9	5.2	5.6	5.7	5.9	6.1	6.2
58.0	4.5	4.6	4.8	4.9	5.0	5.4	5.7	5.9	6.0	6.2	6.4
58.5	4.6	4.7	4.9	5.0	5.2	5.5	5.8	6.0	6.2	6.4	6.5
59.0	4.8	4.9	5.0	5.1	5.3	5.6	6.0	6.2	6.3	6.6	6.7
59.5	4.9	5.0	5.1	5.2	5.4	5.7	6.1	6.3	6.5	6.7	6.9
60.0	5.0	5.1	5.2	5.4	5.5	5.9	6.3	6.5	6.6	6.9	7.0
60.5	5.1	5.2	5.4	5.5	5.6	6.0	6.4	6.6	6.8	7.0	7.2
61.0	5.2	5.3	5.5	5.6	5.8	6.1	6.5	6.7	6.9	7.2	7.3
61.5	5.3	5.4	5.6	5.7	5.9	6.3	6.7	6.9	7.0	7.3	7.5
62.0	5.4	5.5	5.7	5.8	6.0	6.4	6.8	7.0	7.2	7.4	7.6
62.5	5.5	5.6	5.8	5.9	6.1	6.5	6.9	7.2	7.3	7.6	7.8
63.0	5.6	5.7	5.9	6.0	6.2	6.6	7.0	7.3	7.5	7.7	7.9
63.5	5.7	5.8	6.0	6.1	6.3	6.7	7.2	7.4	7.6	7.9	8.0
64.0	5.8	5.9	6.1	6.2	6.4	6.9	7.3	7.5	7.7	8.0	8.2
64.5	5.9	6.0	6.2	6.3	6.6	7.0	7.4	7.7	7.9	8.1	8.3
65.0	6.0	6.1	6.3	6.5	6.7	7.1	7.5	7.8	8.0	8.3	8.5
65.5	6.1	6.2	6.4	6.6	6.8	7.2	7.7	7.9	8.1	8.4	8.6
66.0	6.2	6.3	6.5	6.7	6.9	7.3	7.8	8.0	8.2	8.5	8.7
66.5	6.3	6.4	6.6	6.8	7.0	7.4	7.9	8.2	8.4	8.7	8.9

★ 2세 미만(0~23개월)의 키는 누운 키로 측정

여자아이 키별 몸무게

단위 : kg

신장	몸무게 백분위수										
cm	3rd	5th	10th	15th	25th	50th	75th	85th	90th	95th	97th
67.0	6.4	6.5	6.7	6.9	7.1	7.5	8.0	8.3	8.5	8.8	9.0
67.5	6.5	6.6	6.8	7.0	7.2	7.6	8.1	8.4	8.6	8.9	9.1
68.0	6.6	6.7	6.9	7.1	7.3	7.7	8.2	8.5	8.7	9.0	9.2
68.5	6.7	6.8	7.0	7.2	7.4	7.9	8.4	8.6	8.8	9.2	9.4
69.0	6.7	6.9	7.1	7.3	7.5	8.0	8.5	8.8	9.0	9.3	9.5
69.5	6.8	7.0	7.2	7.3	7.6	8.1	8.6	8.9	9.1	9.4	9.6
70.0	6.9	7.1	7.3	7.4	7.7	8.2	8.7	9.0	9.2	9.5	9.7
70.5	7.0	7.1	7.4	7.5	7.8	8.3	8.8	9.1	9.3	9.6	9.9
71.0	7.1	7.2	7.5	7.6	7.9	8.4	8.9	9.2	9.4	9.8	10.0
71.5	7.2	7.3	7.6	7.7	8.0	8.5	9.0	9.3	9.5	9.9	10.1
72.0	7.3	7.4	7.6	7.8	8.1	8.6	9.1	9.4	9.6	10.0	10.2
72.5	7.4	7.5	7.7	7.9	8.2	8.7	9.2	9.5	9.8	10.1	10.3
73.0	7.4	7.6	7.8	8.0	8.3	8.8	9.3	9.6	9.9	10.2	10.4
73.5	7.5	7.7	7.9	8.1	8.3	8.9	9.4	9.7	10.0	10.3	10.6
74.0	7.6	7.8	8.0	8.2	8.4	9.0	9.5	9.9	10.1	10.4	10.7
74.5	7.7	7.8	8.1	8.3	8.5	9.1	9.6	10.0	10.2	10.5	10.8
75.0	7.8	7.9	8.2	8.3	8.6	9.1	9.7	10.1	10.3	10.7	10.9
75.5	7.8	8.0	8.3	8.4	8.7	9.2	9.8	10.2	10.4	10.8	11.0
76.0	7.9	8.1	8.3	8.5	8.8	9.3	9.9	10.3	10.5	10.9	11.1
76.5	8.0	8.2	8.4	8.6	8.9	9.4	10.0	10.4	10.6	11.0	11.2
77.0	8.1	8.2	8.5	8.7	9.0	9.5	10.1	10.5	10.7	11.1	11.3
77.5	8.2	8.3	8.6	8.8	9.1	9.6	10.2	10.6	10.8	11.2	11.4
78.0	8.2	8.4	8.7	8.9	9.1	9.7	10.3	10.7	10.9	11.3	11.5
78.5	8.3	8.5	8.8	8.9	9.2	9.8	10.4	10.8	11.0	11.4	11.7
79.0	8.4	8.6	8.8	9.0	9.3	9.9	10.5	10.9	11.1	11.5	11.8
79.5	8.5	8.7	8.9	9.1	9.4	10.0	10.6	11.0	11.2	11.6	11.9
80.0	8.6	8.7	9.0	9.2	9.5	10.1	10.7	11.1	11.3	11.7	12.0
80.5	8.7	8.8	9.1	9.3	9.6	10.2	10.8	11.2	11.5	11.9	12.1
81.0	8.8	8.9	9.2	9.4	9.7	10.3	10.9	11.3	11.6	12.0	12.2
81.5	8.8	9.0	9.3	9.5	9.8	10.4	11.1	11.4	11.7	12.1	12.4
82.0	8.9	9.1	9.4	9.6	9.9	10.5	11.2	11.6	11.8	12.2	12.5
82.5	9.0	9.2	9.5	9.7	10.0	10.6	11.3	11.7	11.9	12.4	12.6
83.0	9.1	9.3	9.6	9.8	10.1	10.7	11.4	11.8	12.1	12.5	12.8
83.5	9.2	9.4	9.7	9.9	10.2	10.9	11.5	11.9	12.2	12.6	12.9
84.0	9.3	9.5	9.8	10.0	10.3	11.0	11.7	12.1	12.3	12.8	13.1
84.5	9.4	9.6	9.9	10.1	10.5	11.1	11.8	12.2	12.5	12.9	13.2
85.0	9.5	9.7	10.0	10.2	10.6	11.2	11.9	12.3	12.6	13.0	13.3
85.5	9.6	9.8	10.1	10.4	10.7	11.3	12.1	12.5	12.7	13.2	13.5
86.0	9.8	9.9	10.3	10.5	10.8	11.5	12.2	12.6	12.9	13.3	13.6
86.5	9.9	10.1	10.4	10.6	10.9	11.6	12.3	12.7	13.0	13.5	13.8
87.0	10.0	10.2	10.5	10.7	11.0	11.7	12.5	12.9	13.2	13.6	13.9
87.5	10.1	10.3	10.6	10.8	11.2	11.8	12.6	13.0	13.3	13.8	14.1
88.0	10.2	10.4	10.7	10.9	11.3	12.0	12.7	13.2	13.5	13.9	14.2
88.5	10.3	10.5	10.8	11.0	11.4	12.1	12.9	13.3	13.6	14.1	14.4

여자아이 키별 몸무게

단위 : kg

신장	몸무게 백분위수										
cm	3rd	5th	10th	15th	25th	50th	75th	85th	90th	95th	97th
89.0	10.4	10.6	10.9	11.2	11.5	12.2	13.0	13.4	13.7	14.2	14.5
89.5	10.5	10.7	11.0	11.3	11.6	12.3	13.1	13.6	13.9	14.4	14.7
90.0	10.6	10.8	11.2	11.4	11.8	12.5	13.3	13.7	14.0	14.5	14.8
90.5	10.7	10.9	11.3	11.5	11.9	12.6	13.4	13.8	14.2	14.6	15.0
91.0	10.8	11.0	11.4	11.6	12.0	12.7	13.5	14.0	14.3	14.8	15.1
91.5	10.9	11.1	11.5	11.7	12.1	12.8	13.7	14.1	14.4	14.9	15.3
92.0	11.0	11.2	11.6	11.8	12.2	13.0	13.8	14.2	14.6	15.1	15.4
92.5	11.1	11.3	11.7	12.0	12.3	13.1	13.9	14.4	14.7	15.2	15.6
93.0	11.2	11.5	11.8	12.1	12.5	13.2	14.0	14.5	14.9	15.4	15.7
93.5	11.3	11.6	11.9	12.2	12.6	13.3	14.2	14.7	15.0	15.5	15.9
94.0	11.4	11.7	12.0	12.3	12.7	13.5	14.3	14.8	15.1	15.7	16.0
94.5	11.5	11.8	12.1	12.4	12.8	13.6	14.4	14.9	15.3	15.8	16.2
95.0	11.6	11.9	12.3	12.5	12.9	13.7	14.6	15.1	15.4	16.0	16.3
95.5	11.8	12.0	12.4	12.6	13.0	13.8	14.7	15.2	15.6	16.1	16.5
96.0	11.9	12.1	12.5	12.7	13.2	14.0	14.9	15.4	15.7	16.3	16.6
96.5	12.0	12.2	12.6	12.9	13.3	14.1	15.0	15.5	15.9	16.4	16.8
97.0	12.1	12.3	12.7	13.0	13.4	14.2	15.1	15.6	16.0	16.6	16.9
97.5	12.2	12.4	12.8	13.1	13.5	14.4	15.3	15.8	16.2	16.7	17.1
98.0	12.3	12.5	12.9	13.2	13.6	14.5	15.4	15.9	16.3	16.9	17.3
98.5	12.4	12.7	13.1	13.3	13.8	14.6	15.5	16.1	16.5	17.0	17.4
99.0	12.5	12.8	13.2	13.5	13.9	14.8	15.7	16.2	16.6	17.2	17.6
99.5	12.6	12.9	13.3	13.6	14.0	14.9	15.8	16.4	16.8	17.4	17.8
100.0	12.7	13.0	13.4	13.7	14.1	15.0	16.0	16.5	16.9	17.5	17.9
100.5	12.9	13.1	13.5	13.8	14.3	15.2	16.1	16.7	17.1	17.7	18.1
101.0	13.0	13.2	13.7	14.0	14.4	15.3	16.3	16.9	17.3	17.9	18.3
101.5	13.1	13.4	13.8	14.1	14.5	15.5	16.4	17.0	17.4	18.0	18.5
102.0	13.2	13.5	13.9	14.2	14.7	15.6	16.6	17.2	17.6	18.2	18.6
102.5	13.3	13.6	14.0	14.4	14.8	15.8	16.8	17.4	17.8	18.4	18.8
103.0	13.5	13.7	14.2	14.5	15.0	15.9	16.9	17.5	17.9	18.6	19.0
103.5	13.6	13.9	14.3	14.6	15.1	16.1	17.1	17.7	18.1	18.8	19.2
104.0	13.7	14.0	14.5	14.8	15.3	16.2	17.3	17.9	18.3	19.0	19.4
104.5	13.9	14.1	14.6	14.9	15.4	16.4	17.4	18.1	18.5	19.1	19.6
105.0	14.0	14.3	14.7	15.1	15.6	16.5	17.6	18.2	18.7	19.3	19.8
105.5	14.1	14.4	14.9	15.2	15.7	16.7	17.8	18.4	18.9	19.5	20.0
106.0	14.3	14.6	15.0	15.4	15.9	16.9	18.0	18.6	19.1	19.7	20.2
106.5	14.4	14.7	15.2	15.5	16.0	17.1	18.2	18.8	19.3	20.0	20.4
107.0	14.5	14.8	15.3	15.7	16.2	17.2	18.4	19.0	19.5	20.2	20.6
107.5	14.7	15.0	15.5	15.8	16.4	17.4	18.5	19.2	19.7	20.4	20.9
108.0	14.8	15.1	15.6	16.0	16.5	17.6	18.7	19.4	19.9	20.6	21.1
108.5	15.0	15.3	15.8	16.2	16.7	17.8	18.9	19.6	20.1	20.8	21.3
109.0	15.1	15.5	16.0	16.3	16.9	18.0	19.1	19.8	20.3	21.0	21.5
109.5	15.3	15.6	16.1	16.5	17.0	18.1	19.3	20.0	20.5	21.3	21.8
110.0	15.4	15.8	16.3	16.7	17.2	18.3	19.5	20.2	20.7	21.5	22.0

아이는 강하고,
엄마아빠는 더 강하다

두 번째 책이 나오게 됐다. 첫 번째 책의 주제는 사경과 사두, 귀교정으로 협소하게 잡았다면 이번 책은 성장 발달 전반에 관한 육아를 광범위하게 다룬 책이다. 구상을 하고 실제 집필에 들어간 1년여의 기간 동안 포기하고 싶을 때가 여러 번 있었지만 끝까지 마무리 할 수 있게 길잡이가 되어주신 ㈜퍼시픽 도도의 홍진희 차장님과 디자인 팀에게 다시 한 번 감사의 뜻을 전한다.

소아청소년과 의사로서 진료실에서 느끼는 건 육아 과정에서 엄마아빠들이 육아에 대한 두려움과 죄책감을 많이 갖는다는 것이다. 아이가 아픈 것이 자신들의 잘못으로 생긴 것 같고, 밥을 잘 먹지 않고 말을 잘 듣지 않는 것이 자신들의 탓이라고 생각한다. 엄마아빠의 무지함으로 아이가 고생을 한다고 전전긍긍한다.

그런데 그렇지가 않다. 육아에 정답이 있던가?

아이는 우리가 생각하는 것보다 강한 존재라서, 엄마아빠의 작은 실수로 무언가가 잘못되지 않는다. 아이는 기본적으로 스스로 잘 자라도록 프로그래밍이 되어 있다. 엄마아빠는 잘 자라고 싶은 아이의 욕구에 맞춰 육아를 하면 되는 것이다. 때론 실수도 하고, 때론 헤매겠지만 아이를 향한 사랑이 강하다면 이런 장애물쯤은 이겨낼 수 있을 것이다.

이 책을 읽는 엄마아빠들은 육아에 대한 두려움, 걱정, 죄책감을 훌훌 털어버리고 아이와 행복한 시간을 많이 갖고 자신감이 넘치는 엄마아빠가 되길 바란다. 나는 소아청소년과 의사이자 육아 전문가로서 앞으로도 그 과정을 도울 것이다.

끝으로 워킹맘으로 세 아이 돌보느라 고생한 아내와 항상 새로운 시도의 대상이 되어준 사랑하는 연우, 찬우, 민우에게 감사의 마음을 전하고 싶다.

손근형

내아이
성장발달
육아백과

초판 1쇄 인쇄 2022년 11월 29일
초판 1쇄 발행 2022년 12월 25일

지음 손근형

발행인 최명희
발행처 (주)퍼시픽 도도

회장 이웅현
기획·편집 홍진희
디자인 박채린
홍보·마케팅 강보람
제작 퍼시픽북스

출판등록 제2004-000040호
주소 서울 중구 충무로 29 아시아미디어타워 503호
전자우편 dodo7788@hanmail.net
내용 및 판매문의 02-739-7656~9

ISBN 979-11-91455-73-1 (03510)
정가 32,000원

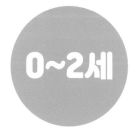
0~2세

소아청소년과 전문의가 알려주는

월령별 육아 맞춤 코칭

내 아이
성장발달
육아포토북

손근형

지음

내아이
성장발달
육아포토북

내아이
성장발달
육아포트북

손근형 지음

0~2세

55°

Contents

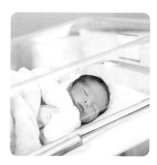

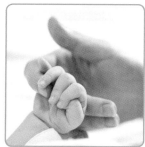

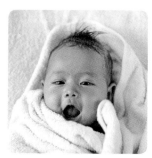

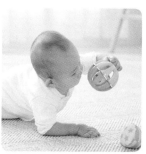

Chapter #1
내 아이 월령별
성장발달 포토북
0~7개월

Contents

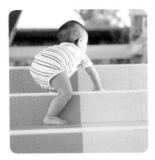

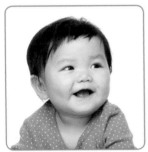

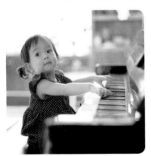

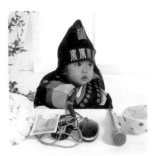

Chapter #2

내 아이 월령별
성장발달 포토북
`7~13개월`

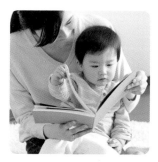

#3

내 아이 월령별
성장발달 포토북
13~24개월

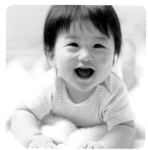

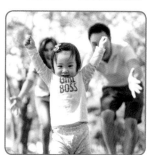

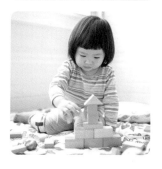

내 아이 월령별
성장발달
포도북

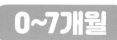

0~7개월

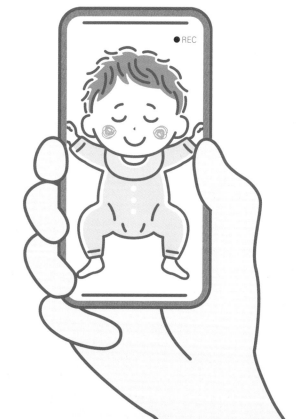

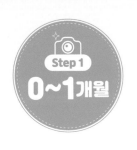

사랑하는 너와의 첫 만남

"너의 모든 것이 새로워"

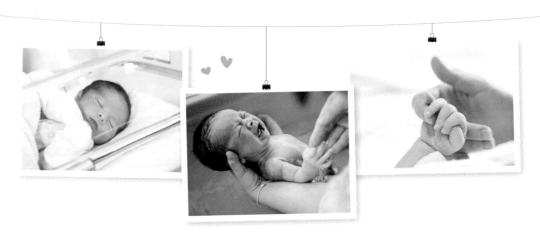

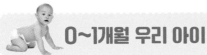 **0~1개월 우리 아이** ◎ 키 　　　cm ◎ 몸무게 　　　kg

　내 아이의 성장을 사진으로 기록하는 것은, 엄마아빠가 아이의 미래를 축복하는 가장 작은 배려이자 사랑입니다. 출생 후 24개월까지 성장 발달이 크게 이뤄지기 때문에 이 시기에 내 아이의 성장 발달을 체크하는 것은 매우 중요합니다. 특히 사진을 통해 발견된 작은 징후 하나만으로 큰 질환을 예방할 수 있습니다. 엄마아빠에게 사진을 찍는 것은 굉장히 기쁜 일이지만 그것을 기록으로 남기는 것은 다소 번거로울 수 있습니다. 하지만 훗날 아이가 자신의 성장 발달 기록을 본다면 엄마아빠의 사랑을 더 크게 느낄 것입니다. 또한 엄마아빠에게도 큰 감동이 될 것입니다.

　그럼 내 아이의 0~1개월 성장 발달 육아 포토북을 시작해볼까요?

내 아이의 예쁜 얼굴을 마음에 담아요!　　　　　　　　Date 20　　.　　.

얼굴의 전반적 모양, 눈을 뜬 사진, 감은 사진, 얼굴의 색, 눈동자의 모양 등 모두 사진으로 기록해둬야 합니다. 궁금한 부분은 진료시에 의사에게 사진을 직접 보여주세요. 말로 설명하는 것보다 더 확실해요. 이는 아이의 성장 발달에 중요한 자료가 될 뿐만 아니라 엄마아빠의 소중한 추억이 될 거예요.

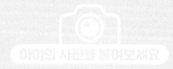
아이의 사진을 붙여보세요

◎ memo

_____

_____

_____

_____

0~1개월
1~2개월
2~3개월
3~4개월
4~5개월
5~6개월
6~7개월

내 아이의 우는 얼굴을 기록해보세요!

아이의 우는 모습을 사진으로 찍어 기록해보세요. 울 때만 나타나는 얼굴의 비대칭은 없는지 확인해볼 수 있어요.
이는 아이의 성장 발달에 중요한 자료가 될 뿐만 아니라 엄마아빠의 소중한 추억이 될 거예요.

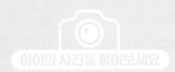

아이의 사진을 붙여보세요

✑ memo

....

....

....

....

....

내 아이의 입안을 기록해보세요!

아이의 설소대, 잇몸, 혀의 사진을 기록하면 질병 초기의 형태를 확인해볼 수 있어요. 다만 설소대는 입을 벌리지 않으면 잘 보이지 않기 때문에 아이가 울 때 살펴보면서 사진이나 동영상으로 기록을 남겨보세요. 이는 아이의 성장 발달에 중요한 자료가 될 분만 아니라 엄마아빠의 소중한 추억이 될 거예요.

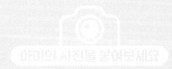
아이의 사진을 붙여보세요

✎ memo

....

....

....

....

0~1개월
1~2개월
2~3개월
3~4개월
4~5개월
5~6개월
6~7개월

내 아이의 귀 모양을 기록해보세요!

귀가 잘생겨야 복이 온다죠. 귀가 접혔거나 일그러져 있다면 성인이 된 후 이미지에도 큰 영향을 미치기 때문에 조기에 모양을 잡아주는 것이 좋아요. 특히 귀 주변부에 이루공이 있는지도 확인해보세요. 이는 아이의 성장 발달에 중요한 자료가 될 뿐만 아니라 엄마아빠의 소중한 추억이 될 거예요.

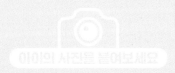

memo

....

....

....

....

....

내 아이의 피부를 기록해보세요!

피부 모반은 대부분 저절로 없어지지만 간혹 큰 질병을 나타내는 징후일 수 있기에 사진으로 남겨놓는 것이 좋아요. 질병 발생 시기를 알 수 있어, 예후 치료에 도움이 되기도 하지요. 이는 아이의 성장 발달에 중요한 자료가 될 뿐만 아니라 엄마아빠의 소중한 추억이 될 거예요.

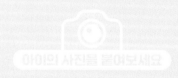

◎memo

....

....

....

....

....

0~1개월
1~2개월
2~3개월
3~4개월
4~5개월
5~6개월
6~7개월

내 아이의 머리를 기록해보세요!

 두상이 비대칭인지, 두혈종은 없는지 확인해보면 좋아요. 특히 사두증은 훗날 안면비대칭과도 관련이 있기 때문에 꼭 체크하는 것이 좋습니다. 이는 아이의 성장 발달에 중요한 자료가 될 뿐만 아니라 엄마아빠의 소중한 추억이 될 거예요.

아이의 사진을 붙여보세요

✑ memo

....

....

....

....

....

🗨 내 아이의 몸을 기록해보세요!

Date 20 .   .

 오목가슴과 볼록가슴, 점액낭종, 부유방, 엉덩이딤플, 배꼽 등을 자세히 살펴보고 사진으로 기록해두면 시간 변화에 따른 증상 경과를 비교해볼 수 있어요. 이는 아이의 성장 발달에 중요한 자료가 될 뿐만 아니라 엄마아빠의 소중한 추억이 될 거예요.

아이의 사진을 붙여보세요

✐memo

0~1개월

1~2개월

2~3개월

3~4개월

4~5개월

5~6개월

6~7개월

내 아이의 생식기를 기록해보세요!

생식기 모양과 사타구니 부근은 큰 질환을 나타낼 수 있는 징후가 많기에 잘 관찰해두는 것이 좋아요.
이는 아이의 성장 발달에 중요한 자료가 될 뿐만 아니라 엄마아빠의 소중한 추억이 될 거예요.

memo

....

....

....

....

....

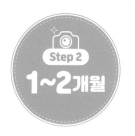

매일매일 사랑하는 너를

"새롭게 알아가고 있어"

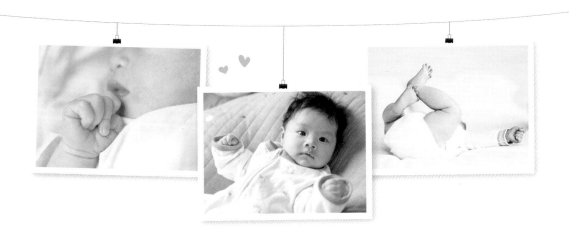

0~1개월

1~2개월

2~3개월

3~4개월

4~5개월

5~6개월

6~7개월

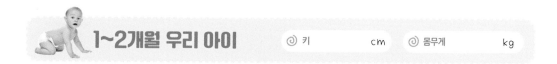

1~2개월 우리 아이

키　　　　cm　　몸무게　　　　kg

　아침이 되면 아이가 잠에서 깨어 세상을 보려고 이리저리 버둥댑니다. 그 모습이 사랑스러워 한없이 쳐다보지요. 이렇게 하루하루 아이의 커가는 모습을 보며 엄마아빠가 되기 위한 준비를 다시 하게 됩니다.

　그리고 촬칵, 촬칵 하며 아이의 모든 행동을 사진과 영상으로 남기지요. 특히 출생 후 24개월까지 성장 발달이 크게 이뤄지기 때문에 이 시기에 내 아이의 발달을 체크하는 것은 매우 중요합니다.

　그럼 내 아이의 생후 1~2개월 성장 발달 육아 포토북을 시작해볼까요?

내 아이의 눈맞춤을 마음에 담아요!

아이가 모유를 먹거나 목욕을 하면서 엄마아빠와 눈을 맞추고 웃음을 짓는 그 순간을 찾아 사진으로 남겨두세요.
아이의 웃는 사진은 엄마아빠가 살면서 힘듦을 겪을 때마다 극복해줄 수 있는 묘약이 될 거예요.

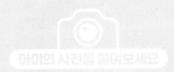
아이의 사진을 붙여보세요

✿memo

....

....

....

....

내 아이의 몸 상태를 기록해보아요!

아이에게 어떤 증상이 나타나면 바로 사진으로 찍어 기록해두세요. 병의 예후를 결정하는 결정적 자료입니다.
이는 아이의 성장 발달에 중요한 자료가 될 거예요.

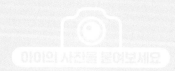

📎memo

....

....

....

....

....

0~1개월
1~2개월
2~3개월
3~4개월
4~5개월
5~6개월
6~7개월

내 아이의 피부를 기록해보아요!

아이 피부에 어떤 증상이 나타나면 바로 사진으로 찍어 기록해보세요. 이는 아이의 성장 발달에 중요한 자료가 될 거예요.

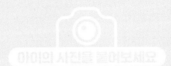

✺memo

22

내 아이의 변을 기록해보아요!

Date 20   .   .

 아이의 변은 사진으로 찍어 남기는 것이 민망하겠지만 변은 건강 상태를 나타내는 가장 좋은 자료입니다.

아이의 사진을 붙여보세요

✐memo

0~1개월

1~2개월

2~3개월

3~4개월

4~5개월

5~6개월

6~7개월

23

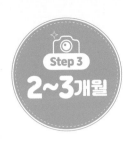

Step 3
2~3개월

포동포동해진 너의 얼굴을 보면서

"매일매일 행복해지고 있어"

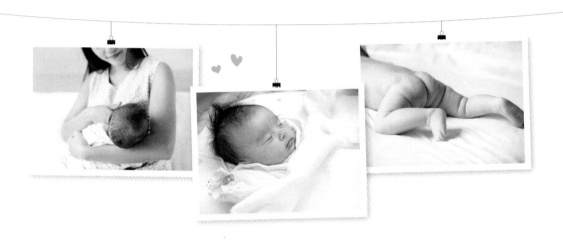

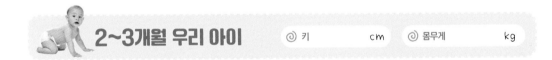

2~3개월 우리 아이

◎ 키   cm   ◎ 몸무게   kg

생후 2~3개월이 되면 아이는 출생 체중의 2배까지 성장합니다. 그래서 얼굴과 몸이 포동포동해지지요. 그리고 목에 힘이 생기면서 고개를 돌릴 수 있게 돼요. 그 모습을 보면서 엄마아빠는 아이를 사랑할 하루를 또 선물받습니다.

그리고 찰칵, 찰칵 하며 아이의 모든 행동을 사진과 영상으로 남기지요. 특히 출생 후 24개월까지 성장 발달이 크게 이뤄지기 때문에 이 시기에 내 아이의 발달을 체크하는 것은 매우 중요합니다.

그럼 내 아이의 생후 2~3개월 성장 발달 육아 포토북을 시작해볼까요?

24

💬 내 아이의 포동포동해진 얼굴을 마음에 담아요!

 생후 2~3개월이 되면 얼굴과 몸이 포동포동해져요. 그 모습을 사진으로 기록해보세요. 이는 아이의 성장 발달에 중요한 자료가 될 뿐만 아니라 엄마아빠의 소중한 추억이 될 거예요.

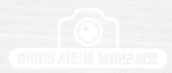
아이의 사진을 붙여보세요

✍ memo

....

....

....

....

0~1개월
1~2개월
2~3개월
3~4개월
4~5개월
5~6개월
6~7개월

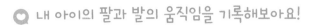 내 아이의 팔과 발의 움직임을 기록해보아요!

 생후 2~3개월이 되면 아이는 자신의 의사대로 팔과 손을 움직일 수 있어요. 그 모습을 사진으로 기록해보세요.
이는 아이의 성장 발달에 중요한 자료가 될 뿐만 아니라 엄마아빠의 소중한 추억이 될 거예요.

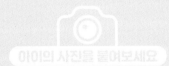

✑ memo

_____

_____

_____

_____

_____

내 아이의 의사 표현을 기록해보아요!

생후 2~3개월이 되면 표정으로 자신의 의사 표현을 해요. 그 모습을 사진으로 찍어 기록해보세요. 이는 아이의 성장 발달에 중요한 자료가 될 뿐만 아니라 엄마아빠의 소중한 추억이 될 거예요.

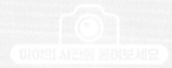
아이의 사진을 붙여보세요

memo

....

....

....

....

0~1개월
1~2개월
2~3개월
3~4개월
4~5개월
5~6개월
6~7개월

내 아이의 수유 모습과 수유 시간을 기록해보아요!

생후 2개월 전까지 아이가 원할 때마다 수유를 했지만 생후 3개월이 지나면 수유 시간을 정하고 수유하는 것이 좋아요. 내 아이가 수유하는 모습과 더불어 수유 시간과 모유나 분유의 양을 기록해보세요. 이는 아이의 성장 발달에 중요한 자료가 될 뿐만 아니라 엄마아빠의 소중한 추억이 될 거예요.

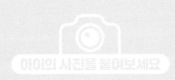
아이의 사진을 붙여보세요

memo
....
....
....
....
....

내 아이의 자는 모습을 기록해보아요!

아이가 생후 2~3개월이 되면 수면 교육을 시키는 게 좋아요. 그리고 잠은 잘 자는지, 어떤 모습으로 자는지 사진으로 기록하면 아이의 수면 규칙을 만드는 데 도움이 될 거예요. 이는 아이의 성장 발달에 중요한 자료가 될 뿐만 아니라 엄마아빠의 소중한 추억이 될 거예요.

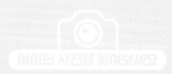
아이의 사진을 붙여보세요

✺memo

내 아이의 피부를 기록해보아요!

생후 2~3개월이 된 아이는 접촉성피부염이 생길 수 있어요. 접촉성피부염이 생겼다면 전후 사진을 찍어 경과를 관찰해보세요. 또 다른 질환으로 고생할 때 중요한 자료가 될 수 있어요.

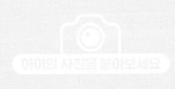

아이의 사진을 붙여보세요

📎 memo

....

....

....

....

....

내 아이의 관절을 기록해보아요!

Date 20   .   .

생후 2~3개월에는 아이의 무릎이나 어깨관절에서 뚝뚝 소리가 날 때가 있어요. 관절이 미숙하기 때문인 경우가 많지만 혹시라도 질환의 단서가 될 수 있으니 허벅지 주름과 양쪽 무릎을 세운 상태에서 무릎 높이를 사진으로 찍어 기록해보세요. 아이의 성장 발달에 중요한 자료가 될 수 있어요.

아이의 사진을 붙여보세요

memo

....

....

....

....

....

0~1개월
1~2개월
2~3개월
3~4개월
4~5개월
5~6개월
6~7개월

내 아이의 머리 모양을 기록해보아요!

유아 사두증과 단두증은 생후 2~3개월부터 발견할 수 있어요. 아이 머리가 납작하거나 눌린 부분이 있다면 자세 교정을 받아야 하는데 이때 시간의 흐름에 따른 두상 변화를 사진으로 남겨두면 중요한 자료가 될 수 있어요.

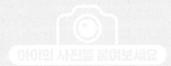

✪memo

....

....

....

....

....

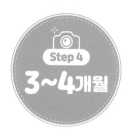

Step 4
3~4개월

0~1개월
1~2개월
2~3개월
3~4개월
4~5개월
5~6개월
6~7개월

잊지 않고 기억하기 위해

"사랑스런 너의 모습을
마음에 담아"

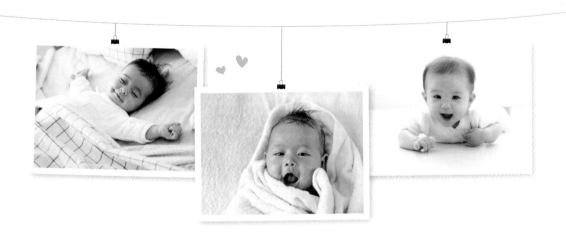

3~4개월 우리 아이

키　　　　cm　　　몸무게　　　　kg

　생후 3~4개월이 되면 아이는 자유롭게 머리를 움직이고 조금씩 팔이나 가슴에 근육이 생겨요. 팔힘도 세지기 때문에 딸랑이를 쥐고 흔들 수 있어요. 그러다가 한번씩 배냇웃음을 지으면 육아로 피곤해진 엄마아빠의 몸과 마음이 절로 기운이 솟습니다.

　그리고 촬칵, 촬칵 하며 아이의 모든 행동을 사진과 영상으로 남기지요. 특히 출생 후 24개월까지 성장 발달이 크게 이뤄지기 때문에 이 시기에 내 아이의 발달을 체크하는 것은 매우 중요합니다.

　그럼 내 아이의 생후 3~4개월 성장 발달 육아 포토북을 시작해볼까요?

생후 3~4개월이 되면 아이는 자유롭게 머리를 움직이고 손힘이 세지면서 딸랑이를 잡고 흔들 수 있어요. 아이가 누워서 노는 모습을 사진으로 찍어 기록해보세요. 아이의 성장 발달에 중요한 자료가 될 뿐만 아니라 엄마아빠의 소중한 추억이 될 거예요.

아이의 사진을 붙여보세요

✐memo

❤ 내 아이의 시선을 기록해보아요!

 생후 3~4개월이 되면 아이에게 눈 가운데 몰림 증상이 나타날 수 있어요. 생후 6개월 미만까지 성장이 발달하는 과정에서 나타날 수 있지만 혹시나 이후에도 지속된다면 안과 전문의의 진찰이 필요해요. 이 시기 아이의 시선을 사진으로 찍어 기록해보세요. 아이의 성장 발달에 중요한 자료가 될 수 있어요. 혹시라도 사시 증상이 나타나면 전문의와 상담하는 것이 좋습니다.

아이의 사진을 붙여보세요

◎ memo

0~1개월
1~2개월
2~3개월
3~4개월
4~5개월
5~6개월
6~7개월

내 아이의 목 가누기를 기록해보아요!

생후 3~4개월이 되면 아이가 목을 가누게 됩니다. 이때 사경이 있는 아이라면 목이 바로 서지 않고 한쪽으로 기울어 있습니다. 이 시기 아이를 엄마아빠 무릎에 앉힌 후 정면에서 사진을 찍어 목이 바로 섰는지 혹은 기울었는지 확인해보세요. 아이의 성장 발달에 중요한 자료가 될 수 있어요.

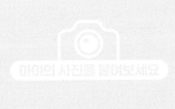

⊚memo

....

....

....

....

....

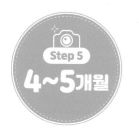

Step 5
4~5개월

너의 모습이 잊히지 않아
"죽을 때까지
네 모습을 생각할 거야"

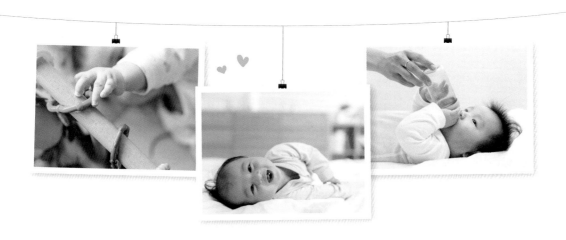

4~5개월 우리 아이

키 [   ] cm   몸무게 [   ] kg

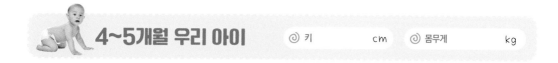

생후 4~5개월이 되면 아이는 관심이 있는 건 무엇이든 손으로 잡아 입속으로 넣어요. 엄마 아빠가 얼굴을 맞대고 있으면 손을 뻗어 얼굴을 만지려고 하지요. 그 모습이 얼마나 사랑스러운지 아마도 엄마아빠는 죽을 때까지 그 모습을 잊지 못할 거예요.

그리고 찰칵, 찰칵 하며 아이의 모든 행동을 사진과 영상으로 남기지요. 특히 출생 후 24개월까지 성장 발달이 크게 이뤄지기 때문에 이 시기에 내 아이의 발달을 체크하는 것은 매우 중요합니다.

그럼 내 아이의 생후 4~5개월 성장 발달 육아 포토북을 시작해볼까요?

0~1개월
1~2개월
2~3개월
3~4개월
4~5개월
5~6개월
6~7개월

37

내 아이가 누워서 노는 모습을 기록해보아요!

생후 4~5개월이 되면 아이는 호기심이 생겨 손에 잡히는 것이라면 무엇이든 잡고 입으로 가져갑니다. 손힘도 강해져서 장난감을 한번 쥐면 물고 빨고 하면서 한참을 갖고 놀지요. 아이가 누워서 노는 모습을 사진으로 찍어 기록해보세요. 아이의 성장 발달에 중요한 자료가 될 뿐만 아니라 엄마아빠의 소중한 추억이 될 거예요.

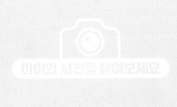

✍ memo

....

....

....

....

....

내 아이의 뒤집기 첫순간을 기록해보아요!

Date 20 . .

생후 4~5개월이 되면 아이는 뒤집기를 하기 위해 자꾸 위를 쳐다봅니다. 그렇게 계속 반복하다 혼자서 뒤집기를 합니다. 하지만 이 경이로운 첫순간을 엄마아빠는 놓치기 쉽습니다. 혹시라도 첫순간을 사진으로 찍어두면 좋겠지만 그렇지 않더라도 뒤집기를 하는 순간을 사진으로 찍어 기록해보세요. 엄마아빠의 소중한 추억이 될 거예요.

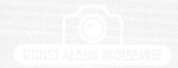
아이의 사진을 붙여보세요

✑ memo

0~1개월
1~2개월
2~3개월
3~4개월
4~5개월
5~6개월
6~7개월

Date 20   .   .

 생후 4~5개월이 되면 아이는 엄마아빠와 놀고 싶어 방긋방긋 웃으면서 무언가 말하려고 합니다. 바로 옹알이를
하는 것이지요. 이때의 모습을 사진으로 찍어 기록해보세요. 엄마아빠의 소중한 추억이 될 거예요.

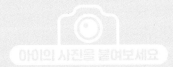

◎memo

....

....

....

....

❤ 내 아이의 얼굴과 귀 주변을 기록해보아요!

생후 4~5개월이 되면 아이는 자주 귀를 만지고 눈을 비비지요. 그러다가 손톱으로 긁어 얼굴이나 귀 주변에 상처가 생길 수 있습니다. 아이가 눈이나 귀를 비비고 긁는 부위를 사진으로 찍어 기록해보세요. 아이의 성장 발달에 중요한 자료가 될 수 있어요.

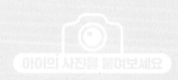
아이의 사진을 붙여보세요

@memo

....

....

....

....

0~1개월
1~2개월
2~3개월
3~4개월
4~5개월
5~6개월
6~7개월

내 아이가 이유식을 먹는 모습을 기록해보아요!

Date 20 . .

생후 4~5개월이 되면 이유식을 시작할 시기입니다. 이유식을 먹는 아이의 모습과 어떤 이유식을 먹었는지를 사진으로 찍어 기록해보세요. 아이의 성장 발달에 중요한 자료가 될 분만 아니라 엄마아빠의 소중한 추억이 될 거예요.

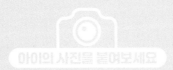

✿ memo

42

내 아이의 질환을 기록해보아요!

Date 20   .   .

생후 4~5개월이 되면 유아 아구창이나 신생아 떨림, 요산뇨 질환이 발생할 수 있습니다. 이 모습을 사진으로 찍어 기록한 후 전과 후를 비교해보세요. 아이의 성장 발달에 중요한 자료가 될 거예요.

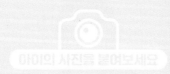

✑ memo

....

....

....

....

....

0~1개월

1~2개월

2~3개월

3~4개월

4~5개월

5~6개월

6~7개월

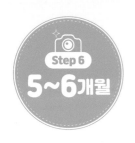

꼬물꼬물 파닥파닥

"너의 뒤에는 항상
엄마아빠가 있어"

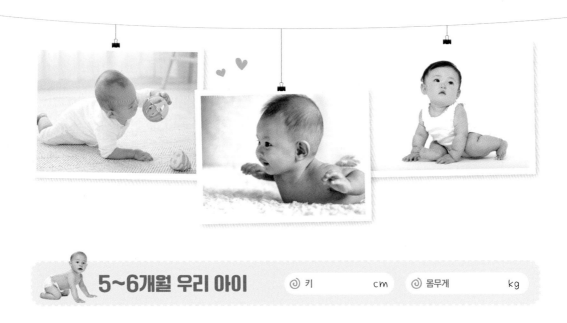

5~6개월 우리 아이

| ◎ 키 | cm | ◎ 몸무게 | kg |

  생후 5~6개월이 되면 아이는 여유 있게 뒤집기를 하고 파닥파닥거리며 양팔과 양다리를 공중에 떠서 스카이다이빙 자세를 선보이지요. 그리고 팔과 다리에 힘이 생기면서 슬슬 앉을 준비를 해요. 발달이 빠르면 앉아 있다가 엉금엉금 기기도 해요. 언제 이렇게 자랐을까요? 혼자서 기겠다고 힘겹게 배밀이를 하는 모습을 보면, 그 모습이 너무 갸륵하고 어여쁩니다.

  그리고 촬칵, 촬칵 하며 아이의 모든 행동을 사진과 영상으로 남기지요. 특히 출생 후 24개월까지 성장 발달이 크게 이뤄지기 때문에 이 시기에 내 아이의 발달을 체크하는 것은 매우 중요합니다.

  그럼 내 아이의 생후 5~6개월 성장 발달 육아 포토북을 시작해볼까요?

내 아이의 스카이다이빙 모습을 기록해보아요!   Date 20   .   .

생후 5~6개월이 되면 아이는 여유 있게 뒤집기를 하고 양팔과 양다리가 공중으로 떠서 스카이다이빙 자세를 하게
됩니다. 이는 목과 등근육이 발달했기 때문이지요. 이 모습을 사진으로 찍어 기록해보세요. 아이의 성장 발달에 중
요한 자료가 될 뿐만 아니라 엄마아빠의 소중한 추억이 될 거예요.

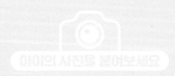

⊚memo

0~1개월

1~2개월

2~3개월

3~4개월

4~5개월

5~6개월

6~7개월

내 아이가 앉아 있는 모습을 기록해보아요! 　　　　　　　Date 20　　　.　　.

생후 5~6개월이 되면 아이는 잠깐이나마 앉아 있습니다. 상반신의 근육과 신경이 발달했기 때문에 가능한 것이지요. 이 모습을 사진으로 찍어 기록해보세요. 아이의 성장 발달에 중요한 자료가 될 뿐만 아니라 엄마아빠의 소중한 추억이 될 거예요.

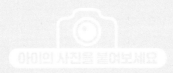

@memo

....

....

....

....

....

내 아이가 장난감과 노는 모습을 기록해보아요!

Date 20   .   .

생후 6개월이 되면 아이는 팔근육의 발달로 관심이 있는 물건이 있으면 손을 뻗어 잡지요. 여러 장난감을 가지고 노는 모습을 사진으로 찍어 기록해보세요. 아이의 성장 발달에 중요한 자료가 될 뿐만 아니라 엄마아빠의 소중한 추억이 될 거예요.

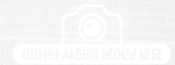
아이의 사진을 붙여보세요

✍ memo

_____

_____

_____

_____

0~1개월
1~2개월
2~3개월
3~4개월
4~5개월
5~6개월
6~7개월

내 아이가 그림책에 몰입하는 모습을 기록해보아요!

생후 5~6개월이 되면 아이는 시력이 발달하면서 색을 구별할 수 있게 돼요. 그래서 알록달록한 색에 관심을 가지지요. 그림책에 관심을 보이는 아이의 모습을 사진으로 찍어 기록해보세요. 아이의 성장 발달에 중요한 자료가 될 뿐만 아니라 엄마아빠의 소중한 추억이 될 거예요.

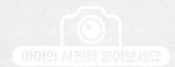

아이의 사진을 붙여보세요

memo

....

....

....

....

....

Q 내 아이가 동요를 들으며 도리도리를 하는 모습을 기록해보아요! Date 20   .   .

생후 5~6개월이 되면 아이는 청각이 발달하면서 동요를 들으면 도리도리를 하면서 노래에 반응을 해요. 어깨를 들썩일 수도 있으니 그 모습을 사진으로 찍어 기록해보세요. 아이의 성장 발달에 중요한 자료가 될 뿐만 아니라 엄마아빠의 소중한 추억이 될 거예요.

아이의 사진을 붙여보세요

◎ memo

0~1개월

1~2개월

2~3개월

3~4개월

4~5개월

5~6개월

6~7개월

● 내 아이의 다양한 표정을 기록해보아요!

 아이가 생후 5~6개월이 되면 좋고 싫음이 명확해져 자신이 좋아하는 장난감이 생깁니다. 그것을 잡기 위해 노력하다가 그것이 안 잡히면 짜증이 나서 바로 울어버리지요. 그 모습을 사진으로 찍어 기록해보세요. 아이의 성장 발달에 중요한 자료가 될 뿐만 아니라 엄마아빠의 소중한 추억이 될 거예요.

아이의 사진을 붙여보세요

✎ memo

....

....

....

....

내 아이가 간지럼을 타는 모습을 기록해보아요!

생후 5~6개월이 되면 아이는 간지럼을 타기 시작하면서 겨드랑이를 간지럽히면 "꺄르르" 하고 웃습니다. 그 모습을 사진으로 찍어 기록해보세요. 아이의 성장 발달에 중요한 자료가 될 뿐만 아니라 엄마아빠의 소중한 추억이 될 거예요.

아이의 사진을 붙여보세요

✺memo

....

....

....

....

0~1개월
1~2개월
2~3개월
3~4개월
4~5개월
5~6개월
6~7개월

내 아이의 잠자는 모습을 기록해보아요!

생후 5~6개월이 되면 아이는 영아산통과 배앓이에서 해방되기 때문에 통잠을 자기 시작해요. 그리고 온 방안을 헤집고 다니며 자지요. 그 모습을 사진으로 찍어 기록해보세요. 아이의 성장 발달에 중요한 자료가 될 뿐만 아니라 엄마아빠의 소중한 추억이 될 거예요.

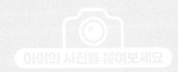

◎ memo

....

....

....

....

....

0~1개월

1~2개월

2~3개월

3~4개월

4~5개월

5~6개월

6~7개월

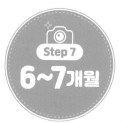

Step 7
6~7개월

네가 앉고 기면서
"엄마아빠는 수없이 웃고,
수없이 가슴이 철렁해"

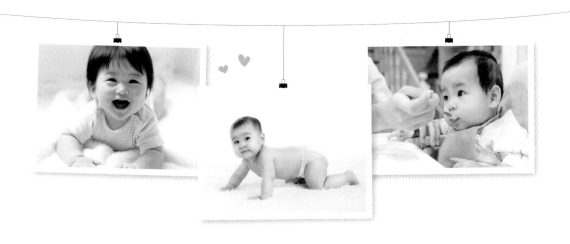

6~7개월 우리 아이

키　　　　　cm　　　몸무게　　　　　kg

생후 6~7개월이 되면 안정적으로 앉기 시작하면서 '엎드려뻗쳐' 자세로 기려고 합니다. 앉고 기기를 반복하면서 온 집 안을 다니지요. 그러다가 안전사고가 일어나면서 엄마아빠는 가슴이 철렁할 때가 많아요. 하루에 수없이 웃고, 하루에 수없이 가슴이 철렁해집니다.

그리고 촬칵, 촬칵 하며 아이의 모든 행동을 사진과 영상으로 남기지요. 특히 출생 후 24개월까지 성장 발달이 크게 이뤄지기 때문에 이 시기에 내 아이의 발달을 체크하는 것은 매우 중요합니다.

그럼 내 아이의 생후 6~7개월 성장 발달 육아 포토북을 시작해볼까요?

내 아이의 앉은 모습을 기록해보아요!

생후 6~7개월이 된 아이를 앉혀놓으면 바로 앞으로 고꾸라지지 않고 뒤로 벌러덩 눕지도 않으면서 잘 앉아 있게 됩니다. 그 모습을 사진으로 찍어 기록해보세요. 아이의 성장 발달에 중요한 자료가 될 뿐만 아니라 엄마아빠의 소중한 추억이 될 거예요.

아이의 사진을 붙여보세요

✺ memo

....

....

....

....

54

내 아이가 기어다니는 모습을 기록해보아요!   Date 20   .   .

생후 6~7개월이 되면 아이가 엉금엉금 기어다닙니다. 그 모습을 사진으로 찍어 기록해보세요. 아이의 성장 발달에 중요한 자료가 될 뿐만 아니라 엄마아빠의 소중한 추억이 될 거예요.

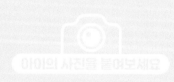

✍ memo

0~1개월
1~2개월
2~3개월
3~4개월
4~5개월
5~6개월
6~7개월

55

내 아이가 어디 있을까요? 순간순간 기록해보아요! Date 20 . .

아이가 잘 기어다니면서 엄마아빠를 쫓아 이곳저곳을 다닙니다. 엄마아빠가 화장실에 가면 아이는 화장실 문 앞에 딱 앉아 자리를 지키지요. 이 모습을 사진으로 찍어 기록해보세요. 아이의 성장 발달에 중요한 자료가 될 뿐만 아니라 엄마아빠의 소중한 추억이 될 거예요.

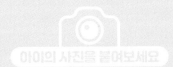

◎ memo

....

....

....

....

....

내 아이의 치아를 기록해보아요!

생후 6개월이 지나면 아이에게 이가 나기 시작합니다. 그리고 치아가 나는 시기를 잘 포착해 사진과 메모로 남겨보세요. 아이의 성장 발달에 중요한 자료가 될 뿐만 아니라 엄마아빠의 소중한 추억이 될 거예요.

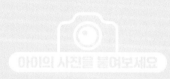
아이의 사진을 붙여보세요

✍ memo

....

....

....

....

0~1개월
1~2개월
2~3개월
3~4개월
4~5개월
5~6개월
6~7개월

내 아이의 먹는 모습을 기록해보아요!

생후 6개월이 지나면 아이는 본격적으로 이유식을 시작하는데 죽에 고기를 넣어 먹이면 성장과 면역력 향상에 도움이 됩니다. 아이가 이유식이나 간식을 먹는 모습을 사진으로 찍어 기록해보세요. 아이의 성장 발달에 중요한 자료가 될 뿐만 아니라 엄마아빠의 소중한 추억이 될 거예요.

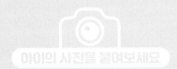

◎memo

내 아이의 질환을 기록해보아요!

생후 6~7개월이 되면 아이의 눈가나 귀 주변에 염증이나 상처가 날 수 있고, 이유식 이후 음식 알레르기, 아토피 피부발진이 생길 수 있어요. 갑작스럽게 피부발진이 생겼다면 사진으로 잘 기록하고 병원에서 진료를 받을 때 전문의에게 보여주세요. 아이의 성장 발달에 중요한 자료가 될 거예요.

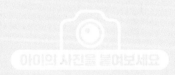
아이의 사진을 붙여보세요

✐ memo

....

....

....

....

....

0~1개월
1~2개월
2~3개월
3~4개월
4~5개월
5~6개월
6~7개월

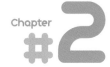

내 아이 월령별

성장발달 포도북

7~13개월

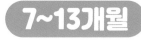
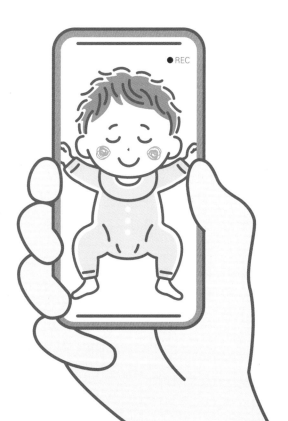

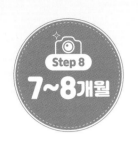

너의 사소한 몸짓 하나도
"가슴에 새기고 싶어"

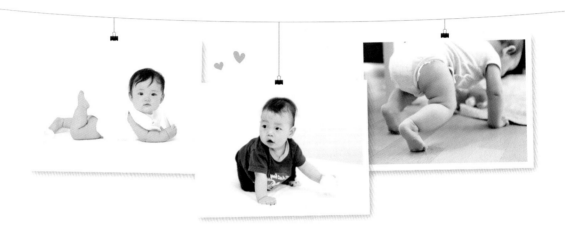

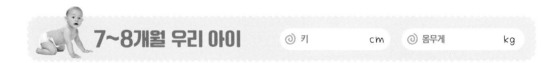

7~8개월 우리 아이
◎ 키   cm   ◎ 몸무게   kg

    생후 8~9개월이 되면 아이는 혼자서 잘 앉고, 혼자서 잘 기고, 혼자서 무언가를 잘 잡아요. 그리고 엄마아빠가 안아올리면 서려고 하는지 다리를 버둥댑니다. 그 모습이 그저그저 대견합니다.

    그리고 찰칵, 찰칵 하며 아이의 모든 행동을 사진과 영상으로 남기지요. 특히 출생 후 24개월까지 성장 발달이 크게 이뤄지기 때문에 이 시기에 내 아이의 발달을 체크하는 것은 매우 중요합니다.

    그럼 내 아이의 생후 7~8개월 성장 발달 육아 포토북을 시작해볼까요?

내 아이가 앉아서 노는 모습을 기록해보아요!   Date 20   .   .

생후 7~8개월이 되면 아이는 혼자서 잘 앉아 있습니다. 그리고 편안하게 장난감을 갖고 놀지요. 그 모습을 사진으로 찍어 기록해보세요. 아이의 성장 발달에 중요한 자료가 될 뿐만 아니라 엄마아빠의 소중한 추억이 될 거예요.

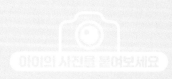

🌀memo

7~8개월

8~9개월

9~10개월

10~11개월

11~12개월

12~13개월

내 아이의 기어다니는 모습을 기록해보아요! 　　Date 20　　.　　.

생후 7~8개월이 되면 아이가 잘 기어다니면서 활동 반경도 넓어집니다. 그 모습을 사진으로 찍어 기록해보세요. 아이의 성장 발달에 중요한 자료가 될 뿐만 아니라 엄마아빠의 소중한 추억이 될 거예요.

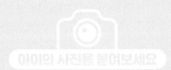

✍ memo

....

....

....

....

....

내 아이가 서려는 모습을 기록해보아요!　　　　　　　　　　　Date 20　　.　　.

생후 7~8개월이 되면 아이는 무언가를 잡고 서려고 노력합니다. 그 모습이 얼마나 진지한지 마치 히말라야 산맥을 오르는 산악인을 보는 듯해요. 이 자랑스런 모습을 사진으로 찍어 기록해보세요. 아이의 성장 발달에 중요한 자료가 될 뿐만 아니라 엄마아빠의 소중한 추억이 될 거예요.

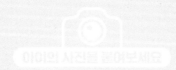

아이의 사진을 붙여보세요

✍ memo

....

....

....

....

....

내 아이의 이름을 부르고 뒤돌아보는 모습을 기록해보아요! Date 20   .   .

생후 7~8개월이 되면 아이는 '자아'라는 게 자라기 시작하면서 자신을 인지하지요. 그래서 엄마아빠가 아이 이름을 부르면 소리가 나는 방향으로 고개를 돌립니다. 이 반응은 매우 중요한데 이 시기부터 기록해놓는 것이 좋습니다. 아이의 성장 발달에 중요한 자료가 될 뿐만 아니라 엄마아빠의 소중한 추억이 될 거예요.

아이의 사진을 붙여보세요

@memo

....

....

....

....

....

내 아이의 다양한 감정 표현을 기록해보아요!

Date 20   .   .

 생후 7~8개월이 지나면 아이는 엄마아빠의 표정에 따라 자신의 감정 표현이 달라져요. 엄마아빠가 기쁘면 아이도 방긋방긋 웃고, 엄마아빠가 슬프면 아이도 슬퍼하지요. 그만큼 감정 표현이 다양해졌다는 의미예요. 그 모습을 사진으로 찍어 기록해보세요. 아이의 성장 발달에 중요한 자료가 될 뿐만 아니라 엄마아빠의 소중한 추억이 될 거예요.

아이의 사진을 붙여보세요

@ memo

....

....

....

....

....

7~8개월

8~9개월

9~10개월

10~11개월

11~12개월

12~13개월

내 아이의 알레르기 반응을 기록해보아요!

생후 7~8개월이 되면 아이에게서 알레르기 반응이 일어날 수 있어요. 특히 분유 알레르기를 일으킬 수 있는데 이 때 아이의 알레르기 반응을 확인하는 것이 좋아요. 식품이나 환경에 대한 알레르기 반응이 일어날 수 있으니 꼭 사진과 메모를 통해 기록해보세요. 아이의 알레르기 질환에 중요한 자료가 될 거예요.

✑memo

....

....

....

....

7~8개월

8~9개월

9~10개월

10~11개월

11~12개월

12~13개월

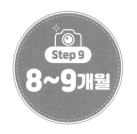

Step 9

8~9개월

'우리'라는 말이 익숙해진 나날

"네가 좋아하는 것을
조금씩 알아가고 있어"

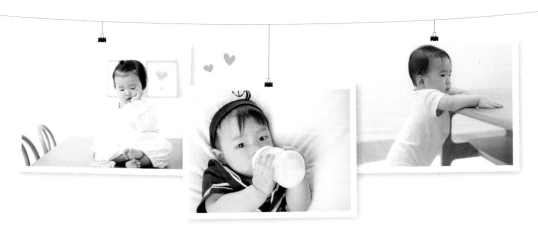

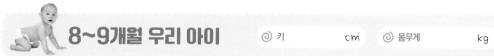

8~9개월 우리 아이

◎ 키   cm   ◎ 몸무게   kg

생후 8~9개월이 되면 아이의 호기심이 높아져서 혼자만의 모험을 시작해요. 그러는 과정 중에 자신이 좋아하는 것을 알아가지요. 그 모습에 엄마아빠도 아이의 성향이나 기호를 파악하게 됩니다. '이런 것을 좋아했구나!', '이런 것을 싫어했구나!' 하나하나 알아가면서 드디어 아이의 성장을 몸소 깨닫지요. 그러면서 엄마아빠와 아이는 서로 진정한 가족이 됩니다.

그리고 찰칵, 찰칵 하며 아이의 모든 행동을 사진과 영상으로 남기지요. 특히 출생 후 24개월까지 성장 발달이 크게 이뤄지기 때문에 이 시기에 내 아이의 발달을 체크하는 것은 매우 중요합니다.

그럼 내 아이의 생후 8~9개월 성장 발달 육아 포토북을 시작해볼까요?

내 아이가 앉아 있는 모습을 기록해보아요!　　　　Date 20　　.　　.

생후 8~9개월이 되면 아이는 앉아서 주위를 관찰하는 것에 흥미를 느낍니다. 그래서 더 잘 보기 위해 높은 곳으로 올라가려고 하지요. 이 모습을 사진으로 찍어 기록해보세요. 아이의 성장 발달에 중요한 자료가 될 뿐만 아니라 엄마아빠의 소중한 추억이 될 거예요.

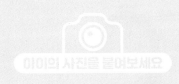

◎ memo

....

....

....

....

💙 내 아이가 몸을 일으켜 세우는 모습을 기록해보아요!

Date 20   .   .

 생후 8~9개월이 되면 아이는 양쪽 무릎과 두 팔로 몸의 무게를 지탱할 수 있어요. 그 모습을 사진으로 찍어 기록해보세요. 아이의 성장 발달에 중요한 자료가 될 뿐만 아니라 엄마아빠의 소중한 추억이 될 거예요.

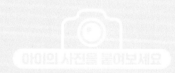

📝 memo

....

....

....

....

....

7~8개월
8~9개월
9~10개월
10~11개월
11~12개월
12~13개월

♥ 내 아이가 무언가 잡고 서려는 모습을 기록해보아요!   Date 20 .   .

 생후 8~9개월이 되면 아이는 이전과는 다르게 자꾸 서기 위해 힘을 쓰지요. 그만큼 자랐다는 의미예요. 이 장한 모습을 사진으로 찍어 기록해보세요. 아이의 성장 발달에 중요한 자료가 될 뿐만 아니라 엄마아빠의 소중한 추억이 될 거예요.

아이의 사진을 붙여보세요

◎memo

내 아이가 양손을 능숙하게 사용하는 모습을 기록해보아요!　　　Date 20　　.　　.

생후 8~9개월이 되면 아이는 양손을 안정적으로 사용합니다. 그래서 젖병도 양손으로 꽉 쥐고 먹지요. 그 모습이 얼마나 예쁜지, 꼭 사진으로 찍어 기록해보세요. 아이의 성장 발달에 중요한 자료가 될 뿐만 아니라 엄마아빠의 소중한 추억이 될 거예요.

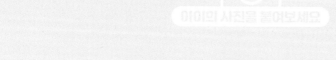

✐memo

7~8개월

8~9개월

9~10개월

10~11개월

11~12개월

12~13개월

내 아이가 다쳤을 때를 기록해보아요!

생후 8~9개월이 되면 아이가 앉고, 기고, 서려고 하면서 행동반경이 넓어집니다. 이럴 때 안전사고가 많이 일어나게 되는데 그 모습을 사진으로 찍어 기록해보세요. 가벼운 상처라면 저절로 낫겠지만 혹시나 모를 증상이 나타날 수 있으니, 초기에 사진으로 남겨놓는 것이 좋아요.

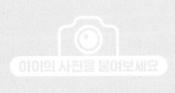
아이의 사진을 붙여보세요

✍ memo

....

....

....

....

....

내 아이가 노는 모습을 기록해보아요!

생후 8~9개월이 되면 아이의 인지 능력이 발달하면서 간단한 놀이를 할 수 있어요. 장난감을 갖고 논다든가 엄마 아빠와 까꿍놀이를 한다든가 하면서 하루를 알차게 보내는데 그 모습을 사진으로 찍어 기록해보세요. 아이의 성장 발달에 중요한 자료가 될 뿐만 아니라 엄마아빠의 소중한 추억이 될 거예요.

아이의 사진을 붙여보세요

⊚memo

7~8개월
8~9개월
9~10개월
10~11개월
11~12개월
12~13개월

내 아이의 잘 먹는 모습을 기록해보아요!

생후 8~9개월의 아이는 이가 나기 시작하면서 식욕도 늘어나지요. 이가 다 자라진 않았지만 혀를 능숙하게 사용하고 잇몸을 이용해 이유식을 먹습니다. 아이의 먹는 모습을 사진으로 찍어 기록해보세요. 아이의 성장 발달에 중요한 자료가 될 뿐만 아니라 엄마아빠의 소중한 추억이 될 거예요.

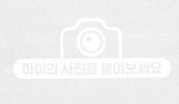

아이의 사진을 붙여보세요

memo

....

....

....

....

....

🔵 내 아이의 자는 모습을 기록해보아요!

 아이가 자는 모습은 마치 천사 같지요. 쌕쌕거리며 자는 모습은 엄마아빠뿐만 아니라 친지나 지인들도 미소를 짓게 만듭니다. 내 아이의 자는 모습을 사진으로 찍어 기록해보세요. 그리고 아이의 잠버릇을 관찰해보세요. 아이의 수면 교육에 도움이 될 거예요.

아이의 사진을 붙여보세요

✺memo

....

....

....

....

7~8개월

8~9개월

9~10개월

10~11개월

11~12개월

12~13개월

내 아이의 몸의 균형을 기록해보아요!

아이가 생후 8~9개월이 되면 몸의 균형이 대칭적으로 잘 맞는지 관찰해야 합니다. 만약 아이의 다리의 휨 정도가 심하거나 좌우 다리의 대칭이 맞지 않으면 사진으로 찍어 기록해야 합니다. 아이 몸의 균형이 언제부터 이상이 생겼는지를 알 수 있는 중요한 자료가 될 거예요.

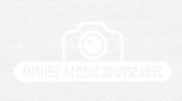

◎memo

....

....

....

....

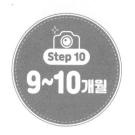

엄마아빠가 좋아하는
"너의 표정을 알게 됐어"

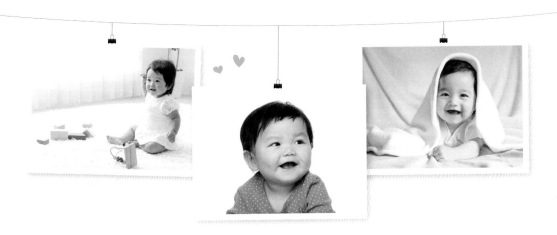

7~8개월

8~9개월

9~10개월

10~11개월

11~12개월

12~13개월

9~10개월 우리 아이

◎ 키 _____ cm   ◎ 몸무게 _____ kg

    생후 9~10개월이 되면 아이의 활동성이 높아지고 표정도 다양해져요. 찡긋, 칫, 울먹 등등 아이의 다양한 표정을 보는 것만으로도 하루가 금방 가지요. 그중에서도 유독 엄마아빠가 좋아하는 아이 표정이 생겨요. 그래서 반복적으로 '예쁜 짓'을 남발해요. 그러면 엄마아빠는 아이의 모습에 흠뻑 빠져요.

    그리고 촬칵, 촬칵 하며 아이의 모든 행동을 사진과 영상으로 남기지요. 특히 출생 후 24개월까지 성장 발달이 크게 이뤄지기 때문에 이 시기에 내 아이의 발달을 체크하는 것은 매우 중요합니다.

    그럼 내 아이의 생후 9~10개월 성장 발달 육아 포토북을 시작해볼까요?

💬 내 아이가 기어다니는 모습을 기록해보아요!

 생후 9~10개월이 되면 아이가 네 발로 잘 기면서 다녀요. 그 모습을 사진으로 찍어 기록해보세요. 아이의 성장 발달에 중요한 자료가 될 뿐만 아니라 엄마아빠의 소중한 추억이 될 거예요.

아이의 사진을 붙어보세요

🌀memo

....

....

....

....

🔵 내 아이가 무언가 잡고 서려는 모습을 기록해보아요!

 생후 9~10개월이 되면 아이가 부쩍 일어서려는 행동을 하게 될 거예요. 그 모습을 사진으로 찍어 기록해보세요.
아이의 성장 발달에 중요한 자료가 될 뿐만 아니라 엄마아빠의 소중한 추억이 될 거예요.

아이의 사진을 붙여보세요

🌀memo

7~8개월

8~9개월

9~10개월

10~11개월

11~12개월

12~13개월

♥ 내 아이가 엄지와 검지를 이용하는 모습을 기록해보아요!   Date 20   .   .

 생후 9~10개월이 되면 아이는 엄지와 검지손가락을 사용하면서 콩처럼 작은 사물도 잡을 수 있어요. 그 모습이 얼마나 예쁜지, 꼭 사진으로 찍어 기록해보세요. 아이의 성장 발달에 중요한 자료가 될 뿐만 아니라 엄마아빠의 소중한 추억이 될 거예요.

아이의 사진을 붙여보세요

✺memo

82

♥ 내 아이가 그림책을 보는 모습을 기록해보아요!

 생후 9~10개월이 되면 아이는 그림책의 시각적인 자극과 종이끼리 부딪히는 소리를 좋아해요. 아이가 그림책을 어떻게 보는지 사진으로 찍어 기록해보세요. 아이의 성장 발달에 중요한 자료가 될 뿐만 아니라 엄마아빠의 소중한 추억이 될 거예요.

아이의 사진을 붙여보세요

✐memo

....

....

....

....

....

7~8개월
8~9개월
9~10개월
10~11개월
11~12개월
12~13개월

83

내 아이가 어디에 숨었는지 기록해보아요!

생후 9~10개월이 되면 아이는 작은 틈이나 소파 밑을 좋아해요. 아이가 조용하다 싶으면 그곳에 가서 주위를 관망하지요. 그 모습이 얼마나 귀여운지 사진으로 찍어 기록해보세요. 아이의 성장 발달에 중요한 자료가 될 뿐만 아니라 엄마아빠의 소중한 추억이 될 거예요.

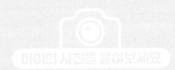

⊘memo

내 아이가 거쳐간 곳을 기록해보아요!

생후 9~10개월이 되면 아이의 활동성이 높아지면서 집 안의 모든 물건을 다 만지고 다녀요. 엄마아빠의 일이 많아지겠지만 이는 아이의 성장 발달에 도움이 될 수 있으니, 아이가 어떻게 주변을 관찰하고 다니는지 사진으로 찍어 기록해보세요. 엄마아빠의 소중한 추억이 될 거예요.

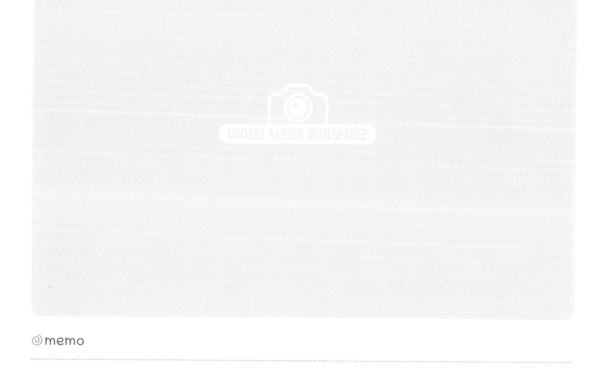

아이의 사진을 붙여보세요

메memo

....

....

....

....

....

내 아이의 이름을 부르고 뒤돌아보는 모습을 기록해보아요!

호명반응은 아이의 성장 발달에 매우 중요합니다. 호명 반응은 시기에 따라 다를 수 있지만 생후 12개월까지 반응을 확인하는 것이 좋습니다. 아이의 이름을 부르고 반응하는 모습을 사진으로 찍어 기록해보세요. 아이의 성장 발달에 중요한 자료가 될 뿐만 아니라 엄마아빠의 소중한 추억이 될 거예요.

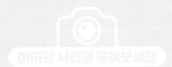

아이의 사진을 붙여보세요

@memo

....

....

....

....

내 아이가 엄마아빠의 행동에 어떻게 반응하는지 기록해보아요!   Date 20   .   .

생후 9~10개월이 되면 아이는 엄마아빠의 말들을 조금씩 이해하면서 상호작용이 가능해져요. 엄마아빠가 손을 흔들며 "빠이빠이~"라고 하면 아이도 함께 손을 흔들지요. 그 모습을 사진으로 찍어 기록해보세요. 아이의 성장 발달에 중요한 자료가 될 뿐만 아니라 엄마아빠의 소중한 추억이 될 거예요.

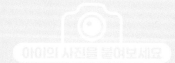

아이의 사진을 붙여보세요

✎memo

7~8개월
8~9개월
9~10개월
10~11개월
11~12개월
12~13개월

내 아이의 잘 먹는 모습을 기록해보아요!

Date 20   .   .

생후 9~10개월의 아이는 이유식에 완전히 적응합니다. 아이가 어떤 식으로 이유식을 먹는지 사진으로 찍어 기록
해보세요. 아이의 성장 발달에 중요한 자료가 될 뿐만 아니라 엄마아빠의 소중한 추억이 될 거예요.

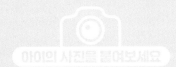

⊚memo

....

....

....

....

....

88

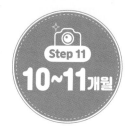

Step 11
10~11개월

뒤뚱거리는 너의 뒷모습을 보면
"꼭 안아주고 싶어"

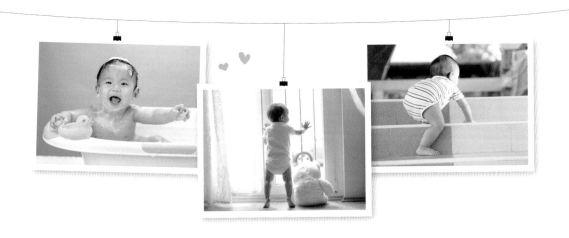

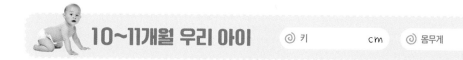

10~11개월 우리 아이

◎ 키   cm   ◎ 몸무게   kg

생후 10~11개월이 되면 아이의 운동능력이 발달하면서 무언가를 짚고 설 수 있으며, 벽을 짚고 뒤뚱거리며 몇 걸음 걷기도 합니다. 꽃게처럼 걷는 모습을 보면 꼭 안아주고 싶을 정도로 대견함을 느껴요.

그리고 찰칵, 찰칵 하며 아이의 모든 행동을 사진과 영상으로 남기지요. 특히 출생 후 24개월까지 성장 발달이 크게 이뤄지기 때문에 이 시기에 내 아이의 발달을 체크하는 것은 매우 중요합니다.

그럼 내 아이의 생후 10~11개월 성장 발달 육아 포토북을 시작해볼까요?

7~8개월

8~9개월

9~10개월

10~11개월

11~12개월

12~13개월

내 아이가 서려는 모습을 기록해보아요!

생후 10~11개월이 되면 아이가 자주 서려고 할 거예요. 그 모습을 사진으로 찍어 기록해보세요. 아이의 성장 발달에 중요한 자료가 될 뿐만 아니라 엄마아빠의 소중한 추억이 될 거예요.

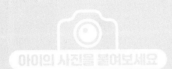
아이의 사진을 붙여보세요

✑ memo

....

....

....

....

내 아이가 꽃게처럼 걷는 모습을 기록해보아요!

아이가 서다 보면 어느새 벽을 짚고 옆으로 걷는 모습을 발견하게 될 거예요. 엄마아빠가 첫 발견자가 되어 아이의 걷는 모습을 사진으로 찍어 기록해보세요. 아이의 성장 발달에 중요한 자료가 될 뿐만 아니라 엄마아빠의 소중한 추억이 될 거예요.

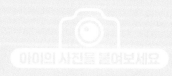
아이의 사진을 붙여보세요

◎memo

....

....

....

....

....

7~8개월
8~9개월
9~10개월
10~11개월
11~12개월
12~13개월

내 아이가 계단을 오르는 모습을 기록해보아요!

생후 10~11개월이 되면 아이의 다리와 허리가 튼튼해지면서 계단이 있으면 오르려고 할 거예요. 아이의 안전을 살피면서 그 모습을 사진으로 찍어 기록해보세요. 아이의 성장 발달에 중요한 자료가 될 뿐만 아니라 엄마아빠의 소중한 추억이 될 거예요.

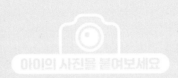

✎ memo

....

....

....

....

....

내 아이가 핑거푸드를 집어먹는지 기록해보아요! Date 20   .   .

생후 10~11개월이 되면 아이는 손가락의 소근육이 발달하면서 음식을 손으로 집어먹을 거예요. 그 모습이 얼마나 앙증맞은지 사진으로 찍어 기록해보세요. 아이의 성장 발달에 중요한 자료가 될 뿐만 아니라 엄마아빠의 소중한 추억이 될 거예요.

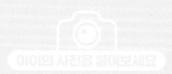
아이의 사진을 붙여보세요

7~8개월

8~9개월

9~10개월

10~11개월

11~12개월

12~13개월

✆memo

....

....

....

....

....

내 아이가 거쳐간 곳을 기록해보아요!

생후 10~11개월이 되면 아이의 활동성이 더욱 높아지면서 집 안을 돌아다녀요. 아이의 활동성이 좋은 것은 잘 자라고 있다는 의미니, 아이가 어떻게 돌아다니는지 사진으로 찍어 기록해보세요. 아이의 성장 발달에 중요한 자료가 될 뿐만 아니라 엄마아빠의 소중한 추억이 될 거예요.

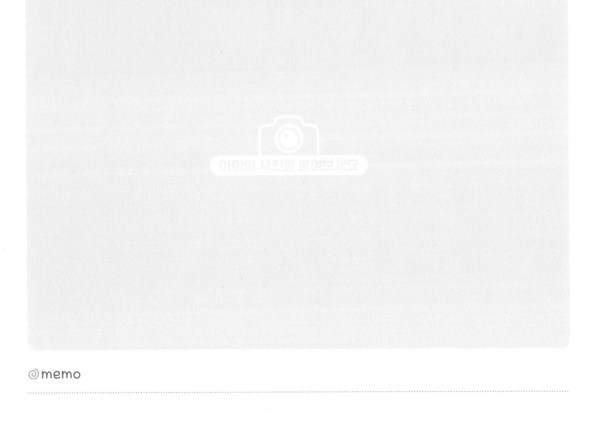

ⓔmemo

....

....

....

....

내 아이가 그림책을 보는 모습을 기록해보아요!　　　　Date 20　　.　　.

생후 10~11개월이 되면 아이에게 그림책을 많이 읽어주거나 보여주는 것이 인지 발달에 도움이 돼요. 특히 책을 입으로 읽는 아이들이 많은데 종이만 먹지 않는다면 저지하지 않는 것이 좋아요. 감각놀이에 해당할 수 있으니, 그 귀여운 모습을 사진으로 찍어 기록해보세요. 아이의 성장 발달에 중요한 자료가 될 뿐만 아니라 엄마아빠의 소중한 추억이 될 거예요.

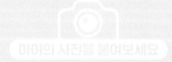
아이의 사진을 붙여보세요

✐memo

....

....

....

....

7~8개월

8~9개월

9~10개월

10~11개월

11~12개월

12~13개월

내 아이가 목욕하는 모습을 기록해보아요!

생후 10~11개월이 되면 아이가 목욕을 하면서 노는 것을 좋아해요. 목욕도 감각놀이에 해당하기 때문에 아이가 물의 감촉을 느끼면서 즐기는 모습을 사진으로 찍어 기록해보세요. 아이의 성장 발달에 중요한 자료가 될 뿐만 아니라 엄마아빠의 소중한 추억이 될 거예요.

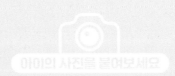

✍ memo

7~8개월

8~9개월

9~10개월

10~11개월

11~12개월

12~13개월

🗨 내 아이의 몸짓을 기록해보아요!

생후 10~11개월이 되면 아이는 몸짓으로 자신의 의사 표현을 해요. 특히 엄마아빠의 질문에 몸짓으로 대답하기 때문에 아이의 몸짓을 이해하는 것은 아이의 기분을 파악하는 데 큰 도움이 될 거예요. 하지만 아이마다 몸짓이 다르기 때문에 이 모습을 사진으로 찍어 기록해두면 아이가 어떤 표현을 하는지 알 수 있어요. 아이의 성장 발달에 꼭 필요한 기록이에요.

아이의 사진을 붙여보세요

🌀 memo

내 아이의 이름을 부르고 뒤돌아보는 모습을 기록해보아요! Date 20 . .

호명반응은 아이의 성장 발달에 매우 중요합니다. 호명반응은 생후 12개월까지 확인해야 하는데 만약 생후 12개월를 넘겼는데도 아이가 이 반응을 보이지 않는다면 전문의와 상담하는 것이 좋습니다. 아이의 이름을 부르고 반응하는 모습을 사진으로 찍어 기록해보세요. 아이의 성장 발달에 중요한 자료가 될 뿐만 아니라 엄마아빠의 소중한 추억이 될 거예요.

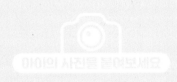

✍ memo

....

....

....

....

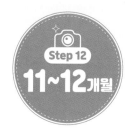

첫걸음을 걷는 너의 모습에
"한없이 뿌듯해"

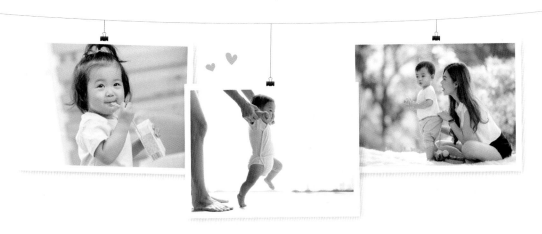

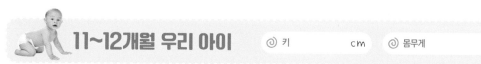

11~12개월 우리 아이

ⓐ 키	cm	ⓐ 몸무게	kg

생후 11~12개월이 되면 아이는 첫걸음을 떼게 됩니다. 아마 그 모습은 엄마아빠에게 큰 선물이 되겠지요. 드디어 아이가 혼자서 걷는다는 것은 큰 산 하나를 넘은 듯한 뿌듯함까지 느끼게 될 겁니다. 아이 또한 더한 성취감을 얻을 수 있는 일이지요. 그렇게 아이는 크고 작은 성취감을 느끼면서 자랍니다.

그리고 촬칵, 촬칵 하며 아이의 모든 행동을 사진과 영상으로 남기지요. 특히 출생 후 24개월까지 성장 발달이 크게 이뤄지기 때문에 이 시기에 내 아이의 발달을 체크하는 것은 매우 중요합니다.

그럼 내 아이의 생후 11~12개월 성장 발달 육아 포토북을 시작해볼까요?

💜 내 아이의 **첫걸음**을 기록해보아요!

 생후 11~12개월이 되면 첫걸음을 떼는 아이들이 많습니다. 이 모습을 엄마아빠가 가장 먼저 보고, 사진으로 기록한다면 매우 뜻깊겠지요. 아이의 성장 발달에 중요한 자료가 될 뿐만 아니라 엄마아빠의 소중한 추억이 될 거예요.

아이의 사진을 붙여보세요

✐memo

....

....

....

....

내 아이의 체형을 기록해보아요!

Date 20 . .

생후 11~12개월이 되면 아이는 활동성이 증가하면서 몸에 근육이 생겨요. 포동포동했던 몸에서 살이 단단한 몸으로 변하지요. 이 모습을 사진으로 찍어 기록해보세요. 아이의 성장 발달에 중요한 자료가 될 뿐만 아니라 엄마아빠의 소중한 추억이 될 거예요.

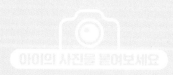

아이의 사진을 붙여보세요

🌀 memo

7~8개월

8~9개월

9~10개월

10~11개월

11~12개월

12~13개월

내 아이의 놀이 모습을 기록해보아요!

Date 20 . .

생후 11~12개월이 되면 아이는 놀이를 통해 인지 능력이 더욱 발달해요. 동요가 나오면 몸이 반응을 하든가 장난감 사용법을 이해하게 되면서 장난감 버튼을 다 눌러보지요. 아이가 놀이를 하는 모습을 사진으로 찍어 기록해보세요. 아이의 성장 발달에 중요한 자료가 될 뿐만 아니라 엄마아빠의 소중한 추억이 될 거예요.

아이의 사진을 붙여보세요

@memo

● 내 아이가 그림을 그리는 모습을 기록해보아요!

Date 20   .   .

 생후 11~12개월이 되면 아이는 손가락을 능숙하게 사용하면서 크레용이나 색연필을 쥐고 선을 긋지요. 별 의미 없어 보이는 선일 수 있지만 아이에겐 많은 의미가 담긴 것일 수 있어요. 특히 그림은 아이의 정서를 반영하는 지표이기 때문에 월령마다 사진으로 찍어 기록하는 것이 좋습니다. 아이의 성장 발달에 중요한 자료가 될 뿐만 아니라 엄마아빠의 소중한 추억이 될 거예요.

아이의 사진을 붙여보세요

✑ memo

7~8개월
8~9개월
9~10개월
10~11개월
11~12개월
12~13개월

내 아이가 물을 마시는 모습을 기록해보아요!

생후 7개월부터 아이가 빨대컵을 사용했다면 생후 11~12개월에는 아이가 능숙하게 사용할 거예요. 특히 목이 마르면 직접 빨대컵이나 젖병을 찾아 들고 마실 정도로 자랐어요. 기특한 이 모습을 사진으로 찍어 기록해보세요. 아이의 성장 발달에 중요한 자료가 될 뿐만 아니라 엄마아빠의 소중한 추억이 될 거예요.

✐ memo

....

....

....

....

....

내 아이의 몸짓과 말을 기록해보아요!

생후 11~12개월이 되면 아이가 엄마아빠와 주고받기 놀이를 할 수 있어요. 엄마아빠의 말을 다 이해하고 그에 맞는 동작을 하지요. 이 모습을 사진으로 찍어 기록해보세요. 아이의 성장 발달에 중요한 자료가 될 뿐만 아니라 엄마아빠의 소중한 추억이 될 거예요.

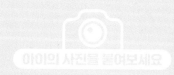

아이의 사진을 붙여보세요

✍ memo

7~8개월

8~9개월

9~10개월

10~11개월

11~12개월

12~13개월

내 아이가 또래 아이와 노는 모습을 기록해보아요!

생후 11~12개월이 되면 아이의 사회성이 발달하면서 또래 아이에게 관심을 가져요. 그 모습을 사진으로 찍어 기록해보세요. 아이에게 첫 친구를 만들어줄 수 있는 좋은 기회입니다. 아이의 성장 발달에 중요한 자료가 될 뿐만 아니라 엄마아빠의 소중한 추억이 될 거예요.

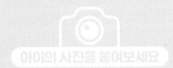

◎ memo

....

....

....

....

내 아이가 유아식을 먹는 모습을 기록해보아요!   Date 20   .   .

아이가 생후 11~12개월이 되면 슬슬 이유식을 떼고 유아식에 적응해야 할 시기예요. 아이가 유아식을 먹는 모습을 사진으로 찍어 기록해보세요. 아이의 성장 발달에 중요한 자료가 될 뿐만 아니라 엄마아빠의 소중한 추억이 될 거예요.

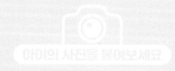

메모 memo

7~8개월
8~9개월
9~10개월
10~11개월
11~12개월
12~13개월

내 아이의 이름을 부르고 뒤돌아보는 모습을 기록해보아요!

호명반응은 월령마다 확인하는 것이 좋아요. 행여라도 자신의 이름을 인지하지 못하고 뒤돌아보지 못한다면 전문의와 상담하는 것이 좋습니다.

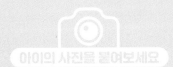

◎memo

....

....

....

....

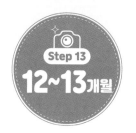

Step 13
12~13개월

7~8개월
8~9개월
9~10개월
10~11개월
11~12개월
12~13개월

너의 첫 생일을 축하해
"너의 존재가
엄마아빠의 '기적'이야"

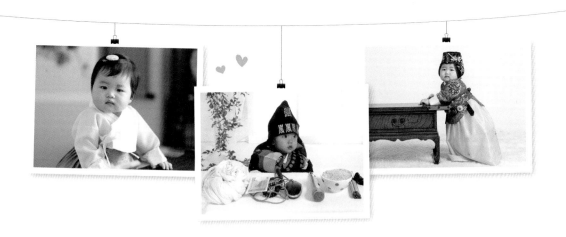

 ## 12~13개월 우리 아이   ◎ 키   cm   ◎ 몸무게   kg

　첫돌이 된 아이, 무사히 1년을 보냈습니다. 아이는 힘차게 자라느라 애썼고, 엄마아빠는 육아하느라 고생이 많았겠지요. 1년 동안 아이가 수많은 '첫' 경험을 하면서 엄마아빠는 벅찬 감동의 연속이었을 겁니다. 하지만 아이의 성장은 현재 진행 중입니다. 그것이 꼭 멈추지 않는 '기적' 같습니다. 엄마아빠는 이에 질세라 촬칵, 촬칵 하며 아이의 모든 행동을 사진과 영상으로 남기겠지요. 이번 장은 첫돌을 기념하는 의미에서 첫돌 사진만 장식할 겁니다.

　마음껏 내 아이의 첫 생일을 축하해주세요!

내 아이가 한복 입은 모습을 기록해보아요!

아이가 한복 입은 모습은 어떨까요? 늠름하거나 여여쁘겠지요. 그 모습을 사진으로 찍어 남겨두세요. 아이와 함께 엄마아빠의 추억이 될 겁니다.

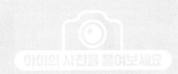
아이의 사진을 붙여보세요

📝memo

....

....

....

....

....

110

♥ 돌잔치를 하는 곳의 모습을 기록해보아요!

 내 아이의 돌잔치를 하는 곳의 모습을 남겨보아요. 아이와 함께 엄마아빠의 추억이 될 겁니다.

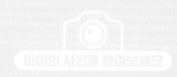

아이의 사진을 붙여보세요

⊚ memo

7~8개월

8~9개월

9~10개월

10~11개월

11~12개월

12~13개월

내 아이의 돌잡이 모습을 기록해보아요!

아이의 돌잡이 모습을 남겨보아요. 아이가 무엇을 잡았을까요? 아이가 행복하다면 어느 것이든 좋습니다.

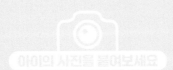

◎ memo

....

....

....

....

....

● 아이와 함께하는 엄마아빠의 모습을 기록해보아요!

 경사스런 날, 아이와 함께 엄마아빠가 빠질 수 없지요. 아이와 함께한 엄마아빠의 모습을 남겨보아요. 아이와 함께 엄마아빠의 추억이 될 겁니다.

아이의 사진을 붙여보세요

✐memo

_____

_____

_____

_____

_____

7~8개월

8~9개월

9~10개월

10~11개월

11~12개월

12~13개월

♥ 아이와 함께하는 조부모의 모습을 기록해보아요!

Date 20 .   .

 경사스런 날, 아이와 함께하는 조부모의 마음은 한없이 흐뭇할 겁니다. 할아버지와 할머니에게 아이는 그저 웃음이 절로 나오는 소중한 보배입니다. 아이와 함께한 조부모의 모습을 남겨보아요. 아이와 함께 조부모의 추억이 될 것입니다.

아이의 사진을 붙여보세요

✑ memo

....

....

....

....

아이와 함께하는 친척과 친구의 모습을 기록해보아요!

Date 20 . .

 경사스런 날, 친척과 친구 분들의 축하가 빠질 수 없겠지요. 내 아이의 성장을 응원하러 온 친척과 친구의 모습을 남겨보아요. 아이와 함께 엄마아빠의 추억이 될 것입니다.

아이의 사진을 붙여보세요

✐memo

....

....

....

....

....

7~8개월

8~9개월

9~10개월

10~11개월

11~12개월

12~13개월

Chapter
#3

내 아이 월령별

성장발달 포토북

13~24개월

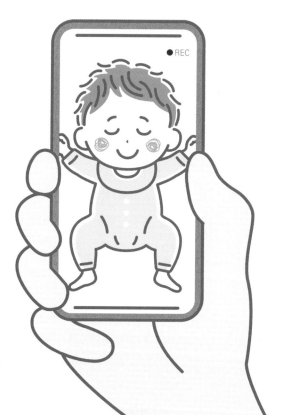

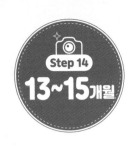

Step 14
13~15개월

네가 가는 길이 꽃길만은 아니더라도
"널 항상 응원할게"

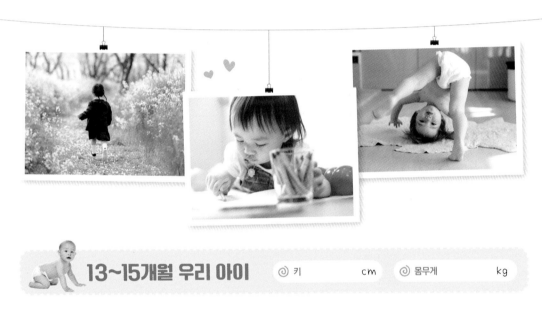

13~15개월 우리 아이
◎ 키 　　　　 cm 　　 ◎ 몸무게 　　　　 kg

　생후 13~15개월이 되면 아이의 운동능력이 완성되는 시기예요. 그래서 잘 걷고 잘 뛰고 잘 넘어지지요. 하루도 편한 날이 없을 정도로 엄마아빠는 아이가 혹시라도 사고로 다치지는 않을까 싶어 마음이 조마조마할 겁니다. 하지만 그러면서 아이는 커갑니다. 오늘은 마냥 신나고, 내일은 엉엉 울더라도 아이 옆에는 항상 엄마아빠가 있으니, 아이는 잘 자랄 겁니다. 엄마아빠의 응원이 아이에게 큰 발판입니다.

　그리고 촬칵, 촬칵 하며 아이의 모든 행동을 사진과 영상으로 남기지요. 특히 출생 후 24개월까지 성장 발달이 크게 이뤄지기 때문에 이 시기에 내 아이의 발달을 체크하는 것은 매우 중요합니다.

　그럼 내 아이의 생후 13~15개월 성장 발달 육아 포토북을 시작해볼까요?

118

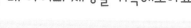 내 아이의 체형을 기록해보아요!

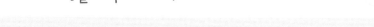

아이가 생후 12개월이 지나면 출생시에 비해 체중은 3배, 키는 1.5배로 자라요. 생후 13~15개월이 된 아이의 체형은 어떨까요? 이 모습을 사진으로 찍어 기록해보세요. 아이의 성장 발달에 중요한 자료가 될 뿐만 아니라 엄마아빠의 소중한 추억이 될 거예요.

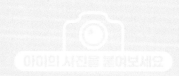

아이의 사진을 붙여보세요

✪memo

....

....

....

....

....

내 아이가 걷는 모습을 기록해보아요!

생후 13~15개월이 되면 아이가 잘 걷습니다. 살짝 뛰기도 하는 아이도 있지요. 이 모습을 사진으로 찍어 기록해보세요. 아이의 성장 발달에 중요한 자료가 될 뿐만 아니라 엄마아빠의 소중한 추억이 될 거예요.

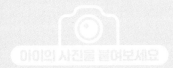

@memo

_____

_____

_____

_____

내 아이가 <u>쪼그려 앉아 있는 모습</u>을 기록해보아요!

생후 13개월이 지나면 아이는 쪼그려 앉기가 가능해요. 이는 다리와 코어 근육이 발달했다는 의미지요. 이 모습을 사진으로 찍어 기록해보세요. 아이의 성장 발달에 중요한 자료가 될 뿐만 아니라 엄마아빠의 소중한 추억이 될 거예요.

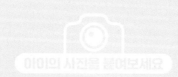

아이의 사진을 붙여보세요

✍ memo

....

....

....

....

....

내 아이가 유아용 자동차에 앉은 모습을 기록해보아요!

생후 13~15개월이 된 아이들은 유아용 자동차에 올라타 돌아다니는 것을 좋아해요. 이 모습을 사진으로 찍어 기록해보세요. 아이의 성장 발달에 중요한 자료가 될 뿐만 아니라 엄마아빠의 소중한 추억이 될 거예요.

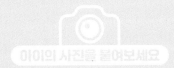

✎memo

내 아이가 야외에서 어떻게 노는지 기록해보아요!

Date 20   .   .

 생후 13~15개월이 되면 아이는 야외에서 노는 일들이 많아져요. 밖에서 아이가 어떻게 노는지를 사진으로 찍어 기록해보세요. 아이의 성장 발달에 중요한 자료가 될 뿐만 아니라 엄마아빠의 소중한 추억이 될 거예요.

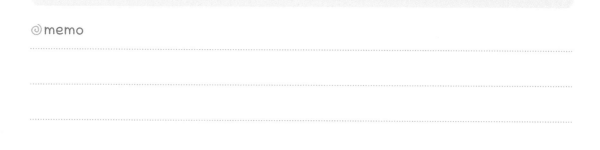

아이의 사진을 붙여보세요

◎memo

내 아이가 엄마아빠의 행동을 따라 하는 모습을 기록해보아요! Date 20 . .

생후 13~15개월이 되면 아이의 역할모델은 엄마아빠예요. 그래서 아이가 엄마아빠의 행동이나 표정을 따라 하지요. 그 모습을 사진으로 찍어 기록하는 것이 좋습니다. 아이의 성장 발달에 중요한 자료가 될 뿐만 아니라 엄마아빠의 소중한 추억이 될 거예요.

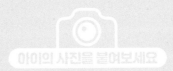

◉memo

124

내 아이의 놀이 모습을 기록해보아요!

아이가 생후 13~15개월이 되면 도구를 통해 놀이가 가능해요. 아이가 어떻게 장난감을 갖고 노는지 관찰하고 그 모습을 사진으로 찍어 기록해보세요. 아이의 성장 발달에 중요한 자료가 될 뿐만 아니라 엄마아빠의 소중한 추억이 될 거예요.

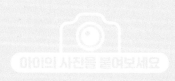

아이의 사진을 붙여보세요

✍ memo

....

....

....

....

....

내 아이가 그림을 그리는 모습을 기록해보아요!

Date 20   .   .

생후 13~15개월이 되면 아이의 선 그리기가 조금 더 능숙해져요. 그리고 크레용이나 색연필의 어느 부위를 잡고 선을 긋는지 확인해보세요. 아이의 소근육 발달을 확인할 수 있어요.

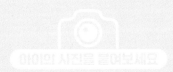

⊚memo

126

◎ 내 아이의 감정 표현을 기록해보아요!

Date 20   .   .

 생후 13개월이 지나면 아이에게 1차 정서뿐만 아니라 2차 정서가 나타날 수 있어요. 그래서 부끄러움을 탄다거나 삐치는 행동을 하게 되지요. 이 모습을 사진으로 찍어 기록해보세요. 아이의 성장 발달에 중요한 자료가 될 뿐만 아니라 엄마아빠의 소중한 추억이 될 거예요.

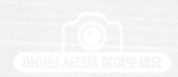
아이의 사진을 붙여보세요

◎ memo

....

....

....

....

....

내 아이가 또래 **친구들과 어떻게 노는지** 기록해보아요!

생후 12개월이 지나면 아이는 또래 친구들과 노는 것에 재미를 느껴요. 그리고 맞벌이 가정에선 일찍 어린이집에 보내기 때문에 이 시기부터 아이가 단체생활을 하게 될 수도 있지요. 아이가 그 안에서 어떻게 생활하는지 사진으로 찍어 기록해보세요. 아이의 성장 발달에 중요한 자료가 될 뿐만 아니라 엄마아빠의 소중한 추억이 될 거예요.

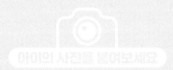

✎memo

....

....

....

....

....

128

내 아이가 어떤 음식을 좋아하는지 기록해보아요!

Date 20 .   .

아이가 생후 13개월이 지나면 앞니가 거의 다 나요. 그래서 아이는 씹는 맛이라는 것을 느껴요. 그리고 유아식을 하기 때문에 음식에 대한 취향이 생겨요. 아이가 어떤 음식을 좋아하는지 확인하고 사진으로 찍어 기록해보세요. 아이의 성장 발달에 중요한 자료가 될 뿐만 아니라 엄마아빠의 소중한 추억이 될 거예요.

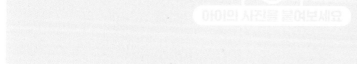

✪memo

....

....

....

....

....

13~15개월

16~18개월

19~24개월

129

● 내 아이의 메디컬 이슈를 기록해보아요!

 생후 13~15개월의 아이들은 야외 활동이 많아져 주로 감염에 의한 질환이 많아요. 이 시기 아이가 어떤 질환에 노출됐고, 병원 진료는 어땠는지에 대해 관찰하고 사진으로 찍어 기록해보세요. 질환의 시기와 경과를 알 수 있는 중요한 자료가 될 거예요.

아이의 사진을 붙여보세요

✐ memo

....

....

....

....

....

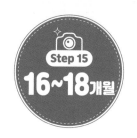

항상 우리의 시선은 너에게 향해 있어
"사랑해"

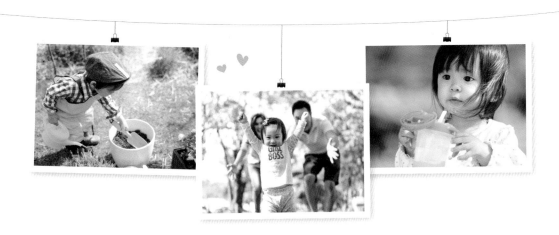

 16~18개월 우리 아이 　키　　　cm　　　몸무게　　　kg

　아이가 생후 16~18개월이 되면 걷기는 물론 뛰기가 가능해요. 계단을 오르내릴 수 있기도 하죠. 그래서 항상 엄마아빠의 시선은 아이에게 향해 있어요. 아이는 알까요? 엄마아빠가 얼마나 조바심을 느끼며 아이의 걷거나 뛰는 모습을 보는지를. 몰라도 됩니다. 그저 아이는 해맑게 잘 걷고 잘 뛰면서 웃으면 됩니다. 그게 엄마아빠의 큰 행복입니다.

　그럼 내 아이의 생후 16~18개월 성장 발달 육아 포토북을 시작해볼까요?

내 아이의 체형을 기록해보아요!

아이의 체중과 키를 확인해보세요. 매달 아이의 성장을 체크하는 것은 엄마아빠의 큰 임무입니다. 16~18개월의 아이 체형을 사진으로 찍어 기록해보세요. 아이의 성장 발달에 중요한 자료가 될 뿐만 아니라 엄마아빠의 소중한 추억이 될 거예요.

아이의 사진을 붙여보세요

memo

132

💬 내 아이가 걷고 뛰는 모습을 기록해보아요!

Date 20 . .

 생후 16~18개월이 되면 잘 걸으면서 살짝 뛰는 아이도 있지요. 이 모습을 사진으로 찍어 기록해보세요. 아이의 성장 발달에 중요한 자료가 될 뿐만 아니라 엄마아빠의 소중한 추억이 될 거예요.

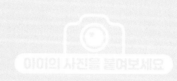

🌀 memo

....

....

....

....

....

133

🔵 내 아이가 계단을 오르내리는 모습을 기록해보아요!

Date 20   .   .

 생후 16~18개월이 되면 아이는 혼자서 계단을 오르고 내려올 수 있어요. 혹시나 쿵 사고가 나지 않도록 잘 관찰 하면서 그 모습을 사진으로 찍어 기록해보세요. 아이의 성장 발달에 중요한 자료가 될 뿐만 아니라 엄마아빠의 소 중한 추억이 될 거예요.

아이의 사진을 붙여보세요

◎memo

....

....

....

....

....

내 아이의 놀이 모습을 기록해보아요!

 생후 16~18개월이 되면 아이는 놀이를 통해 성장을 촉진시켜요. 아이가 놀이를 어떻게 받아들이고 즐기는지 그 모습을 사진으로 찍어 기록해보세요. 아이의 성장 발달에 중요한 자료가 될 뿐만 아니라 엄마아빠의 소중한 추억이 될 거예요.

아이의 사진을 붙여보세요

✺memo

내 아이가 짜증을 내거나 떼쓰는 모습을 기록해보아요!

생후 16~18개월이 되면 아이의 떼쓰기는 강해져요. 엄마아빠의 말을 거부하는 등 자기 의사도 확실하게 표현하지요. 이 모습을 사진으로 찍어 기록해보세요. 아이의 성장 발달에 중요한 자료가 될 뿐만 아니라 엄마아빠의 소중한 추억이 될 거예요.

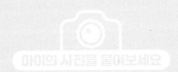

◉ memo

....

....

....

....

내 아이가 애착하는 사물을 기록해보아요!

생후 16~18개월이 되면 아이가 애착을 느끼는 사물이 생겨요. 그것이 무엇일까요? 그리고 애착하는 물건을 가지고 노는 모습을 사진으로 찍어 기록해보세요. 아이의 성장 발달에 중요한 자료가 될 뿐만 아니라 엄마아빠의 소중한 추억이 될 거예요.

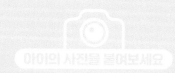

◎memo

내 아이가 엄마아빠의 행동을 따라 하는 모습을 기록해보아요!　Date 20　.　.

생후 16~18개월이 되면 아이는 엄마아빠의 행동을 따라 하는데 그 모습을 사진으로 찍어 기록해보세요. 아이의 성장 발달에 중요한 자료가 될 뿐만 아니라 엄마아빠의 소중한 추억이 될 거예요.

아이의 사진을 붙여보세요

memo

138

내 아이가 '~척하는' 모습을 기록해보아요!

Date 20   .   .

생후 16~18개월이 되면 아이는 '상징행동'을 합니다. 그래서 장난감 음식을 보고 먹는 척을 하거나 엄마아빠의 부름을 못 들은 척하거나 자는 척을 하지요. 그 모습을 사진으로 찍어 기록해보세요. 아이의 성장 발달에 중요한 자료가 될 뿐만 아니라 엄마아빠의 소중한 추억이 될 거예요.

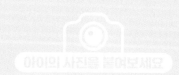

@memo

....

....

....

....

....

13~15개월

16~18개월

19~24개월

내 아이가 또래 **친구들과 어떻게 노는지** 기록해보아요!

Date 20 .   .

생후 16~18개월이 지나면 또래 친구들과 노는 것이 일상이 됩니다. 그 모습을 사진으로 찍어 기록해보세요. 아이의 성장 발달에 중요한 자료가 될 뿐만 아니라 엄마아빠의 소중한 추억이 될 거예요.

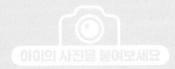

아이의 사진을 붙여보세요

@memo

....

....

....

....

....

140

내 아이가 숟가락을 이용해 밥을 먹는 모습을 기록해보아요!   Date 20   .   .

아이가 생후 16~18개월이 되면 숟가락을 사용할 수 있어요. 숟가락을 사용해 밥을 어떻게 먹는지 기록해보세요.
아이의 성장 발달에 중요한 자료가 될 뿐만 아니라 엄마아빠의 소중한 추억이 될 거예요.

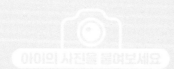
아이의 사진을 붙여보세요

✑memo

내 아이가 혼자 손을 씻는 모습을 기록해보아요!

Date 20 . .

아이가 생후 16~18개월이 되면 자유의지가 강해져 혼자서 하려는 일들이 많아져요. 손을 씻는 것도 마찬가지예요. 혼자서 손을 씻는 모습을 사진으로 찍어 기록해보세요. 아이의 성장 발달에 중요한 자료가 될 뿐만 아니라 엄마아빠의 소중한 추억이 될 거예요.

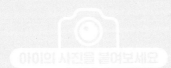

✍ memo

....

....

....

....

....

내 아이의 메디컬 이슈를 기록해보아요!

생후 16~18개월이 되면 변비로 고생하는 아이들이 많아져요. 혹시나 변의 색깔이 많이 이상하다면 사진으로 찍어 기록해보세요. 질환의 시기를 알 수 있는 중요한 자료가 될 거예요.

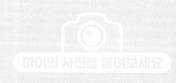

13~15개월

16~18개월

19~24개월

◎memo

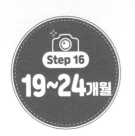

특별한 존재들과 함께 하는
"사랑이 가득한 우리 이야기"

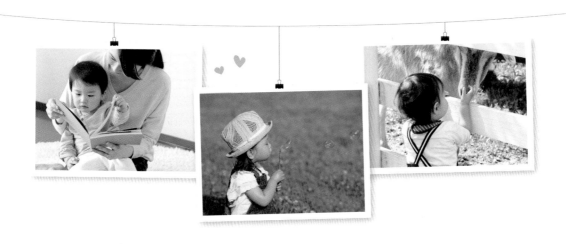

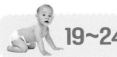

19~24개월 우리 아이

◎ 키　　　　cm　　　◎ 몸무게　　　　kg

　내 아이는 엄마아빠에게 특별한 존재입니다. 엄마아빠는 내 아이에게 특별한 존재입니다. 우리는 모두 서로에게 특별한 사람들입니다. 그래서 더욱 특별한 이야기를 만들어가지요. 이 책은 0~24개월에서 육아 포토북을 끝내지만 당신들은 이후에도 특별한 이야기를 만들어가겠지요? 그 모습이 더없이 밝게 빛나기를 바랍니다. 그리고 사랑이 가득한 엄마아빠들과 성장 발달 육아 포토북을 진행할 수 있어 매우 특별했습니다.

　그럼 마지막으로 내 아이의 생후 19~24개월 성장 발달 육아 포토북을 시작해볼까요?

내 아이의 체형을 기록해보아요!

아이의 체중과 키를 확인해보세요. 그리고 이 일은 아이가 20살이 될 때까지 계속되어야 합니다. 아이의 성장 발달에 중요한 자료가 될 뿐만 아니라 엄마아빠의 소중한 추억이 될 거예요.

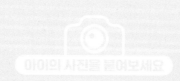

아이의 사진을 붙여보세요

🌀 memo

....

....

....

....

....

내 아이가 뛰는 모습을 기록해보아요!

Date 20   .   .

아이가 생후 19~24개월이 되면 뛰는 것은 일도 아니지요. 점프도 가능하답니다. 이 모습을 사진으로 찍어 기록해 보세요. 아이의 성장 발달에 중요한 자료가 될 뿐만 아니라 엄마아빠의 소중한 추억이 될 거예요.

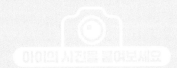

아이의 사진을 붙여보세요

@ memo

_____

_____

_____

_____

_____

146

💬 내 아이가 계단을 오르내리는 모습을 기록해보아요!

 생후 19~24개월이 되면 아이는 좀더 안정적으로 혼자서 계단을 오르고 내려올 수 있어요. 혹시나 쿵 사고가 나지 않도록 잘 관찰하면서 그 모습을 사진으로 찍어 기록해보세요. 아이의 성장 발달에 중요한 자료가 될 뿐만 아니라 엄마아빠의 소중한 추억이 될 거예요.

아이의 사진을 붙여보세요

🌀 memo

내 아이의 놀이 모습을 기록해보아요!

아이는 놀이를 통해 성장 발달을 촉진시켜요. 아이가 놀이를 어떻게 받아들이고 즐기는지 그 모습을 사진으로 찍어 기록해보세요. 이는 적어도 초등학교를 졸업할 때까지 이어졌으면 합니다. 아이의 성장 발달에 중요한 자료가 될 뿐만 아니라 엄마아빠의 소중한 추억이 될 거예요.

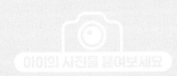

🖉 **memo**

....

....

....

....

....

내 아이가 그림을 그리는 모습을 기록해보아요!

Date 20 .   .

아이가 그림을 그리는 모습을 사진으로 기록해보세요. 생후 19~24개월이 되면 색을 칠하기도 하고 동그라미를 그릴 수도 있어요. 이때 크레용이나 색연필의 어느 부분을 쥐는지도 확인해보세요. 소근육 발달을 알 수 있어요.

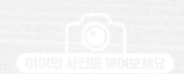
아이의 사진을 붙여보세요

memo

....

....

....

....

....

● 내 아이가 **혼자서 신발을 벗는** 모습을 기록해보아요! Date 20 . .

 생후 19~24개월이 되면 아이가 혼자 신발을 벗을 수 있어요. 물론 신발 끈이 있는 경우라면 그것을 느슨하게 풀어줘야 하지만요. 그래도 아이가 어느새 혼자서 신발을 벗을 수 있다니 대견합니다. 그 모습을 사진으로 찍어 기록해보세요. 아이의 성장 발달에 중요한 자료가 될 뿐만 아니라 엄마아빠의 소중한 추억이 될 거예요.

아이의 사진을 붙여보세요

@memo

150

내 아이가 혼자서 양치하는 모습을 기록해보아요!   Date 20   .   .

생후 19~24개월이 되면 아이가 혼자 양치를 할 수 있어요. 그 모습을 사진으로 찍어 기록해보세요. 아이의 성장 발달에 중요한 자료가 될 뿐만 아니라 엄마아빠의 소중한 추억이 될 거예요.

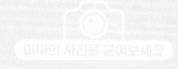
아이의 사진을 붙여보세요

🌀 memo

....

....

....

....

❤ 내 아이가 동요를 듣는 모습을 기록해보아요!

Date 20 . .

 생후 19~24개월이 되면 아이는 신나는 동요를 들으면 몸이 반응해요. 몸을 흔들거나 음을 따라 부르지요. 그 모습을 사진으로 찍어 기록해보세요. 아이의 성장 발달에 중요한 자료가 될 뿐만 아니라 엄마아빠의 소중한 추억이 될 거예요.

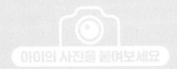

◎memo

....

....

....

....

내 아이가 엄마아빠를 위로해주는 모습을 기록해보아요!

Date 20 . .

생후 24개월이 되면 아이는 부쩍 자라요. 그래서 엄마아빠가 아픈 표정을 지으면 "호~" 하면서 엄마아빠의 감정을 위로해줘요. 그 대견한 모습을 사진으로 찍어 기록해보세요. 아이와 함께 엄마아빠의 소중한 추억이 될 거예요.

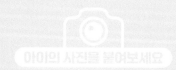

아이의 사진을 붙여보세요

✺memo

....

....

....

....

....

내 아이가 혼자 손을 씻는 모습을 기록해보아요!

아이가 생후 19~24개월이 되면 자유의지가 강해져 혼자서 하려는 일들이 많아져요. 손을 씻는 것도 마찬가지예요. 혼자서 손을 씻는 모습을 사진으로 찍어 기록해보세요. 아이의 성장 발달에 중요한 자료가 될 뿐만 아니라 엄마아빠의 소중한 추억이 될 거예요.

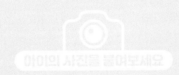

◎ memo

....

....

....

....

내 아이의 메디컬 이슈를 기록해보아요!

Date 20 .   .

생후 19~24개월이 되면 아이가 또래 친구들과 노는 시간이 많아지면서 이런저런 일들이 일어나지요. 혹시라도 상처가 나거나 쿵 사고가 일어나면 기록해보세요. 가벼운 부상이라면 큰 문제 없겠지만 다른 증상이 있다면 꼭 초기에 사진으로 찍어 기록해보세요. 질환의 시기를 알 수 있는 중요한 자료가 될 거예요.

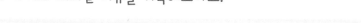

아이의 사진을 붙여보세요

@memo

....

....

....

....

....

13~15개월

16~18개월

19~24개월

내아이 성장발달 육아포토북

초판 1쇄 인쇄 2022년 11월 29일
초판 1쇄 발행 2022년 12월 25일

지음 손근형

발행인 최명희
발행처 (주)퍼시픽 도도

회장 이웅현
기획·편집 홍진희
디자인 박채린
홍보·마케팅 강보람
제작 퍼시픽북스

출판등록 제2004-000040호
주소 서울 중구 충무로 29 아시아미디어타워 503호
전자우편 dodo7788@hanmail.net
내용 및 판매문의 02-739-7656~9

ISBN 979-11-91455-73-1 (03510)
정가 비매품

'0~24개월까지'
전문의가 제안하고
엄마아빠가 체크하는
육아의 정석

초보 엄마아빠에게
『내 아이 성장발달 육아백과』가
꼭 필요한 이유!

영유아검진 항목인 대근육, 소근육, 인지, 언어, 사회성에 맞춰 성장 발달 체크하기

소아청소년과 전문의가 아이들의 시기별 메디컬 이슈와 성장 발달의 기준점을 제시하고, 그 안에서 엄마아빠가 능동적으로 본질 육아에 임할 수 있도록 육아 정석의 가이드를 제시했다.

아이의 성장 기록물 만들어주기

소아청소년과 전문의가 질병 추적과 성장 발달에 꼭 필요한 자료 사진을 제안하고 엄마아빠가 직접 아이의 셀프 육아 코치가 되어 아이의 성장 진행 과정을 담은 사진을 모아 기록할 수 있는 별책부록 「내 아이 성장발달 육아포토북」을 마련했다. 이것을 통해 엄마아빠와 아이의 소중한 추억까지 담을 수 있다.

육아에 필요한 모든 정보 한 권에 담기

'내 소중한 아이를 만나기 전 꼭 준비해야 할 것들', '월령별 Q&A', '엄마아빠가 꼭 알아야 할 가정 내 응급처치', '영유아검진 미리보기', '소아청소년 성장도표' 등 시간적 여유가 부족한 엄마아빠를 위해 이 책 하나로 모든 육아 정보를 알 수 있게 모아놓았다.

비매품   ISBN 979-11-91455-73-1 03510